临床微生物实用技术

郑作峰 ◎ 著

吉林科学技术出版社

图书在版编目（CIP）数据

临床微生物实用技术/ 郑作峰著. -- 长春 :吉林
科学技术出版社, 2019.5
ISBN 978-7-5578-5540-6

Ⅰ. ①临… Ⅱ. ①郑… Ⅲ. ①病原微生物–医学检验
Ⅳ.①R446.5

中国版本图书馆CIP数据核字(2019)第114075号

临床微生物实用技术
LINCHUANG WEISHENGWU SHIYONG JISHU

出 版 人　李　梁
责任编辑　李　征　李红梅
书籍装帧　山东道克图文快印有限公司
封面设计　山东道克图文快印有限公司
开　　本　787mm × 1092mm　1/16
字　　数　298千字
印　　张　12.75
印　　数　3000册
版　　次　2019年5月第1版
印　　次　2020年6月第2次印刷

出　　版　吉林科学技术出版社
发　　行　吉林科学技术出版社
地　　址　长春市福祉大路5788号出版集团A座
邮　　编　130000
发行部电话/传真　0431-81629529　81629530　81629531
　　　　　　　　　　　　81629532　81629533　81629534
储运部电话 0431-86059116
编辑部电话 0431-81629508
网　　址　http://www.jlstp.net
印　　刷　北京市兴怀印刷厂

书　　号　ISBN 978-7-5578-5540-6
定　　价　98.00元

前　言

　　微生物检测涉及多个行业和领域,在实验室检测中有着重要的地位。在实际工作中存在许多复杂因素影响微生物学检验,可能给检验结果带来偏差甚至错误。因此,在提高医药微生物学检验技术方面的同时,同样也要提高检验人员的检验技能。

　　本书共十四章,包括细菌检验、真菌检验、病毒检验、细菌耐药性检测、病原性球菌检验、肠杆菌科检验等内容。在编写中,作者力求科学、实用、准确,文字简练,指导性强,相信本书会成为临床微生物实验室检验人员和临床医师实用的工具书和参考书。

　　医学的发展日新月异,由于作者水平有限及编写时间仓促,书中错误或不当之处在所难免,敬请广大读者批评和指正。在此,特向关心和支持本书出版的专家和同仁致以诚挚的感谢!

编　者

目　录

第一章　细菌检验基本技术

细菌检验是利用细菌学基本知识和技术,结合临床实际,对患者标本进行检验。包括对感染病原菌的分离培养、病原菌代谢产物的检测及机体感染后免疫应答产物的检测等。临床细菌学检验不仅可以为感染性疾病提供快速、准确的病原学诊断、指导临床合理应用抗菌药物,而且可以监控医院内感染,进一步研究感染性疾病的病原体特征,不断提高诊断水平。

第一节　细菌形态学检查法

细菌形态学检查是细菌检验的重要方法之一,不仅可以为后续的进一步检验提供参考依据,更重要的是可以通过细菌形态学检查迅速了解标本中有无细菌及菌量的大致情况;对少数具有典型形态特征的细菌可以做出初步诊断,为临床选用抗菌药物治疗起到重要的提示作用。临床标本的细菌形态学检查方法主要包括染色标本和不染色标本的检查。

一、显微镜

细菌体积微小,必须借助显微镜放大后才能观察。细菌的一般形态结构可用光学显微镜观察,而细菌内部的超微结构则需用电子显微镜观察。

1.普通光学显微镜

普通光学显微镜(light microscope)以可见光作为光源,波长 $0.4\sim0.7\mu m$,最大分辨率 $0.2\mu m$,约为波长的一半。人肉眼能分辨的最小距离是 0.2mm,因此用油镜放大 1000 倍,$0.2\mu m$ 的微粒即被放大到肉眼可见的 0.2mm。一般细菌都大于 $0.2\mu m$,故可用普通光学显微镜进行观察。

2.暗视野显微镜

暗视野显微镜(dark field microscope)是在普通光学显微镜上装暗视野聚光器,使照明光线不直接进入物镜,只允许被标本反射和衍射的光线进入物镜,背景视野变暗,菌体发亮。观察时黑暗的背景中可见到发亮的菌体,明暗反差提高了观察效果,常用于不染色标本的动力及运动状况检查。

3.荧光显微镜

荧光显微镜(fluorescence microscope)以高压汞灯作为光源,能发出 $280\sim600nm$ 波长的光线,主要在 $365\sim435nm$ 之间。根据使用荧光素的不同选择不同波长的光线作为激发光。因其波长比可见光短,故分辨率高于普通光学显微镜。细菌预先经相应的荧光素处理,然后置荧光显微镜下激发荧光,在暗色背景中可见到发荧光的菌体。用于观察细菌的结构及鉴别细菌。

4.相差显微镜

相差显微镜(phase contrast microscope)是利用相差板的光栅作用,在普通光学显微镜基础上配制特殊相差板,采用特殊相差目镜制成。当光线透过标本时,标本不同部位因密度不同,引起光位相差异,相差板的光栅作用改变直射光的光位相和振幅,把光位相差异转为光强度差异,从而显示细菌不同部位的差异。多用于不染色活细菌的形态、内部结构及运动方式的观察。

5.电子显微镜

电子显微镜(electron microscope)以电子流代替光源,其波长与可见光相差几万倍,因而分辨能力得到极大提高,能分辨 1nm 的微粒。目前使用的电子显微镜有透射电子显微镜(transmission electron microscope,TEM)和扫描电子显微镜(scanningelectron microscope,SEM)两类。TEM 可用于观察细菌、病毒的超微结构;SEM 主要适合对细菌、病毒等表面结构及附件和三维立体图像的观察。电子显微镜观察须经特殊制片,无法观察活体微生物,因而在微生物学检验中不常使用。

二、不染色标本的检查

不染色标本一般用于观察细菌的动力及运动情况,但不能清楚地看到细菌的形态及结构特征。有动力的细菌在镜下呈活泼有方向性的运动,有明显位移;无动力的细菌则在原位颤动,呈不规则的布朗运动。常用的方法有压滴法和悬滴法,以普通光学显微镜观察,如用暗视野显微镜,效果更好。

在临床上,有时通过不染色标本的动力检查可对某些病原菌做出初步鉴定。如疑似霍乱患者,可取其米泔水样便,制成压滴或悬滴标本,高倍镜或暗视野下观察细菌动力,若见穿梭样运动的细菌,则同法再制备一标本片并加入 O1 群霍乱弧菌抗血清,若细菌的活跃运动现象消失,称之为制动试验阳性,可初步推断为"疑似 O1 群霍乱弧菌"。另外,螺旋体由于不易着色并有特征性的形态特点,亦可用不染色标本作暗视野显微镜观察。

三、染色标本的检查

细菌标本经染色后,不仅能清晰地看到细菌的形态、大小及排列方式,还可根据染色结果将细菌进行分类。染色标本与周围环境在颜色上形成鲜明对比,可在普通光学显微镜下进行观察。一般形态学检查均需染色。

(一)常用染料

用于细菌染色的染料,大部分是人工合成的含苯环的有机化合物,在其苯环上带有色基和助色基。色基赋予化合物颜色,助色基可增加色基与被染物的亲和力。助色基有的为碱性(如-NH₂),有的为酸性(如-OH),因此助色基的性质决定染料的酸碱性。常用染料一般均难溶于水,易溶于有机溶剂,实验室配制时通常制成盐类水溶液。

1.碱性染料

常用的碱性染料有碱性亚甲蓝、结晶紫及碱性复红等,这些染料电离后色基带正电荷,易与带负电荷的被染物结合。多数细菌等电点(pI)在2～5之间,在中性、碱性以及弱酸性环境中都带负电荷,易被碱性染料着色,故细菌学检查中常用此类染料。

2.酸性染料

常用的有伊红、酸性复红及刚果红等,这些染料电离后色基带负电荷,不易与细菌结合,不常用于细菌染色。必要时可降低菌液的pH,使细菌带正电荷,方可着色。

3.中性染料

是碱性染料与酸性染料的复合物,如瑞氏染液中的伊红亚甲蓝、吉姆萨染液中的伊红天青等,可用于较特殊染色技术。

(二)常用的细菌染色法

根据所用染料是一种还是多种,细菌染色法分为单染色法和复染色法。单染色法是用一种染料染色,细菌涂片染成同一颜色,可观察到形态、大小及排列等特点,但不能显示细菌染色特性。复染色法是用两种或两种以上染料进行染色,将不同细菌或同一细菌的不同结构染成不同颜色。复染色法不仅可以观察细菌的形态结构,还可根据染色反应鉴别细菌,故又称鉴别染色法。临床常用的主要有革兰氏染色和抗酸染色。

1.革兰氏染色(Gram staining)

本法是细菌学检验中最经典、最常用的染色方法,沿用至今已有百余年历史,是一种包括初染、媒染、脱色和复染的鉴别染色技术。通过此染色法,可将细菌分为革兰氏阳性(G⁺)菌和革兰氏阴性(G⁻)菌两大类,并可初步识别细菌,缩小范围,有助于进一步鉴定。有时结合细菌特殊形态结构及排列方式,对病原菌可做出初步鉴定。

革兰氏染色的原理至今尚未完全清楚,有以下几种学说:①细胞壁学说:G⁺菌细胞壁结构较致密,肽聚糖层厚,脂质含量少,乙醇不易透入,G⁻菌细胞壁结构较疏松,肽聚糖层少,脂质含量多,乙醇易渗入;②等电点学说:G⁺菌的等电点低(pI 2～3),G⁻菌等电点较高(pI4～5),在相同pH条件下,G⁺菌所带负电荷比G⁻菌多,与带正电荷的结晶紫染料结合较牢固且不易脱色;③化学学说:G⁺菌细胞内含有大量核糖核酸镁盐,可与结晶紫和碘牢固地结合成大分子复合物,不易被乙醇脱色,G⁻菌细胞内含极少量的核糖核酸镁盐,吸附染料量少,形成的复合物分子也较小,故易被乙醇脱色。目前认为,细胞壁结构与化学组成上的差异是染色反应不同的主要原因。

革兰氏染色可用于菌落涂片和标本涂片。菌落涂片不仅可观察细菌的形态染色特点,更重要的是可以为后续选择合适的鉴定程序提供参考依据。另外,由于G⁺菌和G⁻菌细胞壁结构存在很大差异,对一些抗生素表现出不同的敏感性,且二者产生的致病物质及作用机制不同,因此革兰氏染色尚可为临床选择用药提供参考,帮助临床制定有针对性的治疗方案。在临床上除少数标本(如粪便、血液)外,绝大多数标本在分离培养前都要进行革兰氏染色。

2.抗酸染色(acid-fast staining)

抗酸染色是细菌着色后不被盐酸乙醇脱色的染色方法,其中最具代表性的是姜-尼(Ziehl-Neelsen)染色法。经此法染色可将细菌分为抗酸性细菌和非抗酸性细菌两大类。由于临床上绝大多数细菌为非抗酸性细菌,所以抗酸染色不作为临床上常规的细菌检查项目,只针对性用于结核病、麻风病等疾病的细菌检查。疑似结核分枝杆菌感染的标本,经抗酸染色后在油镜下观察,根据所见结果报告"找到(或未找到)抗酸菌",可做出初步鉴定。另外,若改变脱色剂,诺卡菌属亦可呈弱抗酸性。目前认为,抗酸染色性的差异可能与菌体中所含的分枝菌酸、脂类等成分有关。

3.荧光染色(fluorescence staining)

荧光染色是用能够发荧光的物质对标本进行染色,在荧光显微镜下观察发荧光的细菌。此法具有敏感性强、效率高、结果易于观察等特点,故在临床细菌鉴定中有很大的应用价值。目前主要用于结核分枝杆菌、麻风分枝杆菌、白喉棒状杆菌及痢疾志贺菌等病原菌的检测。如痰标本涂片、固定后用荧光染料金胺 O 法(也称金胺 O-罗丹明 B 法)染色,在荧光显微镜下可观察到呈金黄色荧光的菌体。

4.负染色

是一种使标本的背景着色而细菌不着色的染色方法。常用染液有墨汁,也可用酸性染料如刚果红、水溶性苯胺黑等,因酸性染料带负电荷,故菌体不着色,只能使背景着色。实际工作中还可用墨汁负染色法配合单染色法(如吕氏亚甲蓝)检查细菌的荚膜,镜下可见黑色背景中蓝色菌体周围包绕一层无色透明的荚膜。

5.特殊染色

细菌的特殊结构如芽孢、鞭毛及荚膜等和其他结构如细胞壁、核质及胞质颗粒等,用普通染色法均不易着色,必须用相应的特殊染色才能染上颜色。常用的特殊染色法有细胞壁染色、荚膜染色、芽孢染色、鞭毛染色及异染颗粒染色等。鞭毛染色后在显微镜下不仅可以观察到有无鞭毛,还可进一步观察到鞭毛的位置以及数量,在细菌鉴定,尤其是非发酵菌的鉴定中具有重要价值。荚膜染色用于有荚膜细菌的鉴定,如肺炎链球菌、流感嗜血杆菌、炭疽芽孢杆菌及产气荚膜梭菌等的鉴定。异染颗粒主要用于白喉棒状杆菌的鉴定,如疑为白喉棒状杆菌感染,进行涂片检查,除证实为革兰氏阳性典型棒状杆菌外,尚需用异染颗粒染色检查有无异染颗粒,若有方可初步报告"检出形似白喉棒状杆菌",为临床早期诊断提供依据。

第二节　细菌的培养与分离技术

细菌的培养系用人工方法,提供细菌生长繁殖所需的营养和最适生长条件,如温度、湿度及气体环境等,使细菌迅速生长繁殖。细菌的分离技术是指将临床标本或其他培养物中存在的多种细菌通过一定方式使之分开,形成由一个细菌繁殖而来的肉眼可见的细菌集落,即菌落(colony),供鉴定、研究细菌用。细菌培养与分离技术的目的在于鉴定细菌的种类和保存菌种,为进一步确定细菌的致病性、药物敏感性提供依据。

一、培养基

培养基(culture medium)是用人工方法配制而成,适合微生物生长繁殖需要的混合营养基质。适宜的培养基不仅用于细菌的分离、纯化、传代及菌种保存等,还可用于研究细菌的生理、生化特性。因此,掌握培养基的制备技术及其原理,是进行细菌学检验的重要环节和必不可少的手段。

(一)培养基的主要成分及其作用

细菌的生长繁殖除需要一定的营养物质,如含氮化合物、糖类、盐类、类脂质及水外,有的还需加入特殊营养物质,如维生素的辅助生长因子或某些其他特殊因子;有的则需加入指示剂或抑制剂,以利于细菌的分离和鉴定。

1.营养物质

营养物质提供细菌生长繁殖所需的能量、合成菌体的原料以及激活细菌酶的活性和调节渗透压等作用。细菌需要的营养物质主要有氮源、碳源、无机盐及生长因子。

(1)蛋白胨:是由动物或植物蛋白质经酶或酸碱分解而产生的中间产物,是培养基中最常用的成分之一,主要供给细菌氮源,合成菌体蛋白质、酶类等,另外还具有缓冲作用。由于蛋白质的来源和消化程度不同,因而制得的蛋白胨质量相差很大。按照生产原料的性质,蛋白胨可分为植物胨和动物胨两类。蛋白胨经喷雾干燥成粉末,吸水性较强,保存时应干燥密封,防止潮解结块。

(2)肉浸液:系用新鲜牛肉(去掉脂肪、肌膜及肌腱等)浸泡煮沸制成的肉汤。肉浸液中包括含氮和非含氮两类浸出物,还有一些生长因子。作为细菌生长所需要的氮源和碳源,由于加热后大部分蛋白质凝固,仅留少部分氨基酸和其他含氮物质,不能满足细菌生长需要,故在制作培养基时,一般需加1%~2%蛋白胨和0.5%的NaCl。

(3)牛肉膏:又称牛肉浸膏,是肉浸液加热浓缩而得到的一种棕黄色至棕褐色的膏状物。其中不耐热的物质如糖类已被破坏,故营养价值不及肉浸液,但因无糖,可作为肠道细菌鉴别培养基的基础成分。

(4)糖(醇)类:含有细菌所需的碳源。制备培养基所应用的糖(醇)类很多,常用的糖类有单糖(如葡萄糖、阿拉伯糖等)、双糖(如乳糖、蔗糖等)、多糖(如菊糖、淀粉等);醇类有甘露醇、卫矛醇及侧金盏花醇等。在培养基中加入糖(醇)类物质,除提供细菌作为碳源和能源外,主要利用细菌对糖(醇)类利用能力的差异鉴别细菌。

(5)血液:血液除能增加培养基中蛋白质、多种氨基酸、糖类及无机盐等营养成分外,尚能提供辅酶、血红素等特殊生长因子。此外,还可以观察细菌的溶血现象。

(6)鸡蛋与动物血清:此二者虽非基本成分,但对某些营养要求高的细菌则是必需成分,如培养结核分枝杆菌的鸡蛋培养基和培养白喉棒状杆菌的吕氏血清斜面等。

(7)无机盐:细菌生长繁殖需要多种无机盐类,其需要浓度在$10^{-3}\sim10^{-4}$mol/L的元素为常用元素,其需要浓度在$10^{-6}\sim10^{-8}$mol/L的元素为微量元素。前者如磷、硫、钾、钠、镁、钙及铁等;后者如钴、锌、锰及铜等。

（8）生长因子：是一些细菌生长所必需而自身不能合成的物质。通常为有机化合物，包括B族维生素、某些氨基酸、嘌呤及嘧啶等。少数细菌还需要特殊的生长因子，如流感嗜血杆菌需要X因子和V因子。这些生长因子常存在于动物血清、酵母浸液、肝浸液及鸡蛋等中。因此，在培养营养要求高的细菌时，常加入上述物质，以满足其生长需要。

2.水

水是良好的溶剂，细菌所需要的营养物质必须先溶于水，营养的吸收与代谢均需有水才能进行。制备培养基常用不含杂质的蒸馏水或离子交换水。

3.凝固物质

即赋形剂。制备固体培养基时，必须加入凝固物质，如琼脂、明胶、卵白蛋白及血清等。理想的凝固物质应具有以下特性：①本身不被细菌利用；②在微生物生长温度范围内保持固体状态，凝固点的温度对微生物无害；③不因消毒灭菌而破坏，透明度好，黏着力强。目前认为最合适的凝固物质是琼脂。

（1）琼脂（agar）：是从石花菜、紫菜及江蓠类海生植物中提取的一种胶体物质，其化学成分主要为胶体多糖类。具有在100℃溶解，45℃以下时凝固的特性。琼脂本身无营养价值，仅作为培养基的赋形剂。

（2）明胶（gelatin）：是由动物胶原组织（如皮、肌腱等）经煮沸熬制而成，主要含蛋白质。由于此类蛋白质缺乏必需氨基酸，故营养价值不大。明胶制成的培养基在24℃以上溶解，20℃以下凝固，故不宜在35～37℃环境中培养。因有些细菌可分解明胶使其液化，所以一般不用明胶作赋形剂，但可用于制备鉴别培养基，观察细菌对明胶有无液化作用。

4.抑制剂

是一类能抑制或减少非检出菌生长而有利于检出菌生长的物质。抑制剂种类很多，如胆盐、煌绿、玫瑰红酸、亚硫酸钠、某些染料及多种抗生素等。不同培养基应根据需要选择合适的抑制剂。

5.指示剂

为了观察和鉴别细菌是否分解利用糖类、氨基酸等物质，常在某些培养基中加入一定种类的指示剂。常用的酸碱指示剂有酚红、溴甲酚紫、溴麝香草酚蓝、中性红及甲基红等。在进行厌氧菌培养时，还需在培养环境中加入氧化还原指示剂，常用的有亚甲蓝和刃天青。

（二）培养基的分类

培养基的种类很多，一般按其用途及物理性状进行分类。

1.按用途分类

分为基础培养基、营养培养基、选择培养基、鉴别培养基和特殊培养基。

（1）基础培养基（basic medium）：含有细菌生长所需基本营养成分的培养基，常用的有肉浸液（俗称肉汤）、普通琼脂平板等。广泛用于细菌的检验，也是配制其他培养基的基础成分。

（2）营养培养基（nutrient medium）：在基础培养基中加入血液、血清及生长因子等一些特殊成分，供营养要求较高和需要特殊生长因子的细菌生长繁殖的培养基，最常用的是血琼脂平板(blood agar plate,BAP)和巧克力色琼脂平板。

(3)选择培养基(selective medium):在培养基中加入某些种类的抑制剂,抑制标本中非目的菌生长,选择性地促进目的菌生长的培养基。如 SS(Salmonella-Shigella)琼月旨平板中的胆盐能抑制革兰氏阳性菌,枸橼酸钠和煌绿能抑制大肠埃希菌,从而有利于沙门菌和志贺菌的分离。选择培养基多为固体平板培养基。

(4)鉴别培养基(differential medium):利用细菌分解糖类和蛋白质的能力不同及代谢产物的差异,在培养基中加入特定作用底物和指示剂,观察细菌生长过程中分解底物所释放的不同产物,通过指示剂的反应不同来鉴别细菌。例如糖发酵管、克氏双糖铁琼脂(KIA)等。也有一些培养基将选择和鉴别功能结合在一起,在选择的同时起一定的鉴别作用,如 SS 琼脂平板、伊红亚甲蓝(eosin-methylene-blue,EMB)琼脂平板、麦康凯(MacConkey,MAC)琼脂平板等。

(5)特殊培养基(special medium):包括厌氧培养基、细菌 L 型培养基等。前者是培养专性厌氧菌的培养基,除含有合适的营养成分外,还加入还原剂以降低培养基的氧化还原电势,如庖肉培养基、硫乙醇酸盐培养基等.并在液体培养基表面加入凡士林或液状石蜡以隔绝空气。后者是针对细胞壁缺损的细菌 L 型,由于胞内渗透压较高,故必须采用高渗低琼脂培养基。

2.按物理性状分类

可分为液体、固体和半固体培养基三种,其区分主要取决于培养基有无凝固剂及凝固剂的多少。

(1)液体培养基(liquid medium):各营养成分按一定比例配制而成的水溶液或液体状态的培养基,肉汤是最常用的液体培养基。此类培养基常用于增菌培养,也可用于接种纯种细菌观察细菌生长现象。

(2)半固体培养基(semi-solid medium):在液体培养基中加入 0.3%～0.5%琼脂即为半固体培养基。多用于观察细菌的动力、保存菌种等,可根据细菌的营养要求加入特殊营养成分。

(3)固体培养基(solid medium):在液体培养基中加入 1.5%～2.0%琼脂则为固体培养基。如制成平板,多用于微生物的分离纯化、鉴定及药敏试验等;也可制成斜面或高层用于鉴定及菌种的短期保存。

此外,还可根据培养基的组成成分是否明确,将其分为合成培养基、天然培养基和半合成培养基。

(三)培养基的制备

不同培养基制备的过程不完全相同,但其制备程序基本相似,可分为调配、溶解、校正pH、分装、灭菌、质量检验及保存等步骤。

1.调配

按培养基配方准确称取各成分的用量,混悬于装有定量蒸馏水的锥形瓶中,振摇混合。有些成分,如指示剂、抑制剂等应在校正 pH 值后方可加入。

2.溶解

将调配好的混合物加热使其完全溶解。如有琼脂成分,应注意防止外溢。溶解完毕,注意补足失去的水分。

3.校正 pH 值

用 pH 值比色计或精密 pH 值试纸进行校正,一般将 pH 值调至 7.2～7.6,亦有酸性或碱性培养基。培养基经高压灭菌后其 pH 值可发生 0.1～0.2 的变动。如用 NaOH 校正,高压灭菌后 pH 值下降 0.1～0.2;若用 Na_2CO_3 校正,高压灭菌后 pH 值升高 0.1～0.2。商品干燥培养基一般已校正 pH 值,用时无须再校。

4.分装

根据需要将培养基分装至不同容量的锥形瓶、试管等容器中。分装量不宜超过容器的 2/3,以免灭菌时外溢。

(1)液体培养基:分装量为试管长度的 1/4～1/3,灭菌后直立待用。

(2)半固体培养基:分装量约为试管长度的 1/3,灭菌后直立凝固待用。

(3)琼脂斜面:通常在溶解后分装于试管,加塞灭菌后趁热摆放成斜面,斜面长度约为试管长度的 2/3。

(4)琼脂高层:分装量约为试管长度的 1/3,灭菌后直立凝固待用。

(5)琼脂平板:培养基高压灭菌后冷却至 50～60℃ 时,以无菌操作倾注于灭菌平皿内,水平旋转平板,待琼脂凝固后将平板翻转,置 4℃ 冰箱保存备用。倾注培养基时,切勿将平皿盖全部打开,以免空气中的尘埃及细菌落入。新制成的平板表面有冷凝水,不利于细菌分离,故通常将平板置于 35℃ 温箱 30 分钟左右,待平板表面干燥后使用。

5.灭菌

不同成分、性质的培养基可采用不同的方法灭菌。

(1)高压蒸汽灭菌法:由耐热物质配制成的培养基(如普通琼脂)常用此法灭菌。通常在一个大气压下,当蒸汽压力达到 103.4kPa 时,温度可达 121.3℃,维持 15～20 分钟即可杀死细菌的繁殖体和芽孢;含糖培养基以 68.95kPa,10～15 分钟为宜,以免破坏糖类物质。

(2)间歇蒸汽灭菌法:不耐高热的物质配制成的培养基,如糖类、明胶、血清、鸡蛋及牛乳等常用此法。将需灭菌物置于流动蒸汽灭菌器内,使温度达到 80～100℃,维持 15～30 分钟,杀死其繁殖体,但芽孢尚有残存。取出后置 35℃ 温箱过夜,使芽孢变成繁殖体,次日再蒸,如此连续三次,可达到灭菌目的。若有些物质不耐 100℃,可将温度降至 75～80℃,并适当延长加热时间,也可达到灭菌目的。

(3)滤过除菌法:对高营养液态的不耐热培养基,如血清、细胞培养液等,可用滤过除菌。

(4)血清凝固器灭菌法:含有血清、鸡蛋的培养基可用血清凝固器进行间歇灭菌。

6.质量检验

每批培养基制成后须经检验方可使用。质量检验包括两方面内容:①无菌试验:将灭菌后的培养基置 35℃ 温箱培养过夜,判定是否灭菌合格;②效果检验:按不同的培养要求,接种相应菌种(符合要求的标准菌株),观察细菌的生长、菌落形态、色素、溶血及生化反应等特征,判断培养基是否符合要求。

7.保存

制备好的培养基应注明名称、制作日期,存放于冷暗处或4℃冰箱,一般不超过七天,如用塑料袋密封,保存期可延长,但至多两周。

培养基校正pH值后如有沉淀或混浊,需过滤澄清后方可使用。液体或半固体培养基常用滤纸过滤,固体培养基趁热以纱布过滤。

二、细菌的人工培养

细菌培养是一项专业性很强的技术。不仅要有坚实的细菌学理论基础,还要有熟练的操作技能和严格的无菌观念。

(一)无菌技术

无菌技术是指防止微生物进入物品或机体,同时防止待检物中可能存在的病原微生物污染周围环境及工作人员的规范化操作技术。无菌技术是保证细菌检验质量,防止污染和病原菌扩散的基础。微生物学工作者必须具有严格的无菌观念和掌握熟练的无菌操作技术。在进行无菌操作时应注意如下要点:

(1)无菌室在使用前用紫外线灯照射30分钟至1小时或用5%苯酚或5%来苏水喷雾消毒。

(2)所用物品均应在使用前严格进行灭菌,在使用过程中不得与未经灭菌的物品接触,如不慎接触应立即更换无菌物品。

(3)无菌试管或烧瓶在开盖前后,瓶(管)口应过火焰1~2次,以杀死可能附着管口或瓶口的细菌。开盖后的管口及瓶口应尽量靠近火焰,试管及烧瓶应尽量平放或斜放,切忌口部向上和长时间暴露于空气中。

(4)接种环(针)于每次使用前后,应彻底灭菌。

(5)倾注琼脂平板应在无菌室或超净工作台内进行,分离接种标本应在生物安全柜中进行,以防杂菌污染标本或标本中病原菌污染环境及物品。

(6)在使用无菌吸管时应用橡皮吸球轻轻吹吸,吸管上端应塞有棉花,切不可用口吹出液体。

(二)细菌的接种与分离方法

从临床标本中分离出病原菌并进行准确鉴定,除选择合适的培养基外,还要根据待检标本的类型、培养目的及所使用培养基的性状,采用不同的接种与分离方法。临床微生物实验室常用的接种与分离方法有如下几种:

1.平板画线法

是细菌分离培养常用的一种方法。其目的是使标本或培养物中混杂的多种不同细菌分散生长,形成单个菌落。根据菌落的形态及特征,挑选单个菌落进行纯培养,为进一步对目的菌进行鉴定和研究提供条件。依据标本含菌量的多少,可以选择分区画线法和连续画线法两种方法。

2.琼脂斜面接种法

该法主要用于纯种增菌及保存菌种。挑取单个菌落从斜面底部自下而上划一条直线,再从底部开始向上画曲线接种,尽可能密而均匀,或直接自下而上画曲线接种。

3.液体接种法

用于肉汤、蛋白胨水及糖发酵管等液体培养基的接种。用接种环从平板上挑取单个菌落,倾斜液体培养管,先在接近液面的试管壁上研磨并蘸取少许液体与之调和(以试管直立后液体淹没培养物为准)。此接种法应避免接种环与液体过多接触,更不应在液体中搅拌,以免形成气溶胶,造成实验室污染。

4.穿刺接种法

用于半固体培养基或双糖铁、明胶等具有高层的培养基接种,以保存菌种或观察细菌的动力和生化反应。方法是用接种针挑取细菌纯培养物,于半固体培养基的中心处向下垂直穿刺接种,直至试管底部上方 5mm 左右(不能穿至试管底),接种后的接种针沿原穿刺线退出;或在双糖铁琼脂斜面中心穿刺,沿原路退出,并用接种针在斜面画曲线。

5.涂布接种法

本法常用于纸片药物敏感试验,也可用于细菌计数。用棉签蘸取适量菌液,于不同角度反复涂布于培养基上,使菌液均匀分布于琼脂表面,然后贴上药敏纸片培养。计数细菌时应取定量菌液用 L 型玻璃棒涂布。

6.倾注平板法

本法用于兼性厌氧菌或厌氧菌的稀释定量培养和饮水、饮料、牛乳及尿液等标本的活菌计数。

(三)细菌的培养方法

常用细菌培养方法包括需氧(普通)培养法、二氧化碳培养法、微需氧培养法及厌氧培养法。为了提高检验的阳性率,同一标本常同时采用两种或三种不同的培养方法。

1.需氧培养法

是指需氧菌或兼性厌氧菌在有氧条件下的培养,是临床细菌室最常用的培养方法。将已接种细菌的琼脂平板、斜面或液体培养基置于 35℃ 温箱培养 18～24 小时,一般细菌可在培养基上生长,但若标本中的细菌量少或是生长缓慢的细菌(如分枝杆菌),则需延长培养至 3～7 天,甚至 4～8 周后才能观察到生长迹象。

2.二氧化碳培养法

有些细菌初次分离培养时需置 5%～10% CO_2 环境才能生长良好,如脑膜炎奈瑟菌、淋病奈瑟菌及布鲁菌等。常用以下方法供给 CO_2:

(1)二氧化碳培养箱:是一台特制的培养箱,能自动调节 CO_2 的含量和温度,使用较为方便。

(2)烛缸法:是一种简单易行的方法。取有盖磨口标本缸或玻璃干燥器,在盖及磨口处涂以凡士林。将接种细菌的培养基放入缸中,点燃蜡烛后放在缸内稍高于培养物的位置,加盖密封。随燃烧产生的 CO_2 增加,蜡烛自行熄灭,此时缸内 CO_2 浓度为 $5\%\sim10\%$。最后连同容器一起置于 $35\,℃$ 温箱培养。

3.微需氧培养法

有些微需氧菌,如空肠弯曲菌、幽门螺杆菌等,在大气中及绝对无氧环境中均不能生长,在含有 $5\%\sim6\% O_2$、$5\%\sim10\% CO_2$、$85\% N_2$ 左右的气体环境中才能生长。将标本接种至相应培养基中,置于上述气体环境中,放入 $35\,℃$ 温箱培养即为微需氧培养法。

4.厌氧培养法

厌氧菌对氧敏感,培养需在低氧化还原电势的厌氧环境中进行。厌氧培养法可分为物理法、化学法和生物法。常用方法包括厌氧罐培养法、气袋法及厌氧手套箱法等。

(四)细菌的生长现象

1.细菌在固体培养基上的生长现象

将标本或培养物画线接种到固体培养基表面后,经培养出现可见的菌落和菌苔。菌落是单个细菌在培养基上分裂繁殖而成的肉眼可见的细菌集落;菌苔是由众多菌落连接而成的细菌群落。菌落具有一定稳定性,是衡量菌种纯度和鉴定细菌的重要依据。观察方法一般可用肉眼进行观察,若菌落太小,可借助放大镜检查。

(1)细菌菌落的描述:大小(直径以 mm 计)、形状(露滴形、圆形、菜花形及不规则形等)、突起或扁平、凹陷、边缘(光滑、波形、锯齿形及卷发状等)、透明度(不透明、半透明及透明)、颜色、表面(光滑、粗糙)及黏度等。根据细菌菌落表面特征不同,可将菌落分为三型:①光滑型菌落(smooth colony,S 型菌落):菌落表面光滑、湿润及边缘整齐,新分离的细菌大多呈光滑型菌落;②粗糙型菌落(rough colony,R 型菌落):菌落表面粗糙、干燥、呈皱纹状或颗粒状,边缘大多不整齐。R 型菌落多为 S 型细菌变异失去菌体表面多糖或蛋白质形成。R 型细菌抗原不完整,毒力和抗吞噬能力都比 S 型细菌弱。但也有少数细菌新分离的毒力株就是 R 型,如炭疽芽孢杆菌、结核分枝杆菌等;③黏液型菌落(mucoid colony,M 型菌落):菌落黏稠、有光泽。多见于有厚荚膜或丰富黏液层的细菌,如肺炎克雷伯菌等。

(2)与鉴定细菌有关的菌落特征:如溶血现象、色素及特殊气味等。

2.细菌在液体培养基中的生长现象

有三种生长现象:①混浊生长:大多数细菌在液体培养基中生长繁殖后呈现均匀混浊;②沉淀生长:少数呈链状排列的细菌,如链球菌、炭疽芽孢杆菌等呈沉淀生长;③表面生长:专性需氧菌一般呈表面生长,常形成菌膜。

3.细菌在半固体培养基中的生长现象

半固体培养基琼脂含量少,有鞭毛的细菌在其中仍可以自由游动,除沿穿刺线生长外,在穿刺线两侧也可见羽毛状或云雾状混浊生长,为动力试验阳性。无鞭毛的细菌只能沿穿刺线呈明显的线状生长,穿刺线两边的培养基仍然澄清透明,为动力试验阴性。

(五)培养基的选择

临床标本送往实验室后,应立即接种到合适的培养基中。培养基的选择主要依据标本类

型和可能存在的病原菌。如痰标本一般选用血琼脂平板、中国蓝/MAC 琼脂平板,巧克力色琼脂平板。常用的培养基如下:

1.血琼脂平板

适于各类细菌生长,若无特殊要求,一般细菌检验标本的分离都应接种此平板(粪便标本除外)。

2.巧克力色琼脂平板

其中含有 V 因子和 X 因子,适于含有奈瑟菌属、嗜血杆菌属细菌标本的接种。

3.肠道选择培养基

此类培养基含有不同种类的抑制剂及特定底物和指示剂,有利于目的菌的检出,在此类平板上菌落颜色不同,便于鉴定菌种。常用的有中国蓝琼脂平板、EMB 琼脂平板、MAC 琼脂平板及 SS 琼脂平板等。依据抑制剂抑制能力的强弱,选择培养基又分为强选择和弱选择培养基,临床使用强选择培养基时最好加种弱选择培养基以配对互补。

4.血液增菌培养基

用于对血液、骨髓及无菌体液等标本进行增菌培养,以提高阳性检出率。

5.碱性琼脂或 TCBS 琼脂

用于从粪便中分离霍乱弧菌及其他弧菌。

第三节 细菌的生物化学鉴定技术

不同种类的细菌具有不同的酶系统,因而对底物的分解能力各异,其代谢产物也不尽相同。利用生物化学的方法直接或间接地测定细菌的代谢产物,从而鉴别细菌的反应称为细菌的生化反应(biochemical reaction)或生物化学试验(biochemical test)。在临床细菌检验工作中,除根据细菌的形态、染色、培养特性进行初步鉴定外,绝大多数从标本中新分离的未知细菌的属、种的鉴定都依靠生化试验、血清学试验和分子生物学试验。掌握各种生化反应的原理和应用是细菌鉴定的基础。

一、碳水化合物代谢试验

1.糖(醇、苷)类发酵试验

(1)原理:由于不同细菌含有发酵不同糖(醇、苷)类的酶,故分解糖类的能力各不相同,产生的代谢产物亦随细菌种类而异,有的仅产酸,有的产酸产气。因此可利用细菌对糖类的分解特性鉴别细菌。

(2)培养基:在培养基中加入 0.5%～1% 糖类(单糖、双糖或多糖)、醇类(甘露醇、肌醇等)及苷类(水杨苷等)。培养基有液体、半固体、固体等几种类型。

(3)应用:是细菌生化试验中最主要和最基本的试验,特别是对肠杆菌科细菌的鉴定尤为重要。如大肠埃希菌可发酵葡萄糖及乳糖,沙门菌属只能发酵葡萄糖,不发酵乳糖;即使两种细菌均可发酵同一种糖类,所产生的代谢产物也不尽相同,如大肠埃希菌和志贺菌属均可发酵葡萄糖,但前者产酸、产气,而后者仅产酸。

2.氧化-发酵试验(O-F 试验)

(1)原理:细菌在分解葡萄糖的过程中,必须有分子氧参加的称为氧化型。这类细菌通常是专性需氧菌,在无氧环境中不能分解葡萄糖。细菌在分解葡萄糖的过程中,可以进行无氧降解的称为发酵型,此类细菌无论在有氧或无氧的环境中都能分解葡萄糖,通常为兼性厌氧菌。不分解葡萄糖的称为产碱型。O-F 试验又称 Hugh-Leifson(HL)试验,利用此试验可区分细菌的代谢类型。

(2)培养基:Hugh-Leifson 培养基(含有酸碱指示剂)。

(3)应用:用于细菌种属间的鉴别。肠杆菌科细菌为发酵型,非发酵菌通常为氧化型或产碱型。也可用于葡萄球菌属与微球菌属间的鉴别,前者发酵葡萄糖,后者氧化葡萄糖。

3.β-半乳糖苷酶试验(ONPG 试验)

(1)原理:有些细菌可产生 β-半乳糖苷酶,可分解邻-硝基酚-β-D-半乳糖苷(O-nitrophenyl-β-D-galactopyranoside,ONPG)。ONPG 为无色,经 β-半乳糖苷酶水解后,可生成黄色的邻-硝基酚(O-nitrophenol)。

(2)试剂:0.75mol/L ONPG 溶液,该溶液为无色,若变为黄色,应弃之。

(3)应用:主要用于迟缓发酵乳糖菌株的快速鉴定。具有半乳糖苷渗透酶(galactosideper-mease)和 β-半乳糖苷酶两种酶的细菌可迅速分解乳糖。前者将乳糖送入细胞内,后者分解进入菌细胞的乳糖为葡萄糖和半乳糖。缺乏半乳糖苷渗透酶(或是其活性很弱)的细菌,即不能很快将乳糖运送到菌细胞内,通常需要几天时间乳糖才被分解称迟缓分解乳糖。ONPG 与乳糖的分子结构相似,且分子较小,不需半乳糖苷渗透酶的运送就可进入菌细胞内,由菌细胞内的 β-半乳糖苷酶将其分解为半乳糖和黄色的邻硝基酚。采用 ONPG 试验,可将迟缓分解乳糖的细菌迅速取得阳性结果。迅速及迟缓分解乳糖的细菌 ONPG 试验阳性,如埃希菌属、枸橼酸杆菌属、克雷伯菌属等。不发酵乳糖的细菌如沙门菌属、变形杆菌属等均为阴性。

4.七叶苷水解试验

(1)原理:某些细菌能水解七叶苷(七叶灵、七叶树苷、esculin 及 aesculin)生成葡萄糖和七叶素(七叶亭,6,7-二羟基香豆素),后者与培养基中的二价铁离子或铅离子结合形成黑色化合物,使培养基呈现黑色。

(2)培养基:七叶苷培养基、胆汁七叶苷培养基。

(3)应用:主要用于鉴别 D 群链球菌与其他链球菌,如粪肠球菌七叶苷试验阳性,肺炎链球菌阴性。亦可用于革兰氏阴性杆菌的鉴定。克雷伯菌属、肠杆菌属和沙雷菌属能水解七叶苷。

5.甲基红(MR)试验

(1)原理:细菌在代谢过程中分解葡萄糖产生丙酮酸,并进一步将丙酮酸代谢为乳酸、乙酸、甲酸等,使培养基的 pH 值下降至 4.5 以下,加入甲基红指示剂即显红色,为甲基红试验阳性。若细菌分解葡萄糖产酸量少,或产生的酸进一步转化为其他物质如醇、酮、醛、气体和水,则培养基的酸碱度维持在 pH 值 6.2 以上,加入甲基红指示剂呈黄色,为甲基红试验阴性。

(2)培养基:葡萄糖蛋白胨水培养基。

(3)应用:主要用于大肠埃希菌和产气肠杆菌的鉴别,前者为阳性,后者为阴性。此外沙门菌属、志贺菌属、变形杆菌属、枸橼酸杆菌属等为阳性,肠杆菌属、哈夫尼亚菌属等为阴性。

6.V-P 试验

(1)原理:细菌在代谢过程中分解葡萄糖生成丙酮酸,并将丙酮酸脱羧生成乙酰甲基甲醇,乙酰甲基甲醇在碱性溶液中,被空气中的氧氧化为二乙酰(丁二酮),二乙酰可与培养基中的精氨酸所含的胍基结合,形成红色化合物,即 V-P 试验阳性。培养基中的胍基太少时,加入少量肌酸或肌酸酐等含胍基的化合物,可加速此反应。试验时加入 α-萘酚能加速此反应。

(2)培养基:葡萄糖蛋白胨水培养基。

(3)应用:本试验常与甲基红试验联合应用。前者为阳性的细菌,后者多为阴性,反之亦如此。如大肠埃希菌、沙门菌属及志贺菌属等甲基红试验呈阳性反应,V-P 试验则呈阴性反应。相反,如沙雷菌属、阴沟肠杆菌等,V-P 试验阳性,而甲基红试验阴性。但需注意,某些细菌如奇异变形杆菌,35℃培养可产生甲基红试验和 V-P 试验同时阳性反应,后者常延迟出现。

二、蛋白质和氨基酸代谢试验

细菌分解蛋白质的酶类有两类,蛋白酶和肽酶。蛋白酶是胞外酶,能分解蛋白质为多肽或二肽,有时可形成少量氨基酸。肽酶主要是胞内酶,能水解肽类为游离氨基酸。不同细菌分解蛋白质的能力不同,可用于鉴别细菌。

1.吲哚试验

(1)原理:有些细菌具有色氨酸酶,可分解蛋白胨中的色氨酸,生成吲哚(indole),吲哚与对二甲氨基苯甲醛作用,形成红色的玫瑰吲哚。

(2)培养基:蛋白胨水培养基。

(3)应用:主要用于肠杆菌科细菌的鉴定。有些细菌产生吲哚量少,需用乙醚或二甲苯提取后才能与试剂起反应。如黄杆菌。

2.硫化氢试验

(1)原理:某些细菌能分解培养基中的胱氨酸、半胱氨酸等含硫氨基酸,生成硫化氢,与铅或亚铁离子生成黑色硫化物。

(2)培养基:醋酸铅培养基或克氏双糖铁或三糖铁琼脂培养基(KIA、TSI 琼脂)。

(3)应用:主要用于肠杆菌科的鉴别。肠杆菌科中沙门菌属、爱德华菌属、枸橼酸杆菌属、亚利桑那菌属和变形杆菌属细菌,绝大多数阳性,其他菌属阴性,但沙门菌属也有硫化氢阴性菌种。此外,腐败假单胞菌、口腔类杆菌和某些布鲁菌也阳性。

3.尿素酶试验

(1)原理:某些细菌能产生尿素酶,分解尿素生成大量的氨,使培养基呈碱性,酚红指示剂亦随之变红。

(2)培养基:尿素培养基。

(3)应用:主要用于肠杆菌科中的变形杆菌属、摩根菌属和普罗威登菌属的鉴定。普通变形杆菌和奇异变形杆菌、摩根摩根菌和雷极普罗威登斯菌阳性,斯氏和产碱普罗威登菌阴性。此外,对于巴德菌属和假单胞菌属细菌的鉴定等也具有一定价值。

4.苯丙氨酸脱氨酶试验

(1)原理:某些细菌可产生苯丙氨酸脱氨酶,使苯丙氨酸脱去氨基,形成苯丙酮酸和游离的氨,苯丙酮酸与三氯化铁试剂结合形成绿色化合物。若延长反应时间,会引起褪色。

(2)培养基:苯丙氨酸琼脂培养基。

(3)应用:本试验特异性较高,主要用于肠杆菌科细菌的鉴定。变形杆菌属、摩根菌属和普罗威登菌属细菌均阳性,肠杆菌科其他细菌均阴性。

5.氨基酸脱羧酶试验

(1)原理:能产生氨基酸脱羧酶的细菌,可使氨基酸脱去羧基,生成胺和 CO_2。虽然不同细菌产生的脱羧酶种类各异,但氨基酸经脱羧后所产生的胺,均可使培养基变碱,指示剂变色。最常测定的氨基酸有三种:赖氨酸、鸟氨酸和精氨酸,分别可被脱羧成尸胺、腐胺和精胺。

(2)培养基:氨基酸脱羧酶培养基和氨基酸对照培养基。

(3)应用:沙门菌属中除伤寒和鸡沙门菌之外,其余沙门菌属的鸟氨酸和赖氨酸脱羧酶均阳性。志贺菌属中除宋内和鲍氏志贺菌外,其他志贺菌均阴性。对链球菌和弧菌科细菌的鉴定也有重要价值。

三、碳源利用试验

1.枸橼酸盐利用试验

(1)原理:某些细菌利用铵盐作为唯一氮源,并能以枸橼酸盐作为唯一碳源时,可在枸橼酸盐培养基上生长分解枸橼酸钠,生成碳酸钠,使培养基变碱。

(2)培养基:枸橼酸盐培养基。

(3)应用:有助于肠杆菌科细菌的鉴定。枸橼酸杆菌、沙门菌属、克雷伯菌属、黏质和液化沙雷菌及某些变形杆菌阳性。埃希菌属、志贺菌属、爱德华菌属和耶尔森菌属均为阴性,此外,铜绿假单胞菌、洋葱假单胞菌和嗜水气单胞菌也能利用枸橼酸盐。

2.丙二酸盐利用试验

(1)原理:细菌利用丙二酸盐作为唯一碳源时,能将丙二酸钠分解,生成碳酸钠,使培养基变碱。

(2)培养基:丙二酸盐培养基。

(3)应用:多用于肠杆菌科细菌的鉴别。克雷伯菌属和亚利桑那菌属阳性。枸橼酸杆菌属、肠杆菌属和哈夫尼亚菌属有不同反应型,其余菌属阴性。

3.醋酸盐利用试验

(1)原理:细菌可利用铵盐作为唯一氮源,同时利用醋酸盐作为唯一碳源时,可在醋酸盐培养基上生长,生成碳酸钠,使培养基变为碱性。

(2)培养基:醋酸盐培养基。

(3)应用:肠杆菌科中埃希菌属为阳性,志贺菌属为阴性。铜绿假单胞菌、荧光假单胞菌及洋葱假单胞菌等也为阳性。

4.马尿酸盐水解试验

(1)原理:具有马尿酸水解酶的细菌,可水解马尿酸为苯甲酸和甘氨酸。前者与三氯化铁试剂结合,形成苯甲酸铁沉淀。后者在茚三酮(强氧化剂)的作用下,经氧化脱氨基反应,生成氨、CO_2和相应的醛,而茚三酮生成还原型茚三酮。反应过程中形成的氨和还原型茚三酮,与残留的茚三酮起反应,形成紫色化合物。

(2)培养基:马尿酸钠培养基。

(3)应用:主要用于链球菌的鉴定,B群链球菌分解马尿酸钠,呈阳性,其余链球菌阴性。亦可用于弯曲菌的鉴定。

5.乙酰胺利用试验

(1)原理:许多非发酵菌产生脱酰胺酶,可使乙酰胺经脱酰胺释放氨基,使培养基变碱。如果被检菌利用乙酰胺,根据指示剂的不同培养基发生阳性改变。如不生长,或稍有生长,培养基颜色不变为阴性。

(2)培养基:乙酰胺培养基。

(3)应用:主要用于非发酵菌的鉴定。铜绿假单胞菌、去硝化产碱杆菌(包括去硝化亚种和木糖氧化亚种)、食酸假单胞菌为阳性,其他非发酵菌大都为阴性。

四、呼吸酶类试验

1.氧化酶试验

(1)原理:氧化酶(oxidase)也称细胞色素氧化酶(cytochrome C oxidase),是细胞色素呼吸酶系统的终末呼吸酶。具有氧化酶的细菌首先氧化细胞色素 C,然后氧化型细胞色素 C 再使对苯二胺氧化,生成有颜色的醌类化合物。使用盐酸二甲基对苯二胺时,产物呈紫红色;使用盐酸四甲基对苯二胺时,产物呈蓝色。

(2)试剂:1％盐酸二甲基对苯二胺或 1％盐酸四甲基对苯二胺。

(3)应用:主要用于肠杆菌科和非发酵菌的鉴定,前者多为阴性,弧菌科、非发酵菌多为阳性。此外奈瑟菌属、莫拉菌属也呈阳性。

2.过氧化氢酶(触酶)试验

(1)原理:有些细菌具有过氧化氢酶,可把过氧化氢分解成水和新生态氧,进而形成分子氧出现气泡。

(2)试剂:3％过氧化氢溶液。

(3)应用:主要用于革兰氏阳性球菌的初步鉴定。葡萄球菌属和微球菌属触酶试验阳性,链球菌属触酶试验阴性。金氏杆菌属细菌的触酶试验也阴性。

3.硝酸盐还原试验

(1)原理:硝酸盐还原试验包括两个过程:一是在合成代谢过程中,硝酸盐还原为亚硝酸盐和氨,再由氨转化为氨基酸和细胞内其他含氮化合物;其次是在分解代谢过程中,硝酸盐或亚硝酸盐代替氧作为呼吸酶系统中的终末受氢体。硝酸盐还原的过程因细菌不同而异,大肠埃希菌等仅使硝酸盐还原为亚硝酸盐;假单胞菌等能使硝酸盐或亚硝酸盐还原为氮;有的细菌则可使其还原为亚硝酸盐和离子态的铵。硝酸盐还原试验系测定还原过程中所产生的亚硝酸。

(2)培养基:硝酸盐培养基。

(3)应用:本试验常用于细菌的鉴定。肠杆菌科细菌均能还原硝酸盐为亚硝酸盐,铜绿假单胞菌、嗜麦芽窄食单胞菌等可产生氮气。厌氧菌如韦荣球菌等也能还原硝酸盐为亚硝酸盐。

五、其他生化或鉴定细菌常用试验

1. 凝固酶试验

(1)原理:葡萄球菌可产生两种凝固酶。一是结合在细胞壁上的结合凝固酶,使血浆中的纤维蛋白原变成纤维蛋白而附着于细菌表面,发生凝集,玻片法可检测结合凝固酶。另一种是分泌至菌体外的游离凝固酶,类似凝血酶原物质,可被血浆中的协同因子激活变成凝血酶样物质,使纤维蛋白原变为纤维蛋白,从而导致血浆凝固,游离凝固酶可用试管法检出。

(2)试剂:兔血浆。

(3)应用:作为鉴定葡萄球菌致病性的重要指标。金黄色葡萄球菌产生凝固酶,使血浆凝固。而表皮及腐生葡萄球菌的凝固酶则阴性。

2. 卵磷脂酶试验

(1)原理:在钙离子存在的情况下,有些细菌产生的卵磷脂酶,即 α-毒素,能迅速分解卵磷脂,生成甘油酯和水溶性磷酸胆碱。产生卵磷脂酶的细菌,培养 3 小时后,即在菌落周围形成乳白色混浊环,6 小时后可扩大至 5~6cm。

(2)培养基:1% 卵黄琼脂培养基。

(3)应用:主要用于厌氧菌的鉴定。蜡样芽孢杆菌、产气荚膜梭菌、诺维梭菌卵磷脂酶试验阳性,其他梭菌阴性。

3. DNA 酶试验

(1)原理:DNA 酶可使脱氧核糖核酸(DNA)长链水解成由几个单核苷酸组成的寡核苷酸链。DNA 长链可被酸沉淀,寡核苷酸链则可溶于酸。DNA 琼脂平板上加入盐酸后,具有DNA 酶的菌落周围会出现透明环。

(2)培养基:0.2% DNA 琼脂平板。

(3)应用:在阳性球菌中金黄色葡萄球菌产生 DNA 酶,在肠杆菌科中沙雷菌和变形杆菌可产生 DNA 酶。

4. 胆汁溶菌试验

(1)原理:胆汁或胆盐可溶解肺炎链球菌,可能由于胆汁或去氧胆酸钠降低了细菌细胞膜上的表面张力,或者是由于胆汁或去氧胆酸钠激活了细菌体内的自溶酶,使细菌的细胞膜破损或使菌体裂解,发生自溶。

(2)培养基:10% 去氧胆酸钠或纯牛胆汁。

(3)应用:主要用于肺炎链球菌和 α 链球菌的鉴别。前者阳性,后者阴性。

5.CAMP 试验(Christie Atkins & Munch-Peterson Test,CAMP)

(1)原理:B 群链球菌(无乳链球菌)产生一种 CAMP 因子,能促进葡萄球菌的 β-溶素的溶血活性,在 B 群链球菌和葡萄球菌生长线交界处溶血力增加,出现箭头型透明溶血区。

(2)培养基:血琼脂平板。

(3)应用:主要用于鉴定 B 群链球菌(阳性),其他链球菌阴性。

6.氢氧化钾拉丝试验

(1)原理:革兰氏阴性细菌的细胞壁容易在稀碱溶液中破裂,释放出未断裂的 DNA,导致菌悬液呈现黏性,用接种环搅拌后可拉出黏丝,而革兰氏阳性细菌在稀碱溶液中没有此种变化。

(2)试剂:40g/L 氢氧化钾水溶液。

(3)应用:主要用于革兰氏阴性菌与易脱色的革兰氏阳性菌的鉴别。大多数革兰氏阴性菌如假单胞菌、无色杆菌、黄杆菌、产碱杆菌在 5～10 秒内出现阳性反应,不动杆菌、莫拉菌反应较慢,多在 60 秒内出现阳性;而革兰氏阳性菌在 60 秒以后仍为阴性。

7.杆菌肽试验

(1)原理:A 群链球菌对杆菌肽几乎 100% 敏感,而其他群链球菌绝大多数对杆菌肽耐药。

(2)培养基:血琼脂平板。

(3)应用:用于鉴别 A 群链球菌与其他链球菌。

8.奥普托欣(Optochin)试验

(1)原理:Optochin 可能是干扰肺炎链球菌的叶酸的生物合成,几乎所有的肺炎链球菌都对 Optochin 敏感,而其他链球菌则耐药。

(2)培养基:血琼脂平板。

(3)应用:用于肺炎链球菌与其他链球菌的鉴别。

9.O/129 抑菌试验

(1)原理:O/129 即二氨基二异丙基蝶啶,对弧菌属、邻单胞菌属细菌有抑制作用,而对气单胞菌则无抑制作用。

(2)培养基:碱性琼脂平板。

(3)应用:主要用于弧菌科的属间鉴别,弧菌属、邻单胞菌属细菌对 O/129 敏感,而气单胞菌属耐药。此外,发光杆菌属敏感,假单胞菌属耐药。

六、复合生化试验

1.克氏双糖铁或三糖铁琼脂培养基试验

(1)原理:双糖铁(或三糖铁)培养基是以酚红做指示剂,含有葡萄糖和乳糖(蔗糖),其中葡萄糖含量仅为乳糖(蔗糖)十分之一的固体培养基。能发酵乳糖(和蔗糖)或同时发酵葡萄糖的细菌产酸量较大,使 KIA(或 TSI)的斜面和底层均呈黄色;只能发酵葡萄糖,而不发酵乳糖(和蔗糖)的细菌,产酸量较少,在最初培养的 8～10 小时也可使深层和斜面均呈黄色,连续培养

18～24小时后,斜面部分的酸由于挥发、氧化和被细菌降解氨基酸所产生的胺类中和,斜面部分又恢复红色。底层由于处于缺氧状态,细菌分解氨基酸产生的酸一时不被氧化,依然呈黄色;如果发酵糖类产生气体,可在培养基中出现气泡或气体冲破琼脂的裂隙;有些细菌能分解培养基中的含硫氨基酸,产生的 H2S 在酸性条件下遇铅或铁离子形成硫化铅或硫化亚铁,在底层形成黑色的沉淀物。

（2）培养基:KIA 或 TSI 琼脂培养基。

（3）应用:主要用于肠杆菌科细菌的初步鉴定。

2.动力-靛基质-尿素酶(motility-indole-urease,MIU)试验

（1）原理:MIU 培养基是以酚红为指示剂的含色氨酸和尿素的半固体培养基。产生色氨酸酶的细菌降解色氨酸形成吲哚,加入吲哚试剂后,培养基上层变红;产生尿素酶的细菌能分解尿素产氨,使整个培养基变碱呈红色;有动力的细菌除沿穿刺线生长外,在穿刺线两侧也可见羽毛状或云雾状混浊生长。

（2）培养基:MIU 培养基。

（3）应用:常用于肠杆菌科细菌的鉴定。

第四节　细菌非培养检验技术

细菌学检验除了细菌的直接分离培养与鉴定外,对于培养时间长或难以培养的细菌以及细菌毒素、耐药基因等,还可以通过非培养检验技术进行直接检测,快速、准确地做出病原学诊断。

一、免疫学检验技术

利用免疫学技术进行感染性疾病的病原学诊断,可以用已知的特异性抗体检测标本中的微生物抗原成分,或者用已知的微生物抗原检测患者血清中相应的特异性抗体及其效价的动态变化。检测抗原、抗体的免疫技术很多,本节介绍几种主要的方法。

（一）抗原检测

1.凝集试验

感染早期血液、脑脊液等体液标本中可能存在细菌抗原成分,可以通过凝集反应进行检测,如脑膜炎奈瑟菌乳胶凝集试验,将脑膜炎奈瑟菌某些血清型的多价抗体吸附于聚苯乙烯颗粒上,检测患者血清或脑脊液标本中的抗原,阳性结果出现肉眼可见的乳胶颗粒凝集现象,有助于流行性脑脊髓膜炎快速诊断。

2.免疫荧光技术

免疫荧光技术(immunofluorescence assay,IFA)是利用抗原和抗体的特异性反应与荧光示踪技术相结合的显微镜检查手段。既保持了血清学反应的高特异性,又极大地提高了检测的敏感性,常用的方法有直接法和间接法。

直接法将荧光物质标记已知抗体,制成荧光抗体,以此来浸染固定在玻片上的未知细菌,若为相应细菌,则两者发生特异性结合,在荧光显微镜下出现荧光,借此鉴定细菌。间接法是以荧光物质标记抗免疫球蛋白抗体(抗 Ig 抗体),先将已知抗体与待检标本充分反应,如果标本中有相应细菌,则形成抗原-抗体复合物,其中的抗体与随后加入的荧光标记抗 Ig 抗体进一步结合,在荧光显微镜下观察。间接法敏感性高于直接法,常用于检测链球菌、脑膜炎奈瑟菌、致病性大肠埃希菌、痢疾志贺菌、伤寒沙门菌等。

3.酶联免疫吸附试验(enzyme linked immunosorbent assay,ELISA)

是临床细菌检验中应用较为广泛的免疫学技术,既可用于抗原、抗体检测,也可以检测细菌代谢产物,最小可测值为 ng 甚至 pg 水平。常用 ELISA 试验有间接法、双抗夹心法、竞争法和捕获法。ELISA 优点是价廉、快速简便、无须特殊设备,试剂多为商品化的试剂盒,比较稳定,可用机器判读结果,便于自动化和一次性检测入量标本。

除以上方法外,对流免疫电泳、免疫印迹试验、发光免疫技术等也用于临床标本中细菌的检验。

(二)抗体检测

病原体感染人体后可刺激机体免疫应答而产生特异性抗体,抗体产生量常随着病程延长而增多,因此可以用已知的微生物抗原成分检测患者血清中有无相应的抗体及其效价的动态变化,辅助诊断感染性疾病,以抗体效价明显高于正常人水平或患者恢复期抗体效价比急性期升高 4 倍以上才有意义。由于抗体主要存在于机体血清中,体外的抗原一抗体反应也称为血清学反应,如协助诊断肠热症的肥达试验以及协助诊断斑疹伤寒的外斐试验均为细菌感染的血清学诊断方法。

二、分子生物学检验技术

分子生物学技术的快速发展与完善,为微生物检验提供了一个新的途径,使诊断更加快速、简便和准确。

(一)核酸杂交技术

DNA 两条链之间依靠氢键将互补核苷酸连接起来,当 DNA 受热时,两条链之间的氢键打开,分解成两条核苷酸单链,此过程称为变性。在适当条件下,分开的两条单链又借碱基的互补性通过氢键恢复成双链,此过程称为复性。若来自两个不同个体的单链 DNA 相互结合成互补的 DNA 双链,这个过程则称为杂交。利用这一特性,将特定序列的 DNA 片段用酶、荧光物质或放射性核素标记作为探针,在一定条件下,探针与待测细菌中的 DNA 按碱基互补原则杂交,通过检测杂交信号鉴定标本中有无相应微生物的基因。该技术特异性强、敏感、简便、快速,已用于细菌毒素、耐药基因以及结核分枝杆菌、空肠弯曲菌、衣原体等检测。

(二)聚合酶链反应

聚合酶链反应(polymerase chain reaction,PCR)是一种模拟天然 DNA 复制过程的 DNA 体外扩增技术,又称无细胞分子克隆技术。应用这种技术可在数小时内将研究的基因或片段扩增百万倍,从微量的样品中获得足够的 DNA 供分析研究之用。PCR 技术敏感、简便、快速,特异性高,已成为细菌学研究的有力工具之一,只要选择合适的引物,所有细菌都可用 PCR 进行检测。但绝大多数细菌感染,通过细菌培养 3～4 天即可出具报告并明确药敏结果,此类病原体不推荐用 PCR 技术检测。对于目前传统培养方法需时长,敏感性太低,或者不能培养的病原体,适于应用 PCR 技术进行检测。如结核分枝杆菌培养需 2～5 周才出现可见菌落;麻风分枝杆菌迄今不能人工培养,麻风病的病原诊断依靠从组织活检中取材作抗酸染色镜检,阳性率很低;沙眼衣原体感染时常无特殊症状,而且常规培养颇为困难,不易得到及时诊治和预防控制。其他如军团菌、肺炎支原体、立克次体等,PCR 技术为此类病原体快速检测提供了新的手段。此外,PCR 技术在细菌的毒素基因如霍乱肠毒素、肠毒素型大肠埃希菌产生的 LT 和 ST 基因等、耐药基因检测及流行病学调查中也得到日益广泛的应用。

　　荧光定量 PCR 技术(Real-Time Fluorescent PCR Assay,RT-PCR)由 PCR 技术发展而来,克服了 PCR 技术易产生假阳性的不足,而且能准确定量。目前,RT-PCR 在血流感染致病菌检测方面不断研发新产品,有些试剂盒可在 6 小时内直接检测 25 种血流感染常见的致病菌和真菌,在 HBV、HCV、HIV 等病毒检测方面也有广泛应用,详见第三章病毒检验技术。

(三)生物芯片技术

　　生物芯片是近年来发展起来的一项新技术,通过微加工技术和微电子技术在固体芯片表面构建微型生物化学分析系统,可对基因、蛋白质、细胞及其他生物组分进行大信息量的检测分析。常用的生物芯片有基因芯片和蛋白质芯片。

　　1.基因芯片

　　基因芯片也称 DNA 微阵列(DNA microarray),是将已知的核酸片段按特定的排列方式固定在硅片、玻片或塑料片表面,制成核酸探针,利用碱基互补原理,使其与待测 DNA 样品进行杂交反应,从而获得需要的生物学信息。一张芯片上可集成有成千上万密集排列的分子微阵列,能够在短时间内分析大量的生物分子,快速准确地获取样品中的生物信息。检测病原菌的芯片技术对靶基因的选择有两种策略:一种是选择细菌的核糖体基因(如 16S rRNA),另一种是选择细菌的"特异基因"。基因芯片也可用于病原微生物耐药基因的表达谱检测、突变分析等。目前,应用于阳性血培养物的商品化基因芯片有的可在 1 小时左右检测包括 mecA、vanA、vanB、kpc 耐药基因及革兰氏阴性菌、革兰氏阳性菌和酵母菌在内的 27 种病原菌。芯片技术为临床感染疾病的实验诊断提供了一个快速、灵敏、准确、高通量的检测平台。

　　2.蛋白质芯片

　　蛋白质芯片(protein chips)是按特定排列方式,在经过特殊处理的硅片、玻片、塑料片等固相材料表面固定了许多蛋白质分子,这些蛋白质分子可以是抗原、抗体及配体等,可检测相应的抗体、抗原及蛋白质。

三、细菌毒素检验技术

(一)内毒素检验

　　内毒素是革兰氏阴性菌细胞壁的脂多糖,在菌体死亡裂解后释放出来,具有多种生物学效应,引起的败血症是导致患者死亡的主要原因。内毒素的测定,主要用于快速诊断病人是否发生革兰氏阴性细菌感染;检测注射用液和生物制品有无内毒素污染。

通常用鲎实验来检测内毒素,鲎是海洋中的大型节肢动物,其血液及淋巴液中有一种有核变形细胞,胞质内有 20～30 个致密大颗粒,内含凝固酶原及凝固蛋白原。当内毒素与鲎变形细胞溶解物(鲎试剂)接触时,可激活凝固酶原,继而使可溶性的凝固蛋白原变成凝胶状态的凝固蛋白,使鲎试剂变成凝胶状态,据此检测内毒素,特异性高,灵敏度可达 $0.005\sim0.0005\mu g$/ml,2 小时内可得出结论,有利于早期诊断和治疗。

(二)外毒素检验

外毒素的检验主要用于鉴定待检菌、区分产毒株与非产毒株。

1.体内毒力实验

细菌外毒素对机体的毒性作用可被相应抗毒素中和,若先给动物注射已知的抗毒素,然后再注射相应的外毒素,则动物不产生中毒症状,据此鉴定细菌是否产生与抗毒素相对应的外毒素。例如取两只小白鼠,一只腹腔注射破伤风抗毒素,30 分钟后于小白鼠后肢肌内注射破伤风外毒素;另一只直接于后肢肌内注射破伤风外毒素,仅注射外毒素的小白鼠表现出破伤风特征,而先注射抗毒素的小白鼠不出现症状。

2.体外毒力试验

外毒素抗原性强,可刺激机体产生相应的抗体。在体外用已知的外毒素抗体与待测外毒素(抗原)进行抗原·抗体反应,从而鉴定细菌是否产生该种毒素,如测定白喉毒素的 Elek 平板毒力测定。

除上述方法外,细菌的外毒素还可以用 ELISA 法测定,如葡萄球菌肠毒素、肠毒素型大肠埃希菌 LT 及 ST 等的测定。

四、降钙素原检验技术

降钙素原(procalcitonin,PCT)是降钙素的前肽,由 116 个氨基酸组成,分子量为 13kD,是 11 号染色体上降钙素Ⅰ基因(CALCI)的表达产物。在无感染状态下,甲状腺外的 CALCI 表达被抑制,主要局限于甲状腺和肺的神经内分泌细胞有一定程度的表达,因此正常人群血清 PCT 浓度极低(<0.1ng/ml),而细菌感染时可诱导全身各种组织细胞 CALCI 表达,导致 PCT 连续性释放,尤其是当严重感染时 PCT 水平大量升高,感染控制后血中 PCT 水平亦会随之下降,因此 PCT 可以作为细菌感染的标志物,在多种感染性疾病的早期快速诊断、病程监测、指导用药等方面发挥着重要作用。此外,在病毒感染时 PCT 始终不升高或轻度升高,PCT 也用以鉴别细菌性与病毒性感染。值得注意的是某些非感染因素如创伤、手术、急性呼吸窘迫综合征等也可导致 PCT 含量增加。

PCT 多采用免疫化学发光法进行定量检测,该方法采用胶体金免疫层析技术,胶体金标记的小鼠单克隆抗降钙素抗体和绵羊多克隆抗降钙素抗体与待检标本中的 PCT 结合,形成一个双抗体夹心的复合物,然后通过发光比色测定出 PCT 的浓度。该方法特异性强,无交叉反应,其检测最低限为 10ng/L,整个检测过程可以在 2 小时完成。还有一种半定量检测 PCT 的金标法,采用制备好的 PCT 检测卡,整个检测过程不超过 30 分钟,此法不依赖仪器,操作简便快速,适用于床旁检验。

五、动物实验

动物实验在微生物学诊断中主要用于病原菌的分离和鉴定、测定细菌的毒力、制备免疫血清以及建立致病菌的动物模型等。此外还可用动物血液、肌肉、脏器等配制细菌培养基,制备动物来源的细胞株。常用的动物有小鼠、大鼠、豚鼠、家兔和绵羊等。实验动物以体内微生物和寄生虫的控制程度可分为基础动物(conventional animal,CV)、清洁动物(clean animal,CL)、无特定病原体动物(specific pathogen free,SPF)和无菌动物(germ freeGF)、悉生动物(gnotobiotic animals,GB)四个等级。基础动物饲养在开放系统中,微生物控制上要求不携带人畜共患病和动物烈性传染病病原,主要用于教学中。清洁动物又称最低限度疾病动物(minimal disease animal),该动物种群均来自剖宫产,除不携带基础动物排除的病原外,还不能携带对动物危害大或干扰实验结果的病原,如小鼠鼠痘病毒。无特定病原体动物不携带任何对动物和人有危害及干扰实验的病原,是国际标准的实验动物,适用于科研及疫苗生产。无菌动物来自剖宫产或无菌卵的孵化,体内外不能检出任何微生物,主要用于某些特殊研究。悉生动物与无菌动物属于一个级别,是给无菌动物引入某些已知微生物,如植入正常肠道菌群,用于肠道菌群相关研究的动物模型。

选择动物主要考虑动物对测试菌感染的敏感性、遗传种系特征、动物体内或体表微生物群特点以及实验动物的体重、年龄、性别和数量等。动物接种途径主要有皮内注射、皮下注射、肌内注射、腹腔注射、静脉注射及脑内注射。接种后应观察动物的食欲、神态、局部变化,必要时测量血压、体重及血液学指标。动物采血方法主要有心脏采血,采血量大,操作熟练时反复采血不引起动物死亡,常用于家兔和豚鼠;绵羊一般采取颈静脉采血;小白鼠、大白鼠可以尾部采血,也可以摘取眼球取血;家兔少量采血可采取耳缘静脉和耳中央动脉。

第五节 细菌检验的自动化

近年来,随着物理、化学、分子生物学和计算机等领域先进技术的快速发展并向临床微生物学的渗透以及多学科的交叉互融,临床微生物检测逐渐向快速化、自动化方向发展,并且已经取得了许多突破性的进展,出现了许多自动化接种培养系统、自动化染色系统、微生物自动鉴定系统和药敏分析系统,以及全套的自动化系统。这些系统缩短了微生物检验的工作时间,提高了检验的阳性率和准确性,不仅在临床微生物检验中广泛应用,而且在微生物学的其他方面也被采用,是今后临床微生物学检验发展的方向和趋势。

本节将从微生物标本前处理系统及自动染色系统、自动血液培养系统、自动化细菌鉴定药敏系统、微生物医院内感染分析系统和微生物自动化检测系统的进展等五个方面进行介绍。

一、微生物标本前处理系统及自动染色系统

临床微生物标本接种质量的好坏是决定最终检测报告是否准确的基础。然而,微生物实

验室一直面临着传统的手工接种标准化难且耗费人力的难题。近年来,随着全自动微生物样本处理系统的出现,使得微生物实验室工作烦琐、自动化程度低和标本溯源性差等问题得到了不同程度的改善。

(一)微生物标本前处理系统

应用工业化设计,通过计算机控制、条形码识别、轨道和机械臂的操作,完成微生物标本的接收、接种和培养的自动化。这种系统可以实现接种操作标准化,使其重复性更好、可比性更高;使用一次性接种器、吸头或自动进行接种环灭菌,避免了交叉污染;减少接触潜在致病性标本的机会,提高了安全性;提高工作效率,可接种各种临床常见标本,如痰、尿、粪便、无菌体液和拭子等,并且能够同时处理多份样本和多种培养基;标本定量接种,可进行菌落计数,平板菌落分布均匀。

(二)自动染色系统

1.革兰氏染色仪

采用雾化喷嘴,对玻片上标本进行标准化染色,染色基本原理基于不同细胞壁对结晶紫的渗透性不同,将革兰氏阳性菌染成蓝紫色,将革兰氏阴性菌染成红色。性能特点:①全自动革兰氏染色系统采用雾化喷嘴,精确试剂用量,片间无交叉污染,高通量设计,几分钟内染色完成,每小时可处理百张涂片;②可根据涂片厚度、标本类型选择设定不同程度的脱色强度;③操作简单,设定程序完成后,涂片即干燥,可直接镜检;④全封闭系统,无须外接供水系统,减少接触潜在致病性标本的概率,提高安全性。

2.抗酸染色仪

使用浸泡染色法,对涂有标本玻片进行抗酸染色或荧光染色,主要采用冷染法。性能特点:①操作简单,染色过程标准化,具有预设程序并支持程序自定义功能;②染色效率高,可同时染色多张玻片;③工作人员无须接触染液,活性炭过滤器可中和染色剂蒸汽;④提供化学固定,避免交叉污染;⑤自动排弃废液。

二、自动血液培养系统

传统的手工血培养需每天观察培养瓶的变化并进行盲目转种,既费时、费力,阳性率又不高。20 世纪 70 年代以后,出现了许多半自动化和全自动化的血培养检测和分析系统,使检测变成快速简单的自动化操作,缩短了工作时间,提高了阳性检出率。

(一)以检测导电性和电压为基础的血培养系统

细菌在生长代谢过程中,可产生电子、质子和各种带电荷的原子团,可通过检测培养基的导电性或电压判断有无微生物生长。

(二)应用测压原理的血培养系统

部分细菌在生长繁殖过程中,会吸收或产生少量气体。例如,多数需氧菌在胰酶消化大豆肉汤中生长时,首先消耗培养瓶中的氧气,表现为吸收气体;厌氧菌生长时最初仅产生气体(主要为 CO_2),无吸收气体现象。因此,可利用培养瓶内压力的改变判断微生物的生长状况。

(三)采用光电原理检测的血培养系统

微生物在生长代谢过程中会产生 CO_2,引起培养基 pH 值及氧化还原电位改变,培养瓶中的某些代谢产物采用光电比色法检测,可以判断有无微生物生长。此法是目前国内外应用最广泛的自动血培养系统。

每个血培养瓶底部装置一个 CO_2 感受器,微生物在代谢过程中产生的 CO_2 与瓶底感受物质发生反应,产生的游离氢离子使感受器上的指示剂变色或被激发光源激发释放出特定波长的荧光,产生的光信号通过仪器内高灵敏的光电信号系统转化为电信号,由计算机分析判断有无微生物生长。

三、自动化细菌鉴定药敏系统

(一)自动微生物数码分类鉴定系统及自动化细菌药敏系统

无论是商品化的手工细菌/真菌鉴定系统还是自动微生物数码分类鉴定系统均采用微生物数值编码鉴定技术。给每种细菌的反应赋予一组数码,其阳性值按照"4、2、1 位置计数法"分别转换为 4、2、1 数,阴性值则为 0。每三个生化反应的加值,得到一个数字。15 个生化反应分为 5 组,从而得到 5 位数,此即为用于细菌鉴定的编码,再与已经建立的生化反应结果数据库对比,将数码转换成菌名,最终得到鉴定结果。自动药敏分析仪主要采用微量肉汤稀释法,通过自动化仪器进行判读。这些仪器自动化程度高,测试速度快:自动加样、定时扫描、自动分析、节省人力和减少误差等。快速荧光测试板最快 2~4 小时得到结果,绝大多数细菌 4~6 小时内得出结果,常规测试板的鉴定时间一般为 18 小时左右;功能范围大:鉴定细菌种类包括需氧菌、厌氧菌及真菌,总数可达 100~700 种不等,同时还可进行细菌的多种抗菌药物敏感性试验、最低抑菌浓度测定。测定卡的抗菌药物组合种类较多,便于临床选择应用;它们还具备质量控制与数据处理:使用一次性测试卡并设有内部质控系统,可避免由于洗刷不净而造成的人为误差,保证仪器的正常运转;可根据用户需要,自动完成对鉴定细菌及药敏结果的统计学报告。软件不断升级,检测能力和数据统计功能不断增强。

(二)质谱分析仪器

质谱分析仪器基于基质辅助激光解吸电离/飞行时间检测技术(Matrix-Assisted Laser-Desorption/ Ionization Time of Flight Mass Spectrometry,MALDI-TOF)而建立的细菌鉴定系统。其原理是:微生物电离后,带电样本通过电场进入飞行时间检测器,离子依质荷比不同而分离,最终可以在飞行管的末端检测到每个离子的丰度,形成指纹图谱,通过软件对这些指纹图谱进行处理并和数据库中各种已知微生物的标准指纹图谱进行比对,从而完成对微生物的鉴定。

四、微生物医院内感染分析系统

近年来,随着分子生物学理论和技术的发展,并向临床微生物检验的渗透和应用,使得细菌鉴定、耐药基因的检测、分子流行病学的调查变得更加准确和快速。各种细菌基因分型技术在判定医院内感染的暴发、寻找感染源以及识别一些特殊的致病菌等方面发挥着重要的作用,现介绍一种新型的同源性分析 DiversiLab 系统。

DiversiLab 系统是基于 Repetitive-sequence-based PCR(REP-PCR)原理的一种新的分型方法,利用细菌基因组中广泛分布的小的、高度保守且重复的寡核苷酸序列为引物扩增 DNA,并通过电泳条带比较分析,揭示基因组间的差异和判定细菌间的亲缘关系。可以在 4 小时内完成对样品的同源性自动化分析,可以得到树状图、凝胶图像、矩阵图等报告,已被广泛应用于鲍曼不动杆菌、金黄色葡萄球菌、铜绿假单胞菌、大肠埃希菌、分枝杆菌属、假丝酵母菌和曲霉菌等的分子流行病学研究。

五、微生物实验室信息化

临床微生物检验过程十分复杂,操作烦琐,检验周期长,在此过程中产生大量信息,信息内容与结构比较复杂,大多实验室都是手工记录,记录数据混乱且难以长期保存,查询困难,随着临床微生物检验自动化的发展,离不开实验室的信息化,即所谓的实验室信息系统(Laboratory Information Management System,LIS)。临床微生物 LIS 通过与微生物检验相关仪器连接,与医院信息系统(Hospital Infonuation Management System,HIS)一并实现临床微生物室的无纸化,将检验过程中从接收接种标本相关信息、分纯鉴定菌落形态的描述再到药敏试验结果所产生的大量数据实现信息化,便于在线让临床医师随时查阅微生物检验状态,同时可导入 WHONET 软件,用于上报国家细菌耐药监测网,也便于进行细菌菌谱分布趋势及耐药率统计,供临床医师使用抗生素时参考。

六、微生物自动化检测系统的进展

临床检验很多专业都已实现全自动化即所谓流水线,临床微生物检验随着这几年的发展已经有全自动的分析仪器上市,自动化、机械化的操作流程能实现样本处理、接种、细菌培养以及细菌鉴定与药敏的标准化。最大限度地减少人为误差,以标准的实验流程提高检验质量,从而给临床提供准确可靠的检验报告。用机械替代人力劳动,减轻工作强度及压力造成的伤害,解放人力资源。从而将微生物室的工作重心转移到积极与临床沟通,帮助解决临床医师在判读微生物检验和药敏结果报告单时的困难。

第二章　真菌检验基本技术

第一节　真菌的形态学检查

真菌的检验方法包括标本直接镜检、染色镜检、分离培养、生化反应及免疫学试验等。其中以标本直接镜检和分离培养最为重要，其形态学检查主要是直接镜检和染色镜检。

一、直接镜检

直接镜检就是从人（或动物）体内采取标本，制片，不需染色处理，置于显微镜下直接观察。直接镜检对真菌病的诊断较细菌更为重要。镜检若发现有真菌菌丝或孢子存在时可初步判定为真菌感染。但此方法大多不能确定真菌种类。如直接镜检阴性，也不可轻易否定真菌感染的可能性，有时需反复检查或做其他方法检查才可确诊。具体操作如下：

1.标本制备

将少量标本置于载玻片上，加一滴标本处理液，覆盖盖玻片，如为毛发或皮屑等标本，可稍加温，但勿煮沸，压紧盖玻片，驱除气泡并吸去周围溢液后镜检。也可以用透明胶带直接贴于取材部位，数分钟后揭下，充分展平后直接贴置于加有标本处理液的载玻片上。在制片时根据不同的标本，滴加不同的标本处理液，以便使真菌菌丝和孢子结构更加清晰地显示出来。常用的标本处理液有：

（1）KOH 溶液：由于 KOH 溶液可促进角质蛋白的溶解，所以本液适于致密、不透明标本的检查，如毛发、指甲及鳞屑等。根据标本的质地不同，可选用不同的浓度，如皮屑可用 10%，毛发可用 20%，必要时可在 10% 的 KOH 溶液中加入终浓度为 40% 的二甲基亚砜，以进一步促进角质的溶解。若标本需较长时间保存，可在 10% 的 KOH 溶液中加入 10% 甘油，使一般标本保存数周至数月。

（2）生理盐水：若观察真菌的出芽现象，可用生理盐水代替 KOH 溶液。将标本置于载玻片上，加生理盐水和盖玻片，在盖玻片四周用凡士林封固，防止水分蒸发，35℃ 培养 3～4 小时后观察出芽现象。此外，脓汁、尿及粪便等标本，可滴加少量生理盐水后直接镜检。

（3）水合氯醛，苯酚，乳酸封固液：将水合氯醛 20g，纯苯酚 10g，纯乳酸 10ml，混合后加温溶解即可。此液消化力较强，只限于不透明标本的检查。

2.显微镜检查

先用低倍镜（在弱光下）观察有无菌丝或孢子，再用高倍镜检查其特征。显微镜下可观察到真菌的菌丝和孢子。由于真菌的折光性比细菌强，故在较暗的光线下能加以区别。因此观察时注意收缩光圈,降低光线亮度,保持在暗视野下进行。

二、染色镜检

有些真菌标本需做染色后观察,标本经染色后检查可以更清楚地观察到真菌的形态和结构,还可提高阳性检出率。根据菌种和检验要求的不同而选用不同的染色方法。常用的真菌染色法如下:

1.革兰氏染色

各种真菌均为革兰氏阳性,为深紫色。常用于酵母菌、假丝酵母菌、孢子丝菌及组织胞质菌等染色。

2.乳酸酚棉蓝染色

该法适用于各种真菌的直接检查、培养物涂片检查及小培养标本保存等。染色时,取标本少许置洁净载玻片上,滴加染液,加上盖玻片后镜检,真菌被染成蓝色。此片如需保存,盖玻片周围用特种胶封固。

3.墨汁染色

用于检查有荚膜的真菌,如新生隐球菌(Cryptococcus neoformans)。先将优质墨汁(如印度墨汁,无颗粒或杂质)滴于载玻片上,再滴上待检标本,二者混合,加盖玻片镜检。采用墨汁染色后,背景染成黑色,菌体不着色.在黑色背景下可镜检到透亮菌体和宽厚荚膜,又称墨汁负染色。

4.荧光染色

荧光染色通常有三种染色方法:直接涂片染色、培养物涂片染色及组织切片染色。常用的染色液是:0.1%吖啶橙溶液,20% KOH 溶液,将适量吖啶橙溶液缓慢滴于 KOH 溶液中,临用时配制。

(1)直接涂片染色法:将标本(皮屑、甲屑及毛发等)置于载玻片上,滴加少量 0.1%吖啶橙与 20% KOH 溶液,盖上盖玻片,亦可轻微加温,置荧光显微镜下观察荧光反应。阳性表示有真菌存在,但不能确定菌种。

(2)培养物涂片染色法:①丝状菌落:取少量标本置载玻片上,滴 0.1%吖啶橙溶液少许,加上盖玻片,置荧光显微镜下观察;②酵母型菌落:在试管内加 2ml 0.1%或 0.01%吖啶橙溶液,与酵母菌混合 2~5 分钟,离心沉淀,弃去上清。加入生理盐水 5ml,混匀后再离心沉淀,弃去上清液。最后用 2ml 生理盐水将沉淀稀释成悬液,滴少许在玻片上,加盖玻片,置荧光显微镜下观察。

(3)组织切片染色法:先用铁苏木紫染色 5 分钟,使背景呈黑色;水洗 5 分钟后用 0.1%吖啶橙染色 2 分钟,水洗后用 95%酒精脱水 1 分钟,再用纯酒精脱水 2 次,每次 3 分钟;最后用二甲苯清洗 2 次后,用无荧光物质封片,镜检。结果见表 2-1。

表 2-1　常见深部真菌的荧光反应

菌种名称	荧光反应
白假丝酵母菌	黄绿色
新生隐球菌	红色
组织胞质菌	红黄色
曲菌	绿色
皮炎芽生菌	黄绿色

5.糖原染色

又称过碘酸 Schiff 染色(简称 PAS 或 PASH)。真菌细胞壁由纤维素和几丁质组成,含有多糖。过碘酸使糖氧化成醛,再与品红-亚硫酸结合,成为红色,故菌体均染成红色。组织内的糖原成分亦应染成红色,但是由于组织内的糖原经淀粉酶消化后已消失,因此不能被染成红色,此点作为两者的鉴别。该法为真菌染色最常用的方法之一,可用于标本直接涂片及组织病理切片染色检查。采用糖原染色后,真菌及组织内的多糖成分均为红色,核为蓝色,背景为淡绿色。

此外,还有瑞氏染色法,常用于组织或骨髓标本中组织胞质菌和马尔尼菲青霉菌等真菌的检查。嗜银染色法(GMS 法),其基本原理与 PAS 染色法相同,本法用铬酸代替过碘酸,真菌被染呈黑色或黑褐色,菌丝内部为灰紫色,糖原、黏蛋白为淡红色。黏蛋白-卡红(MCS)染色法,用于新生隐球菌的鉴别,隐球菌细胞壁和荚膜染成红色,细胞核黑色,背景黄色;孢子丝菌和鼻孢子菌的胞壁被染成红色。

第二节　真菌的培养与鉴定技术

一、分离培养

绝大多数真菌均可进行人工培养,为真菌的鉴定及临床确定真菌感染提供了重要依据。

(一)基本条件

1.常用工具

除常用的平皿、试管及培养箱外,还需制作接种针、接种环和接种钩。

2.培养基

真菌的营养要求不高,在一般细菌培养基上即可生长。最适 pH 值 4.0～6.0。在不同的培养基上真菌菌落形态变化很大,一般以在沙保弱培养基(Sabouraud medium)上的生长现象来描述真菌菌落的形态。

通常根据真菌对营养要求的差异及培养目的不同而选择不同的培养基。最常用的培养基见表 2-2。

表 2-2　常用真菌培养基及用途

培养基名称	培养基用途
沙保弱培养基	真菌的常规培养
放线菌酮-氯霉素琼脂	真菌的常规培养
玉米粉聚山梨脂-80 琼脂	观察白假丝酵母菌的厚膜孢子
马铃薯葡萄糖琼脂	观察真菌菌落色素,用于鉴别
尿素琼脂	用生化反应鉴别真菌(红色癣菌和石膏样癣菌)
心脑浸液葡萄糖血琼脂	深部真菌培养

(二)培养方法

真菌培养方法有多种,根据需要选用合适的方法。

1.试管培养法

是实验室中最常用的一种方法,一般用于菌种传代接种与保存。在大管径试管中装入培养基,制成斜面,将标本接种其中。此法使用方便、不易污染,但展示面积不够,不能完全显示菌落的全部。

2.大培养法

用培养皿或大型培养瓶装入培养基,接种标本。培养后菌落较大,易于观察。该法容易污染,对球孢子菌、组织胞质菌等传染性强的真菌培养不适合。

3.小培养法

又称微量培养法,是观察真菌结构及生长发育的有效方法。小培养方法多种多样,主要如下:

(1)玻片培养:①取无菌"V"形玻璃棒放入无菌平皿内。②取无菌载玻片放在玻璃棒上。③制备 $1cm^2$ 马铃薯葡萄糖琼脂(PDA)于载玻片上。④于琼脂块的每一侧用接种针接种待检菌。⑤取烧灼后的盖玻片盖在琼脂块上。平皿内放少许无菌蒸馏水,加盖,于 25～28℃培养(白假丝酵母菌培养 24～48 小时,而皮肤癣真菌培养 1～7 天)。⑥培养后,弃琼脂块于消毒液中,滴加乳酸酚棉蓝染液(LPCB)于载玻片上,再将取下的盖玻片置于载玻片上染色镜检。

(2)小型盖片直接培养法:按常规方法接种标本在试管或平板中。取无菌 11mm×11mm大小的盖玻片,加盖 1 层薄培养基。将此盖玻片有培养基的面朝向接种处插入琼脂,在适当环境培养后,肉眼可见有菌生长时取出盖玻片,有菌面朝下直接覆盖在加有封固液的载玻片上,显微镜下观察。

(3)琼脂方块培养法:在无菌平皿中放入无菌的 U 型或 V 型玻璃棒(或其他支持物),加适量无菌水或含水棉球。取 1 片无菌载玻片放于玻璃棒上,从平板培养基上取 4～5mm 厚、8mm×8mm 大小的琼脂块置于载玻片上。在琼脂块的四周接种标本,然后加盖无菌盖玻片。在适宜环境中培养,肉眼发现有菌生长时提起盖玻片,移去琼脂块,将盖玻片直接放在载玻片上,显微镜观察。

(三)生长现象

真菌生长后主要观察菌落的以下方面:

1.生长速度

菌落在7～10天内出现者,为快速生长;3周只有少许生长者为慢速生长。菌落生长的快慢与菌种、培养条件有关。

2.菌落大小

以"mm"或"cm"记录菌落直径。菌落大小与菌种、生长速度、培养环境及培养时间长短有关。

3.表面形态

菌落表面可为平滑、凸起或凹陷、皱褶等,有的菌落表面可出现沟纹,如脑回状、放射状或同心圆状。

4.菌落性质

可分为酵母型、酵母样型和丝状菌落。酵母型菌落外观光滑、质地柔软、呈乳酪样,与细菌菌落相似,如隐球菌。酵母样型菌落与酵母型菌落相似,但形成假菌丝,伸入培养基中,如假丝酵母菌。丝状菌落是多细胞真菌的菌落形态,呈棉絮状、绒毛状或粉末状。根据菌种、菌落形态可鉴别菌落的性质。

5.菌落颜色

随菌种不同可表现不同的菌落颜色。丝状菌落的表面和底层颜色不同。

6.菌落边缘

有些菌种整齐如刀切,有些呈羽毛状,随菌种不同而异。

7.菌落底部

有些菌落会陷入琼脂中,有时培养基甚至开裂。

二、鉴定试验

真菌的鉴定可采用以下试验进行:

1.毛发穿孔试验

某些皮肤癣菌通过特殊的菌丝附属器—穿孔器官而使毛发穿孔,而另一些菌种不见此穿孔器官,借此鉴别某些菌种。穿孔试验阳性可使毛发有裂口或凹陷。试验阴性,不能使毛发穿孔。例如石膏样小孢子菌穿孔试验阳性,红色毛癣菌穿孔试验阴性。

2.明胶液化试验

某些真菌具有明胶酶,可将明胶蛋白分解成小分子物质而导致其在低温下也不能凝固。主要用于鉴别着色真菌、链丝菌、放线菌及诺卡菌等。

3.芽管形成试验

白假丝酵母菌在动物血清中孢子伸长,能形成芽管,但并非所有的假丝酵母菌都能形成芽管,借此鉴定酵母样真菌。试验要设阳性(白假丝酵母菌)和阴性对照(热带假丝酵母菌),并注意控制培养时间。

4.厚膜孢子形成试验

玉米琼脂加 Tween-80 可以降低培养基表面张力,很适宜酵母样真菌的菌丝和芽生孢子的生长,白假丝酵母菌在此培养基上能产生厚膜孢子,借此可鉴定白假丝酵母菌。显微镜下看到假菌丝中隔部伴有成簇的圆形分生孢子,绝大部分菌株在菌丝顶端有 1 个或 2 个厚膜孢子。

5.酚氧化酶试验

酚氧化酶能催化单酚羟基化为二酚,进一步将其氧化成醌,而醌在非酶促条件下自然氧化生成黑色素。此酶为新生隐球菌所特有,常用于新生隐球菌的鉴定,用已知新生隐球菌和浅白隐球菌分别做阳性和阴性对照。

6.脲酶试验

某些真菌如石膏样癣菌、狗小孢子菌、新生隐球菌产生脲酶,可分解尿素产生大量的氨,氨可使培养基的 pH 值升高,从而使酚红指示剂呈红色。

7.糖同化或发酵试验糖

同化试验是检测真菌对糖类中碳源利用能力的一种极有价值的试验。其原理是某些真菌在不含碳源而仅含氮源的合成固体培养基上不生长。当培养基中加入该菌能利用的碳水化合物时,则该菌生长。一般对双糖类发酵的真菌,都能同化或利用糖类或碳源,主要用于鉴定酵母菌。

糖发酵试验是检测真菌最常用的生化试验,利用真菌对各种糖类、醇类及醇苷类的发酵能力,借以鉴定菌种。

此外真菌的鉴定试验还包括:牛乳分解试验,真菌对牛乳中的乳糖和酪蛋白有分解作用,可产生酸化、凝固、胨化、碱化等反应;氮源同化试验,原理同碳源同化试验,但需改用无氮源培养基,不加糖类而加硝酸钾,观察对硝酸钾的利用情况,用于酵母菌的鉴定;TZC 试验,在葡萄糖蛋白胨琼脂内加入 0.05g/L 氯化三苯基四氮唑,白假丝酵母菌在此培养基上培养后不变色,其他假丝酵母菌培养后变为红色、深红色或紫色;另外,目前临床还常用商品化的显色培养基,快速鉴定白假丝酵母菌和其他假丝酵母菌。

三、药物敏感试验

真菌感染病例越来越多。抗真菌药物可有多种选择,而致病性真菌容易出现耐药,抗真菌药物敏感试验显得日趋重要,并成为指导临床医师用药的重要手段之一。

(一)临床常用抗真菌药物
抗真菌药物可按以下方法分类。

1.根据化学结构分类

①多烯类抗生素,如两性霉素 B、制霉菌素、曲古霉素等;②吡咯类,包括酮康唑、伊曲康唑、氟康唑、伏立康唑、克霉唑、益康唑等;③其他类,如氟胞嘧啶。

2.根据作用机制分类

①作用于真菌细胞膜,如两性霉素 B、制霉菌素、氟康唑、伊曲康唑、伏立康唑、酮康唑及克霉唑等;②作用于真菌细胞壁,如尼可霉素 Z,卡泊芬净及普拉米星等;③作用于真菌核酸干扰

真菌 DNA 合成,如 5-氟胞嘧啶(5-FC)等;④其他:大蒜新素及冰醋酸等。

(二)抗真菌药物敏感试验方法

抗真菌药物敏感试验的设计和操作如同抗细菌药物敏感试验,目的为:①提供两种以上有相当活性的、敏感的抗真菌药物;②检测体内药物活性,预测治疗效果;③监控耐药性菌株的发生;④预期抗真菌药物的治疗效能和抗真菌药物新药研发。

目前,国内外广泛认可的抗真菌药物敏感试验标准化方法是美国临床实验室标准化协会(Clinical and Laboratory Standards Institute,CLSI)发布的最新方法。其推荐的抗真菌药物敏感试验方法主要有稀释法、纸片扩散法。

1.稀释法

稀释法为定量试验,可以观察到能抑制真菌生长的最低药物浓度,即最小抑菌浓度(minimum inhibitory concentration,MIC)。按照国家临床实验室标准化委员会标准,抗真菌药物敏感试验主要推荐肉汤稀释法,包括常量稀释法和微量稀释法。检测的真菌主要包括酵母菌和丝状菌,前者感染率高于后者,下面介绍抗酵母菌的药物敏感试验。

(1)实验前准备。

1)培养基:含谷氨酰胺和 pH 值指示剂,不含碳酸氢钠的 RPMI 1640 为试验用培养基。用 5-FC 或吡咯类(azoles)对白色念珠菌或某些丝状菌药敏试验时用丙磺酸吗啉缓冲液(morpholinopropanesulfonic acid,MOPS)调整 pH 值至 7.0。

2)药物原液配制:抗真菌药物来自制药厂,不能使用临床应用的静脉注射剂或口服片剂。药物原液浓度 10 倍于最高试验浓度,5-FC 粉剂、氟康唑等水溶性抗真菌药物用蒸馏水配制;多烯类等非水溶性药物用二甲基亚砜配制。配制时实际称量须根据各种药物生物活性加以校正。配制药物的原液应小量分装置于-60℃贮存,开启后需当天使用。使用质量参考株以保证药物效能。

3)接种菌液制备检测:待检菌接种于沙保弱培养基35℃培养 24 小时(假丝酵母菌)或 48 小时(新生隐球菌),至少传代两次,以保证纯种,挑取 5 个直径 1mm 菌落置于 5ml 生理盐水中,混匀在 530nm 波长分光光度计调整浓度相同于 0.5 麦氏比浊管透光度,为$(1\sim5)\times10^6$CFU/ml,再以 RPMI 1640 培养基稀释成 1:2000,即$(0.5\sim2.5)\times10^3$CFU/ml。

4)药液稀释:非水溶性抗真菌药物用 100% 非水溶性溶剂对倍稀释药物,浓度范围为原液浓度至实验终浓度的 100 倍(两性霉素,酮康唑等为 $1600\sim3\mu g/ml$),然后再以 RPMI 1640 培养基作 10 倍稀释(即 $160\sim0.3\mu g/ml$)作为试验时用量。水溶性抗真菌药物(5-FC 和氟康唑)直接用 RPMI 1640 培养基做对倍稀释,浓度范围为原液至 10 倍于试验最后浓度($640\sim1.2\mu g/ml$)。

(2)常用方法。

1)常量稀释法:将上述配制的系列稀释药液,每管(带螺帽)加入 0.1ml,再加入 0.9ml 含菌培养液,最终药物浓度为 $16\sim0.03\mu g/ml$(两性霉素 B、酮康唑)和 $64\sim0.12\mu g/ml$(5-FG 和氟康唑),细菌生长对照为 0.9ml 含菌培养液+0.1ml 无药培养液,同时无菌、无药的培养基作阴性对照。35℃培养 46~50 小时(假丝酵母菌)或 70~74 小时(新生隐球菌)观察结果。

2)微量稀释法:将 4 种制备的试验用药用 RPMI 1640 培养基稀释成 32~0.06μg/ml(两性霉素 B、酮康唑)和 128~0.24μg/ml(5-Fc 和氟康唑),于 96 孔微量板中加入 0.1ml;再加入稀释 1000 倍终浓度为(1~5)×10³CFU/ml 的菌液 0.1ml;同时设置对照。35℃培养,以细菌生长对照出现生长时间为判断结果时间。

(3)结果判断:观察各管(孔)生长情况。两性霉素 B 的 MIC 为抑制测试菌肉眼可见生长的最低药物浓度。5-FC 和吡咯类通常采用 80%MIC 判断标准。酵母菌试验结果解释见表 2-3。

(4)质量控制:采用标准菌株作为每次测定质控菌株,其 MIC 应落在预期值范围内,见表 2-4。

2.纸片扩散法

真菌稀释法药物敏感试验相对费时费力,难以在临床实验室广泛开展。因此,CLSI 推出了纸片扩散法药敏试验。纸片扩散法为定性试验,可以将受试菌对药物的敏感性分为敏感、中度敏感及耐药,具体操作方法同抗细菌药物敏感试验纸片扩散法相似(详见第四章细菌耐药性检测)。目前应用于临床的包括酵母菌纸片扩散法和非皮肤来源丝状真菌纸片扩散法。纸片扩散法具有方便、经济和快速的优点,适合在临床微生物实验室广泛开展。就结果准确性而言,酵母菌优于丝状真菌。由于丝状真菌纸片扩散法结果和标准 MIC 检测结果变异较大,因此有待进一步优化。

表 2-3 假丝酵母菌体外敏感性试验结果解释标准

抗真菌药物	MIC(μg/ml)			
	敏感(S)	剂量依赖敏感(S-DD)	中介(I)	耐药(R)
氟康唑[a,b]	≤8	16~32	-	≥64
伊曲康唑[a]	≤0.125	0.25~0.5	-	≥1
氟胞嘧啶[a]	≤4	-	8~16	≥32
两性霉素 B[c]	≤1	-	2	>4
酮康唑[c]	≤0.125	0.25~0.5	-	≥1
伏立康唑[c]	≤1	-	-	-

注:a:为 CLSI 推荐标准;b:氟康唑解释标准不适用于克柔假丝酵母菌;c:为厂家标准

表 2-4 常用稀释法质控菌株 MIC 预期值范围(μg/ml)

菌种	多黏霉素 B	氟康唑	伊曲康唑	酮康唑	5-氟胞嘧啶
近平滑假丝酵母菌 ATCC 22019	0.12~1.0	2.0~8.0	0.06~0.25	0.06~0.25	0.12~0.5
克柔假丝酵母菌 ATCC 6258	0.5~2.0	16~64	0.12~0.5	0.12~0.5	4.0~16

第三节 其他非培养检验技术

真菌的非培养检验技术主要有免疫学试验、分子生物学试验等,在此介绍免疫学检验技术、分子生物学检验技术及临床检测真菌感染常用的 G 试验和 GM 试验。

一、免疫学检验技术

真菌感染的诊断,主要取决于病原学诊断,但在某些情况下不能获得病原学证据,如急性组织胞质菌病、曲霉型支气管炎等,需要依靠免疫学手段进行辅助诊断。与其他微生物相比,真菌产生抗体的速度慢、滴度低,易引起严重变态反应。

1.皮肤试验

提取真菌抗原,进行皮内注射或斑贴试验,观察注射或试验部位有无红肿硬结出现。

2.血清学测定

用胶乳凝集试验、酶联免疫试验、补体结合试验、荧光抗体试验及放射免疫试验测定血清中相应抗体的水平。

二、分子生物学检验技术

应用分子生物学技术检测组织标本中真菌的方法有 DNA 探针杂交、PCR 及脉冲场凝胶电泳分析(PFGE)等,这些诊断技术正在不断研究和改进。目前序列分析最常选用的目的片段是 rDNA 复合体,由于 18SrDNA 和 28SrDNA 序列相对保守,故多用于设计真菌通用引物,而 ITS1 和 ITS2 则多用于设计种特异性引物。目前应用于临床检测的目的片段有 18SrRNA、ITS、P450、5SrRNA、gp43 和 26SITS 等。

针对白假丝酵母菌、热带假丝酵母菌 rRNA 特异区段的探针用不同荧光物标记,在玻片上杂交后可在荧光显微镜下直接观察区别判定。

三、G 试验和 GM 试验

G 试验和 GM 试验是目前临床常用的早期诊断侵袭性真菌感染的方法。

1.G 试验

G 试验检测的是真菌的细胞壁成分(1,3)-β-D-葡聚糖。人体的吞噬细胞吞噬真菌后,能持续释放该物质,使血液及体液中含量增高。该试验可早期诊断多种临床常见的侵袭性真菌感染疾病(侵袭性念珠菌病、侵袭性曲霉菌病及肺孢子菌肺炎等),但不能用于检测隐球菌和接合菌感染。

2.GM 试验

GM 试验检测的是半乳甘露聚糖(galactomannan,GM)。半乳甘露聚糖是广泛存在于曲霉菌细胞壁的一种多糖,细胞壁表面菌丝生长时,半乳甘露聚糖从薄弱的菌丝顶端释放,是最早释放的抗原。该试验能够作为侵袭性曲霉菌感染的早期依据,是目前国际公认的曲霉菌诊断方法。

第三章　病毒检验基本技术

第一节　病毒的形态学检查

一、显微镜技术

由于病毒体积微小，一般介于 20～250nm 之间，因此，除大型病毒（200～300nm），如痘病毒在光学显微镜下勉强可见外，多数病毒需借助电子显微镜才能观察到。光学显微镜一般用于观察有些病毒在宿主细胞增殖后于细胞核内或细胞质内出现的包涵体（inclusionbody），对病毒感染的诊断有一定价值。

包涵体的观察需要进行细胞染色。常用的染色液有吉姆萨和苏木精.伊红两种。一般是在细胞质中复制、装配的病毒（常见 RNA 病毒）产生质内包涵体，在细胞核中复制、装配的病毒（常见 DNA 病毒）产生核内包涵体。

(一)胞质内包涵体

狂犬病毒（rabies virus）、呼吸道合胞病毒（respiratory syncytial virus，RSV）感染后，包涵体常出现在细胞质内。①狂犬病毒在易感的动物体内增殖，可取大脑组织海马回部位作病理切片，经吉姆萨或 HE 染色后，在胞质内可见典型的椭圆形或圆形，边缘清晰的嗜酸性包涵体，又称内基小体（Negri body），在诊断上具有意义；②RSV 的包涵体为轻度嗜酸性，可见于常规的细胞培养中，一般临床标本也可见。

(二)胞核内包涵体

巨细胞病毒（cytomegalovirus，CMV）、单纯疱疹病毒（herpes simplex virus，HSV）、水痘-带状疱疹病毒（varicella-zoster virus，VZV）和腺病毒（adenovirus）等可产生核内包涵体。① CMV 感染的宿主细胞其细胞核周围绕有一轮（晕）的大型嗜酸性包涵体，被此病毒感染的先天性患儿，约 50%尿沉渣中可检出明显的核内包涵体的巨细胞，同样巨细胞病毒也可出现在泪液、唾液、乳汁中的细胞内；②HSV、VZV 感染细胞后在细胞核内均可出现嗜酸性包涵体和巨核细胞，两者之间难以借助包涵体鉴别；③腺病毒感染后在细胞核内形成嗜酸性包涵体，在早期感染后包涵体呈嗜酸性，逐渐成熟后变成嗜碱性，并充填于核内。

(三)胞质内和胞核内包涵体

麻疹病毒感染细胞后既可在胞质内又可在胞核内形成包涵体。在感染的前驱期，遍及全身淋巴组织内出现多达 100 个核的多核巨大细胞,在这些细胞中包含体少见,但在黏膜上皮细胞,如呼吸道黏膜上皮细胞,受感染的细胞大多有包涵体。

二、电镜技术

电镜技术用于病毒性疾病的快速诊断,是现行的诊断疾病的重要方法之一。此外,电镜技术也是发现鉴定新的病毒以及研究病毒引起的组织和细胞病理变化等不可缺少的重要手段。电镜技术检查可分为以下两种:

(一)电镜直接检查

含有高浓度病毒颗粒(≥107 颗粒/ml)的样品,可直接在电镜下观察病毒颗粒大小、形态结构,以及在组织细胞中的位置。若要获取病毒形态学特征的准确信息,除了电镜本身的分辨率外,电镜观察的标本制作技术十分关键。

1.负染色技术

由 Horne 和 Wildy 于 1959 年提出,是以重金属盐染液中的金属(钾或钠)原子作为电子染料,浸染病毒悬液标本,将密度较低的含病毒标本包绕而形成明显的图像反差,电子光束能通过低密度的病毒颗粒而不能通过金属背景,即背景发暗,而病毒颗粒发亮,从而凸显病毒的大小、形态和结构,故称为负染色技术。在病毒学检验和研究中,常用磷钨酸盐负染色技术。

负染色技术具有高度反差、分辨力高、操作简便、不要求高纯度的标本制备等优点,染色本身也不改变标本的生物活性,不因染色而造成标本变形,只需将标本粗提浓缩后直接滴到有膜铜网上,滴上染液,干后即可进行电镜观察。但本方法要求标本中病毒含量较高(≥107 颗粒/ml),而且病毒需要游离于组织液或细胞液中,被检的病毒最好有自身的形态特征,适用于腺病毒、轮状病毒、HAV、HBV、HSV 和 CMV 等检查。

2.超薄切片电镜技术

超薄切片要求切下的组织非常薄,厚度在 10～100nm。如一个组织细胞经超薄切片可切成几十片甚至上百片,然后用电镜进行观察。超薄切片和一般病理切片的制作基本相似,即标本经过固定(锇酸或戊二醛固定),包埋,切片和染色(铀或铅复染)等一系列操作程序,但与一般病理切片相比,其操作要求更加严格。

超薄切片电镜技术可观察到组织细胞的超微结构和细胞中病毒颗粒及病毒在细胞内的生物合成和装配过程,还可观察到病毒的形态大小,排列特点以及由于病毒的作用引起细胞的超微病理变化,对分离的病毒鉴定有很大帮助。但该技术需具有特殊技能人员操作,而且制作周期较长,操作复杂,限制了其临床应用。

(二)免疫电镜

病毒是极微小的个体,直接电镜观察时如果标本中病毒浓度较低,病毒颗粒形态特点则较难确切辨认。为了提高辨认的准确性,可用免疫电镜技术(immunolectromicroscope,IEM)进行观察,即将病毒与特异性抗体结合,在电镜下即可清晰观察凝聚的病毒颗粒,从而提高病毒的检出率和特异性。利用本技术发现和鉴定了许多病毒,如 HAV、轮状病毒、脊髓灰质炎病毒以及乙型肝炎患者血清中的 HBsAg 等。

1.抗原抗体作用的直接电镜观察

此方法简单,将病毒标本制成悬液,加入特异性抗体混匀,使标本中病毒颗粒凝集成团,再用电镜观察,可提高病毒检出率,比电镜直接检查法更特异、更敏感。如在脊髓灰质炎病毒的检查中,比直接电镜检查敏感100倍。但所用抗体效价必须高,抗原抗体比例要适合,标本中病毒颗粒需达到一定数量。

2.酶标记或胶体金标记免疫电镜技术

酶标记是以酶为抗原抗体反应的标记物,与相应底物作用后形成不溶性产物,在电镜下形成电子散射力极强的终末产物。常用于免疫电镜标记的酶有:辣根过氧化物酶和碱性磷酸酶。胶体金标记是以胶体金作为抗原抗体示踪物,当胶体金的直径为0.8nm或1.0nm时,其穿透组织细胞能力增强而不影响观察结果。超小的胶体金经银增强系统处理后,分辨效果更佳,目前已被广泛应用于各种电镜检查。

第二节　病毒的培养与鉴定技术

病毒的分离培养是病毒病原学诊断的金标准,但方法复杂,要求严格且需时间较长,适用于病毒的实验室研究或流行病学调查。一般在下述情况进行病毒的分离培养与鉴定:①需对疾病进行病原学的鉴别诊断;②发现新的病毒性疾病或再发性病毒性疾病;③病程长且诊断困难的病人疑似病毒感染时,病毒的分离培养对诊治疾病有指导性意义;④监测病毒减毒活疫苗效果(如及时发现回复毒力的变异株等);⑤病毒性疾病的流行病学调查;⑥病毒生物学特性的研究。

一、病毒的培养

病毒是严格细胞内寄生的微生物,必须以活细胞进行培养,故应根据病毒种类选择相应的细胞、鸡胚或敏感动物进行病毒的培养与鉴定。在做烈性病毒性传染病标本培养时,必须在生物安全实验室内,严格遵循无菌操作和生物安全防护原则。

(一)细胞培养

病毒与细胞间关系有严格的选择性,有的病毒可在多种细胞中增殖,有的细胞适用于多种病毒增殖,这取决于细胞对病毒的敏感性。

用于培养病毒的细胞有原代细胞、二倍体细胞和传代细胞系(表3-1),由于其不同特性,往往应用于不同目的。

1.原代细胞培养

新鲜的组织或器官,在胰蛋白酶作用下先制成单个细胞悬液,在充足的营养条件下,经37℃数天培养后形成的单层细胞层,称原代细胞培养。原代细胞较好保有原有组织特性,对病毒最为敏感,常用于直接从标本中分离病毒,如原代猴肾细胞是培养正黏病毒、副黏病毒、肠道病毒和腺病毒的常用细胞,但制备较为复杂。

2.二倍体细胞培养

原代细胞在体外分裂50代后仍保持染色体的二倍体特征,属正常细胞,称为二倍体细胞株。但这类细胞不能无限制的连续传代,多次传代后也会出现细胞老化,敏感性降低。常用的二倍体细胞有人胚肺、人胚肾、猴肾、地鼠肾细胞等,人类许多病毒易感,广泛用于病毒分离和疫苗制备。如人胚肺细胞 WI-38,可用于 VZV、腺病毒和巨细胞病毒的分离。

3.传代细胞培养

来源于肿瘤细胞或二倍体细胞株传代过程中的变异细胞,具有瘤细胞特性,繁殖率高,可无限传代。常用人宫颈癌细胞(Hela)、传代地鼠肾细胞(BHK21)、人喉上皮癌细胞(Hep-2)、传代非洲绿猴肾细胞(Vero)等。由于源自肿瘤细胞,不宜用于疫苗的制备,但对很多病毒的敏感性高且稳定,可长期存活,生长旺盛,故常用于病毒的分离鉴定、病毒抗原的大量生产和抗病毒药物筛选研究。如可用 Hela 和 Vero 分离单纯疱疹病毒等。

表 3-1 常用于病毒培养的细胞

细胞种类	可分离病毒
原代细胞	
人胚肾、肺细胞	腺病毒、腮腺炎病毒
非洲绿猴肾细胞	HSV、RSV、VZV、腮腺炎病毒、风疹病毒
恒河猴、猕猴肾细胞	腮腺炎病毒、流感病毒、副流感病毒、鼻病毒、麻疹病毒、脊髓灰质炎病毒、ECHO、柯萨奇病毒 A 和 B 组
二倍体细胞株	
人胚肺 WI-38	腺病毒、CMV、VZV
传代细胞系	
人宫颈癌细胞(Hela)	RSV、腮腺炎病毒、冠状病毒、腺病毒
人喉上皮癌细胞(Hep-2)	腺病毒、RSV、HSV
非洲绿猴肾细胞(Vero)	HSV、麻疹病毒、RSV、副流感病毒、风疹病毒、轮状病毒

(二)鸡胚培养和动物接种

1.鸡胚培养

具有广泛易感性,收获物中富含病毒,结果易判断,条件易控制,且来源充足,操作简单,适于病毒分离、疫苗生产、抗原大量制备、抗病毒药物研究等。流感病毒、疱疹病毒、痘病毒等均可用鸡胚分离(表3-2)。一般采用9~12日龄鸡胚,按病毒种类选择接种部位:①羊膜腔接种:用于从临床材料(如患者咽漱液)初次分离流感病毒等,这种接种途径在羊水和尿囊液中均可收获病毒;②绒毛尿囊膜接种:用于痘病毒和单纯疱疹病毒的分离,这些病毒在绒毛尿囊膜上可形成肉眼可见的斑点状或痘疱状病灶,感染性病毒颗粒的数目可以通过产生的斑或痘数目来计算,因此该方法还可用于抗病毒血清滴定试验,即在有抗体存在的情况下,痘疱形成受到抑制;③尿囊腔接种:用于流感病毒、腮腺炎病毒和新城疫病毒的分离和传代培养,病毒可在内皮细胞中复制,复制的病毒被释放到尿囊液中,因此,尿囊液可收获大量病毒;④卵黄囊接种:用于某些嗜神经病毒培养。病毒主要在卵黄囊的内皮细胞生长,可分离流行性乙型脑炎病毒。

表 3-2　病毒在鸡胚内的增殖

病毒	胚龄(日)	接种途径	表现	收获材料
流感病毒	9～12	尿囊腔、羊膜腔	血凝	尿囊液、羊水
水痘病毒	10～13	绒毛尿囊膜	痘疱	绒毛尿囊膜
单纯疱疹病毒	10～13	绒毛尿囊膜	痘疱	绒毛尿囊膜
流行性腮腺炎病毒	9～12	尿囊腔、羊膜腔	血凝	尿囊液、羊水
流行性乙型脑炎病毒	6～8	卵黄囊	死亡	卵黄囊
新城疫病毒	9～11	绒毛尿囊膜、羊膜腔	死亡、血凝	绒毛尿囊膜

2.动物接种

动物接种是病毒分离最早使用的方法,现逐渐被细胞培养所代替,但在某些病毒仍用此方法。常用动物为豚鼠、家兔、猴、小白鼠和大白鼠等。动物的选择应考虑其对病毒的易感性、动物的健康状况、大小、性别和品系等。接种部位亦随病毒种类而异,可有脑内、鼻内、皮内、皮下、腹腔、静脉接种等。如用出生 24～48 小时内的乳鼠分离柯萨奇病毒,用小鼠脑内接种流行性乙型脑炎病毒、登革热病毒和出血热病毒。接种后,每日观察和记录动物发病情况,若动物濒临死亡,则在死亡前取病变组织继续传代与鉴定。

二、病毒的鉴定

(一)病毒在培养细胞中增殖的鉴定指标

1.细胞病变

病毒在敏感细胞内增殖时可引起特有的细胞改变,称细胞病变效应(cytopathic effect,CPE),用光学显微镜即可观察到,可作为病毒增殖的指标。常见的病变有:①细胞圆缩、分散、溶解,系肠道病毒、鼻病毒、披膜病毒、痘病毒等感染所致;②细胞融合成多核巨细胞,系疱疹病毒、副黏病毒、RSV 感染迹象;③细胞肿胀、颗粒增多、病变细胞聚集成葡萄串状,提示腺病毒感染;④形成包涵体。狂犬病毒和 CMV 可致细胞质或核内出现嗜酸性或嗜碱性包涵体。经验丰富的实验人员可通过 CPE 的特征判断病毒的种类,甚至初步分型。

2.红细胞吸附

带有血凝素刺突的病毒感染细胞后,细胞膜表面可出现血凝素(hemagglutinin,HA),能吸附鸡、豚鼠或猴红细胞,称红细胞吸附(hemadsorption),常用作病毒增殖的指标。如流感病毒能吸附和凝集鸡红细胞,新城疫病毒能吸附和凝集豚鼠红细胞,风疹病毒能吸附和凝集鸽子、绵羊红细胞。加入相应的血凝素抗体后,红细胞吸附现象被抑制,称为红细胞吸附抑制试验,可作为病毒鉴定的依据。

3.干扰现象

某些病毒感染细胞后不出现 CPE,但能干扰在其后感染同一细胞的另一病毒的增殖,从而阻抑后者所特有的 CPE,称为干扰现象(viral interference)。因此,可用不能产生 CPE 的病毒干扰随后接种且可产生 CPE 的病毒,以检测病毒的存在。如某些型别的鼻病毒能干扰副流感病毒的感染和增殖,从而阻止后者感染的宿主细胞对红细胞的吸附现象,据此可进行初步鉴定。

4.细胞代谢的改变

病毒感染细胞可使培养液的 pH 值改变,说明细胞的代谢在病毒感染后发生了变化。这种培养环境的生化改变也可作为判断病毒增殖的指征。

(二)病毒感染性测定和病毒数量测定

对于已增殖的病毒,必须进行感染性和数量的测定。在单位体积中测定感染性病毒的数量称为滴定。常用的方法有:

1.50%组织细胞感染量测定

将待测病毒液进行 10 倍系列稀释,分别接种于单层细胞,经培养后观察 CPE 等病毒增殖指标,以感染 50%细胞的最高病毒稀释度为判定终点,经统计学处理计算出 50%组织细胞感染量(50% tissue culture infectious dose,$TCID_{so}$)。此方法是以 CPE 作指标,判断病毒的感染性和毒力。

2.红细胞凝集试验

亦称血凝试验(red cell agglutination test)。将含有血凝素的病毒接种鸡胚或感染细胞后,收集其鸡胚羊膜腔液、尿囊液或细胞培养液,加入动物红细胞后可出现红细胞凝集。如将病毒悬液做不同稀释度,以血凝反应的最高稀释度作为血凝效价,可半定量检测病毒颗粒的含量。

3.空斑形成试验

将适当稀释浓度的病毒液定量接种于敏感的单层细胞中,经一定时间培养后,覆盖薄层未凝固的琼脂于细胞上,待其凝固后继续培养,由于病毒的增殖使感染的单层细胞病变脱落,可形成肉眼可见的空斑,即空斑形成试验(plaque formation test)。一个空斑通常由一个感染病毒增殖所致,即一个空斑形成单位(plaque formatting unit,PFU),计数平板中空斑数可推算出样品中活病毒的数量,以 PFU/ml 表示。

4.中和试验

病毒在细胞培养中被特异性抗体中和而失去感染性的一种试验。用已知的抗病毒血清与待测病毒悬液混合,在室温下作用一定时间后接种敏感细胞,经培养后观察 CPE 或红细胞吸附现象是否消失,如果特异性抗体能中和病毒,使之失去感染性,不出现 CPE 或红细胞吸附现象消失,则该病毒为特异性抗体的同型病毒,用于病毒分型鉴定具有特异性。如用不同浓度的病毒抗血清进行中和试验,还可根据抗体的效价对待测病毒液进行半定量检测。

第三节　病毒的非培养检验技术

病毒的分离培养技术由于操作复杂,要求严格且需时间较长,故不能广泛应用于临床快速诊断,而非培养检验技术如免疫学和分子生物学检测技术,由于发展迅速,能直接检测标本中的病毒成分(抗原、核酸)和特异抗体,可以实现病毒性疾病的早期诊断,在临床受到越来越广泛的应用,已成为临床病毒学检验的重要手段。

一、免疫学检验技术

(一)抗原检测

可采用免疫学标记技术直接检测标本中的病毒抗原进行早期诊断。目前常用免疫荧光技术、酶免疫组化法和 ELISA,以及免疫胶体金技术等。这些技术操作简单、特异性强、敏感性高。特别是用标记质量高的单克隆抗体可检测到 ng 至 pg 水平的抗原或半抗原。

1.免疫荧光技术

常用标本有:冰冻切片、组织印片、病损部位刮片和离心沉淀的混悬细胞。以荧光显微镜观察细胞核和细胞质内,的荧光,检测抗原在细胞内所处的位置,如流感病毒、腺病毒和疱疹病毒具有细胞核和细胞质内荧光,而 RSV、副流感病毒和腮腺炎病毒、肾综合征出血热病毒仅有胞质荧光,麻疹病毒为多核巨细胞内荧光。

免疫荧光技术具有快速、实用的优点,要求标本中含有足够量的疑有病毒感染的完整细胞,或在组织细胞培养出现明显细胞病变前检查病毒抗原,以作为早期快速诊断。随着单克隆抗体的应用使免疫荧光技术的敏感性和特异性进一步提高,结果也更易判断。

2.酶免疫组化技术

该法与 IFA 的原理相似,不同的是将荧光标记改为辣根过氧化物酶标记,常使用间接法。酶免疫组化法在检测病毒抗原上的优点是无须荧光显微镜,用普通光学显微镜或肉眼可观察反应,染色标本能长期保存,制剂可较长期应用,是一种较特异、快速、简便的方法,主要用于检测培养细胞中的病毒抗原和组织切片、印片细胞中的病毒抗原,较少用于临床病毒标本检测,原因是临床标本中可能存在的内源性过氧化物酶易产生非特异性染色,造成假阳性,其敏感性和特异性也不如免疫荧光技术。

3.ELISA

该法将病毒特异性抗体(或抗原)吸附到固相支持物(微孔板、试管、有孔小球)上,然后加入待测标本与"固相抗体"培养,再加入酶(如辣根过氧化物酶或碱性磷酸酶)标记的病毒特异性抗体(抗原)来检测病毒抗原(抗体)。病毒学实验室用 ELISA 可发现常规细胞培养难以增殖的病毒,如甲、乙、丙型肝炎病毒和轮状病毒。

4.免疫胶体金技术

该法是用胶体金作标记物,胶体金在合适的条件下与病毒抗原或抗体形成稳定结合的标记物,但不影响被标记抗原(或抗体)的免疫活性,胶体金本身带有紫红色作为标志,可用肉眼直接观测结果。随着胶体金标记技术的不断改进,其敏感性大大提高,在临床病毒学检验中应用广泛,目前已有检测轮状病毒、流感病毒等病毒抗原的胶体金试剂盒应用于临床诊断。

5.乳胶凝集试验

该法分试管法和玻片法,试管法可进行半定量测定,玻片法操作简单,多为定性测定。乳胶为人工合成的载体,性能稳定,均一性好,目前已成为常用的免疫技术,可用于测定轮状病毒、巨细胞病毒、乙肝病毒等。

6.发光免疫技术

该法根据标记物的不同,主要有化学发光免疫分析和电化学发光免疫分析。检测时将化学发光物质或酶作为标记物直接标记在抗原或抗体上,经过抗原与抗体反应形成抗原.抗体免疫复合物,随后加入氧化剂或酶的发光底物,经反应形成激发态的中间体,发射光子释放能量,发光强度可以利用发光信号测量仪器进行检测。

发光免疫分析是一种灵敏度高、特异性强、检测快速及无放射危害的分析技术,临床应用已非常成熟,有取代放射免疫分析技术和酶联免疫分析技术而成为诊断市场上的主流产品的趋势。目前在病毒检测方面常用于检测甲、乙、丙型肝炎病毒、艾滋病病毒、SARS 冠状病毒及肠道 RNA 病毒抗原的检测。

(二)抗体检测

病毒抗体检验方法与前述病毒抗原的检验方法具有通用性,但需根据病毒种类、实验室条件进行选择。

1.IgM 特异抗体检测

感染机体后,特异性 IgM 抗体出现早,检测病毒 IgM 抗体可早期诊断病毒感染,如孕妇羊水中检测到 CMV 或风疹病毒 IgM 特异抗体,可早期诊断胎儿的先天性 CMV 或风疹病毒感染;测定 HAV 感染后产生的抗 HAV IgM 抗体可早期确诊甲型肝炎;抗 HBc 出现较早,常以抗 HBc IgM 作为 HBV 感染急性期的指标。IgM 抗体的测定有助于早期诊断,但感染机体产生 IgM 抗体有明显的个体差异。

IgM 抗体检测常用方法有 ELISA 和 IFA,且 ELISA 因无须荧光显微镜,操作简便快速,在临床使用更为广泛。ELISA 中又以 IgM 捕获法最为特异,已应用于多种病毒如风疹病毒、HAV、CMV、HSV、轮状病毒等的早期诊断。

2.IgG 特异抗体检测

IgG 抗体虽较 IgM 抗体出现晚,但对尚无病毒分离培养方法或难以分离培养的病毒仍具有辅助诊断价值,同时也是病毒流行病学调查的重要指标,并有助于了解个体既往感染。

IgG 抗体检测常用方法为 ELISA 间接法或捕获法,目前已广泛用于肝炎病毒、风疹病毒、CMV、HSV、EB 等 IgG 抗体或总抗体检测。随着技术不断发展,集特异的抗原抗体反应和灵敏的化学发光底物检测为一体的化学发光免疫测定法(chemilumlnescence immunoassay,CLIA)也逐渐应用于临床病毒学检验中,在方法上提高了病毒抗体检测的灵敏度和特异性,且更快速、方便,已成为甲、乙、丙型肝炎病毒检测的临床常用方法。

二、分子生物学检验技术

随着分子生物学技术的不断发展和完善,其快速、简便、特异、敏感等特点为临床病毒性疾病提供了新的研究思路和检测手段,在对病毒感染个体病毒载量、分析病毒感染类型、检测病毒耐药基因等方面凸显优势,已被广泛应用于临床标本中的 HBV、HCV、HPV、HIV 的直接检测。

(一)核酸杂交技术

常用于病毒检测的核酸杂交技术有斑点杂交、原位杂交、DNA 印迹和 RNA 印迹。

1.斑点杂交(dot blot hybridization)

将待测的 DNA 或 RNA 直接点样在杂交滤膜上,变性后与标记的探针核酸序列杂交,根据标记物的不同采用放射自显影或酶显色技术等检测杂交产物,可用于大多数病毒核酸和 PCR 产物的检测。

2.原位杂交(in situ hybridization)

将病毒感染细胞固定后,在不破坏细胞结构的情况下,在细胞原位释放暴露出病毒的 DNA 或 RNA,加入标记的病毒特异核酸探针进行杂交。通过显色技术可直接观察病毒在细胞内位置和核酸数量。

3.DNA 印迹(southern blot)和 RNA 印迹(northern blot)

将标本中提取的病毒 DNA 或 RNA 用限制性内切酶切割后,在琼脂糖凝胶电泳中将病毒核酸按分子量大小分开,然后再将琼脂糖凝胶中的核酸条带电转移至硝酸纤维素膜或尼龙膜上,与标记的探针序列进行杂交,可以检测病毒的 DNA 或 RNA 中的特异序列。

(二)聚合酶链反应技术

1.PCR 技术

选择病毒的特异、保守片段作为靶基因,用设计的特异引物在 Taq 酶作用下扩增病毒特异序列,可对病毒感染进行诊断。或选择病毒的易变区,结合限制性片段长度多态性(RFLP)分析、变性梯度凝胶电泳(DGGE)或测序等技术可对病毒进行分型和突变的研究。对 RNA 病毒的 PCR 可采用反转录 PCR(Reverse transcription PCR,RT-PCR),即通过反转录酶将病毒 RNA 反转录为 cDNA 后再行 PCR。

2.荧光定量 PCR 技术(fluorescence quantitative PCR,FQ-PCR)

其原理是在常规 PCR 中加入一个特异性荧光探针,该探针带有一个荧光发光分子和一个荧光淬灭分子,完整的探针在激光激发下,产生的荧光被淬灭分子完全吸收,则不发荧光。在 PCR 过程中,当 DNA 链延伸时,5′→3′核酸外切酶作用于模板特异结合的荧光探针,荧光发光分子被从探针上切割下来,与淬灭分子分开,在激光激发下产生荧光,其强度与 PCR 产物量成正比。通过对反应体系中荧光信号的检测实现对 PCR 过程中产物量的实时监测,并根据参照系统较为精确地计算出 PCR 的初始模板量。FQ-PCR 能准确定量,灵敏度高,污染小,可对感染的个体进行动态监测病毒载量,在抗病毒疗效观察中尤为重要。

PCR 技术具有简便、快速、特异、敏感等许多优点,特别适宜难分离培养病毒的诊断,常用于各种肠道病毒、呼吸道病毒、肝炎病毒等的检测。

(三)基因芯片技术

利用病毒基因测序所获得的生物学信息,可将各种病毒的特异性序列制成探针,这样一次就可检测出多种病毒并能鉴定出病毒的亚型。如采用基因芯片技术可以在艾滋病患者出现抗体之前检测到艾滋病病毒,对该病的早期诊断具有重大意义。采用基因芯片技术对 HIV-1B 亚型中的反转录酶和蛋白酶基因的多态性分析,发现该亚型的病毒基因序列存在极大差异,其中蛋白酶的基因片段差异最大,在编码的 99 个氨基酸序列中,有 47.5% 存在明显突变,直接导致了病毒抗药性的不同。将 DNA 芯片技术用于 HIV-1 的测序分型及多态性分析的试剂盒也已问世。

基因芯片技术可一次性完成大规模、高通量样品 DNA 序列的检测,灵敏、准确,不仅避免了烦琐而费时的分离培养,而且,无须等到抗体出现,在病毒(包括呼吸道的许多病毒、人乳头瘤病毒)检测方面运用广泛,尤其是在病毒分型检测,如流感病毒分型、乙型肝炎病毒基因分型、人乳头瘤病毒分型等方面具有良好的应用前景。

(四)基因测序技术

第一代的测序技术是基于 Sanger 的双脱氧链终止法原理和荧光标记的荧光自动测序技术,将 DNA 测序带入自动化时代,使测序的效率和准确性大大提高,以焦磷酸测序技术为代表的第二代测序则使测序进入了高通量、低成本时代,并逐步应用于临床感染性疾病诊疗和科研中。目前,基于单分子 DNA 进行非 PCR 测序为主要特征的第三代测序已初现端倪,具有更加灵敏、精确、价廉、信息量大的优势,将更加适合于病原微生物基因水平的检测。

目前对已发现的病毒的全基因测序已基本完成,故可运用第二代或第三代测序技术将所检测的病毒进行特征性基因测序,并与基因库里的预先定义的病毒标准基因序列进行比对,从而可以迅速识别各类病毒,使诊断更为快速、准确。

随着病毒基因结构的阐明,各种病毒特征序列谱的获得,以及测序技术的不断改进,基因测序将在临床病毒性疾病诊疗上发挥更大作用。

第四章　细菌耐药性检测

第一节　临床常用抗菌药物

一、β-内酰胺类

β-内酰胺类抗菌药物包括青霉素类、头孢菌素类、碳青霉烯类、头孢霉素类、单环类、β-内酰胺酶抑制剂的复合制剂等。

(一)青霉素类

青霉素类抗生素主要包括天然青霉素、耐青霉素酶青霉素、广谱青霉素、青霉素＋β-内酰胺酶抑制剂。天然青霉素有青霉素 G、青霉素 V，作用于不产青霉素酶的 G^+ 菌、G^- 菌、厌氧菌。耐青霉素酶青霉素有甲氧西林、奈夫西林、苯唑西林、氯唑西林、双氯西林、氟氯西林，作用于产青霉素酶的葡萄球菌。广谱青霉素又分为氨基组青霉素、羧基组青霉素、脲基组青霉素。氨基组青霉素有氨苄西林、阿莫西林，作用于青霉素敏感的细菌、大部分大肠埃希菌、奇异变形杆菌、流感嗜血杆菌等革兰氏阴性杆菌；羧基组青霉素有羧苄西林、替卡西林，作用于产 β-内酰胺酶肠杆菌科细菌和假单胞菌，对克雷伯菌和肠球菌无效，可协同氨基糖苷类抗生素作用于肠球菌；脲基组青霉素有美洛西林、阿洛西林、哌拉西林，作用于产 β-内酰胺酶肠杆菌科细菌和假单胞菌。青霉素和 β-内酰胺类抗生素与青霉素结合蛋白结合，抑制细菌细胞壁合成。

(二)头孢菌素类

头孢菌素类根据发现的先后和抗菌作用将其命名为第一代、第二代、第三代、第四代头孢菌素。第一代头孢菌素有头孢噻啶、头孢噻吩、头孢氨苄、头孢唑啉、头孢拉定、头孢匹林(cefapirin)、头孢羟氨苄。第二代头孢菌素有头孢孟多、头孢呋辛、头孢尼两、头孢雷特、头孢克洛、头孢丙烯、氯碳头孢。第三代头孢菌素有头孢噻肟、头孢曲松、头孢他啶、头孢唑肟、头孢哌酮、头孢克肟、头孢布烯、头孢地尼、头孢泊肟。第四代头孢菌素有头孢匹罗(cefpirome)、头孢噻利(cefoselis)、头孢吡肟(cefepime)和头孢比罗(ceftobiprole)。第五代头孢菌素有头孢洛林(ceftaroline)。

抗菌效果：对于革兰氏阳性球菌：一代头孢菌素＞二代头孢菌素＞三代头孢菌素；对于革兰氏阴性杆菌：一代头孢菌素＜二代头孢菌素＜三代头孢菌素；四代头孢菌素对于革兰氏阳性球菌和革兰氏阴性杆菌几乎相同，并具有抗假单胞菌作用。五代头孢菌素头孢洛林对于包括耐甲氧西林金黄色葡萄球菌(MRSA)在内的革兰氏阳性菌具有强大的抗菌作用，同时保持了与最近几代头孢菌素相当的抗革兰氏阴性菌的活性。

头孢菌素作用机制在于其能与青霉素结合蛋白结合,发挥抑菌和杀菌效果,不同的头孢菌素结合不同的青霉素结合蛋白。

(三)其他 β-内酰胺类

1.单环类

单环 β-内酰胺类抗生素主要有氨曲南和卡芦莫南。对 G⁻ 菌作用强,如脑膜炎奈瑟菌、淋病奈瑟菌、流感嗜血杆菌、铜绿假单胞菌。对 G⁺ 和厌氧菌无作用。

2.头孢霉素类

头孢霉素类(cephamycins)有头孢西丁、头孢替坦、头孢美唑。对革兰氏阳性菌有较好的抗菌活性,对厌氧菌有高度抗菌活性,但对非发酵菌无效。氧头孢烯类(oxacephems)具有第三代头孢菌素的特点,抗菌谱广,杀菌作用强,对产 β-内酰胺酶的革兰氏阴性菌有很强的抗菌作用,对产酶的金黄色葡萄球菌也具有一定的抗菌活性。

3.碳青霉烯类

碳青霉烯类除了嗜麦芽窄食单胞菌、耐甲氧西林葡萄球菌(MRS)、屎肠球菌和某些脆弱类杆菌耐药外,对几乎所有的由质粒或染色体介导的 β-内酰胺酶稳定,因而是目前抗菌谱最广的抗菌药物,具有快速杀菌作用。包括亚胺培南、美罗培南、必阿培南、帕尼培南、多利培南。其作用特点和机制是:①具有良好穿透性;②与 PBP1、PBP2 结合,导致细菌细胞的溶解;③对质粒和染色体介导的 β-内酰胺酶稳定。

4.β-内酰胺酶抑制剂的复合制剂

与 β-内酰胺类抗生素联用能增强后者的抗菌活性,有克拉维酸(clavulanic acid)、舒巴坦(sulbactam)和他唑巴坦(tazobactam)。

(1)克拉维酸:与青霉素类的复合制剂对产 β-内酰胺酶(2a、2b、2c、2d、2e 型)的细菌有抑菌活性。

(2)舒巴坦:常与氨苄西林或头孢哌酮联合应用于肠道感染,可抑制由质粒或染色体介导β-内酰胺酶的细菌。对不动杆菌属的作用强。

(3)他唑巴坦:他唑巴坦抑酶作用范围广,几乎包括所有 β-内酰胺酶。酶抑制作用优于克拉维酸和舒巴坦。

(4)复合制剂种类:加酶抑制剂的复合制剂用于治疗产 β-内酰胺酶的革兰氏阴性和阳性细菌。包括:①氨苄西林-舒巴坦;②替卡西林-克拉维酸;③阿莫西林.克拉维酸;④哌拉西林-他唑巴坦;⑤头孢哌酮-舒巴坦。

二、氨基糖苷类

按其来源分为:①由链霉菌属发酵滤液提取获得,有链霉素、卡那霉素、妥布霉素、核糖霉素、巴龙霉素、新霉素;②由小单胞菌属发酵滤液中提取,有庆大霉素、阿司米星;③半合成氨基糖苷类,有阿米卡星、奈替米星、地贝卡星(dibekacin)等。氨基糖苷类抗生素对需氧革兰氏阴性杆菌有较强的抗菌活性,对阳性球菌有一定的抗菌活性。

氨基糖苷类抗菌药物作用机制为①依靠离子的吸附作用,吸附在菌体表面,造成膜的损伤;②和细菌核糖体30S小亚基发生不可逆结合,抑制mRNA的转录和蛋白质的合成,造成遗传密码的错读,产生无意义的蛋白质。

三、大环内酯类

目前国内常用的有红霉素、吉他霉素、麦迪霉素、乙酰螺旋霉素。新一代大环内酯类有克拉霉素、罗红霉素、地红霉素、氟红霉素、阿奇霉素、罗地霉素和醋酸麦迪霉素。对流感嗜血杆菌、军团菌、支原体、衣原体等具有强大抗菌作用。其作用特点和机制是:①可逆结合细菌核糖体50S大亚基的23S单位,抑制细菌蛋白质合成和肽链延伸;②肺部浓度较血清浓度高;③新一代大环内酯类具有免疫调节功能,能增强单核-巨噬细胞吞噬功能。

四、喹诺酮类

第一代喹诺酮类为窄谱抗生素,主要有奈啶酸,对革兰氏阳性球菌无作用,主要用于大肠埃希菌,且迅速出现耐药,已较少应用于临床。第二代喹诺酮类对革兰氏阴性和阳性细菌均有作用,比较这类药的抗菌活性强度依次为环丙沙星、氧氟沙星、罗美沙星、氟罗沙星、培氟沙星及诺氟沙星。第三代喹诺酮类主要包括司帕沙星、妥舒沙星、左氧氟沙星、加替沙星、格帕沙星及莫西沙星,对革兰氏阳性菌作用高于第二代的4～8倍,对厌氧菌亦有作用。喹诺酮类作用机制是:①通过外膜孔蛋白和磷脂渗透进入细菌细胞;②作用DNA旋转酶,干扰细菌DNA复制、修复和重组。

五、糖肽类和环脂肽类

糖肽类目前有万古霉素、替考拉宁。万古霉素和替考拉宁对革兰氏阳性球菌具有强大的活性,对MRS非常敏感。其作用机制是能与一个多个肽聚糖合成中间产物D-丙氨酰-D-丙氨酸末端形成复合物,阻断肽聚糖合成的转糖基酶、转肽基酶和D-D羧肽酶作用,从而阻止细胞壁合成。

达托霉素(daptomycin)为环脂肽类抗生素,它通过扰乱细胞膜对氨基酸的转运,从而阻碍细菌细胞壁肽聚糖的生物合成,改变细胞质膜的性质;另外,它还能通过破坏细菌的细胞膜,使其内容物外泄而达到杀菌的目的。

六、磺胺类和三甲氧苄啶

磺胺类与对氨基苯甲酸化学结构相似,对氨基苯甲酸是细菌叶酸合成所需的重要因子,磺胺类完全抑制细菌对氨基苯甲酸转变成二氢叶酸。三甲氧苄啶(TMP)是抑制二氢叶酸还原酶的一种嘧啶类似物,干扰叶酸代谢及其后的嘧啶合成和细菌的一碳单位代谢。因为TMP和磺胺在不同位点阻断细菌叶酸代谢途径,它们相互增加抗菌活性,对大多数病原体具有协同抗菌作用。TMP-磺胺甲基异噁唑(TMP-SMX)的复合制剂,又称为复方甲基异噁唑,已证实治疗许多感染有效。

七、四环素类

四环素分为短效、中效和长效,短效四环素有:土霉素、四环素;中效四环素有:地美环素、美他环素;长效四环素有:多西环素、米诺环素。四环素为广谱抗生素,包括对革兰氏阳性菌和阴性菌,如部分葡萄球菌、链球菌、肺炎链球菌、大肠埃希菌等有一定的抗菌作用,对立克次体、支原体、螺旋体、阿米巴等敏感。其作用机制主要与细菌的 30S 核糖体亚单位结合,阻止肽链延伸,抑制蛋白质合成。临床上四环素类常作为衣原体、立克次体感染的首选药物。

替吉环素(tigecycline)是米诺环素的衍生物,是第一个应用于临床的新型甘氨酰环素类抗生素。替加环素抗菌谱广泛,覆盖革兰氏阳性菌、革兰氏阴性菌、厌氧菌和快生长的分枝杆菌。

八、林可霉素类

林可霉素类包括林可霉素和克林霉素。主要作用于革兰氏阳性球菌和白喉棒状杆菌、破伤风梭菌等革兰氏阳性杆菌。各种厌氧菌,特别对红霉素耐药的脆弱类杆菌对该药敏感。其作用机制是与细菌 50S 核蛋白体亚基结合,抑制蛋白合成,并可干扰肽酰基的转移,阻止肽链的延长。沙眼衣原体对本类抗生素敏感。克林霉素是治疗肺部厌氧菌感染、衣原体性传播性疾病的首选药物。

九、氯霉素类

氯霉素类抗生素包括氯霉素、甲砜霉素。其作用机制为作用细菌 70S 核糖体的 50S 亚基,使肽链延长受阻而抑制蛋白合成。氯霉素对许多革兰氏阳性菌和革兰氏阴性菌、支原体、衣原体和立克次体有抗菌活性。

第二节 抗菌药物敏感试验

抗菌药物敏感试验(antimicrobial susceptibility test,AST)的意义在于:①可预测抗菌治疗的效果;②指导抗菌药物的临床应用;③发现或提示细菌耐药机制的存在,能帮助临床医生选择合适的药物,避免产生或加重细菌的耐药;④监测细菌耐药性,分析耐药菌的变迁,掌握耐药菌感染的流行病学,以控制和预防耐药菌感染的发生和流行。

一、药敏试验的抗菌药物选择

临床微生物实验室在分离出病原体时,必须选择合适的抗菌药物和合适的方法进行药物敏感试验,抗菌药物的选择应遵循有关指南,并与医院内感染科、药事委员会和感染控制委员会的专家共同讨论决定。在我国主要参照美国临床和实验室标准协会(Clinical andLaboratory Standards Institute,CLSI)制定的抗菌药物选择原则。A 组,包括对特定菌群的常规试验并常规报告的药物;B 组,包括一些临床上重要的,特别是针对医院内感染的药物,也可用于常规试验,但只是选择性地报告;C 组,包括一些替代性或补充性的抗菌药物,在 A、B 组过敏或耐药时选用;U 组,仅用于治疗泌尿道感染的抗菌药物;O 组,对该组细菌有临床适应证但一般不允许常规试验并报告的药物。Inv 组:目前正在进行抗菌活性评估,还未被 FDA 批准。

药敏试验的折点遵照每年最新公布的 CLSI 标准进行。敏感(susceptible,S)指当使用常规推荐剂量的抗菌药物进行治疗时,该抗菌药在患者感染部位通常所能达到的浓度可抑制分离菌株的生长。中介(intermediate,I)有下列几种不同的含义:①抗菌药物的 MIC 接近血液和组织中通常可达到的浓度,分离株的临床应答率可能低于敏感菌株;②根据药代动力学资料分析,若某药在某些感染部位被生理性浓缩(如喹诺酮类和β-内酰胺类药物通常在尿中浓度较高),则中介意味着该药常规剂量治疗该部位的感染可能有效;若某药在高剂量使用时是安全的(如β-内酰胺类药物),则中介意味着高于常规剂量给药可能有效;③在判断药敏试验结果时,中介意味着一个缓冲区,以防止一些小的、不能控制的技术因素导致的结果解释偏差,特别对某些毒性范围(pharmaco toxicity margin)较窄的药物。耐药(resistant,R)指使用常规推荐剂量的抗菌药物治疗时,患者感染部位通常所能达到的药物浓度不能抑制菌株的生长;和(或)证明 MIC 或抑菌圈直径可能处于特殊的微生物耐药机制范围(如β-内酰胺酶),抗菌药物对菌株的疗效尚未得到临床治疗研究的可靠证实。2014 年,CLSI 首次在细菌药敏中提到剂量依赖性敏感(Susceptible-Dose Dependent,SDD)这个概念。SDD 分类提示菌株敏感性依赖于病人使用药物的剂量。当药敏试验的结果是 SDD 时,为了达到临床疗效,采用的修正用药方案(例如高剂量、增加给药频率、两者兼有)达到的药物浓度比设定敏感折点所使用的用药方案所达到的药物浓度高。非敏感(nonsusceptible,NS)指由于尚未发现或罕见耐药株出现,此分类用于只有敏感解释标准的分离株。当分离株的 MIC 值高于(或抑菌圈直径低于)敏感折点时,应报告为非敏感。但非敏感并不意味着菌株携带某种耐药机制。

临床微生物实验室应选择先进、方便的方法进行常规的抗菌药物敏感试验,常用的药敏方法包括纸片扩散法(disc diffusion test)、稀释法(dilution test)、E-test 法和自动化仪器法,稀释法包括宏量肉汤稀释法(macrodilution test)、微量肉汤稀释法(microdilution test)、琼脂稀释法(agar dilution test)。

二、稀释法

药敏试验折点可以用于定义菌株对抗菌药物的敏感性和耐药性。根据试验方法不同,折点可以用最低抑菌浓度(mlmmal inhibitory concentration,MIC)(mg/L 或 μg/ml)和抑菌圈直径(mm)表示。MIC 指抑制细菌可见生长的最低药物浓度。

目前,药敏试验折点一般有 3 种:微生物学折点、药代动力学/药效动力学(PK/PD)折点、临床折点。微生物学折点是用于区分野生株菌群和获得性或选择性耐药菌群的 MIC 值,此折点的数据来源是中至大样本量并足以描述野生株菌群的体外 MIC 数据,野生型菌株指不携带任何针对测试药物或与测试药物有相同作用机制的药物的获得性或选择性耐药的菌株;PK/PD 折点是通过药效学理论和能预测药物体内活性的药效学参数计算出的药物浓度,此数据来源于动物模型并通过数学或统计学方法推广至人体;临床折点用于区分预后良好的感染病原菌和治疗失败的感染病原菌,此折点来源于感染患者的前瞻性临床研究,通过比较不同 MIC 病原菌的临床预后得出,当判断结果为敏感时,临床或细菌学的有效率若能达到 80% 以上,则上述敏感折点即可作为最终确认的敏感折点。折点制定组织制定的折点综合考虑以上 3 种折点而得出。

目前,世界上折点制定组织有 CLSI、欧洲 EUCAST 等,我国还没有折点制定组织。设定折点需要 5 方面的数据:①大样本量菌株 MIC 分布和野生株的流行病学界值;②体外耐药标志,包括表型和耐药基因型;⑧动物实验和人体研究的 PK/PD 数据;④通过高质量前瞻性临床研究获得的病原菌 MIC 值与临床预后关系的数据;⑤给药剂量、途径、临床适应证和目标菌株。CLSI 新文件已经在折点旁边注明了给药方案。

(一)肉汤稀释法

1.培养基

使用 Mueller-Hinton(M-H)肉汤,需氧菌、兼性厌氧菌在此培养基中生长良好。在该培养液中加入补充成分可支持流感嗜血杆菌、链球菌生长。培养基制备完毕后应校正 pH 为 7.2～7.4(25℃)。离子校正的 M-H 肉汤(Cation-adjusted Mueller-Hinton broth,CAMHB)为目前推荐的药敏试验培养液。

2.药物稀释

药物原液的制备和稀释遵照 CLSI 的指南进行。

3.菌种接种

配制 0.5 麦氏标准菌液,用肉汤(宏量稀释法)、蒸馏水或生理盐水(微量稀释法)稀释菌液,使最终菌液浓度(每管或每孔)为 5×10^5 CFU/ml,稀释菌液于 15 分钟内接种完毕,35℃ 培养 16～20 小时,当试验菌为嗜血杆菌属、链球菌属培养时间为 20～24 小时,葡萄球菌和肠球菌对苯唑西林和万古霉素的药敏试验应培养时间 24 小时。

4.结果判断

读取试管内或小孔内的 MIC(μg/ml)。微量稀释法时,常借助于比浊计判别是否有细菌生长。有时根据需要测定最低杀菌浓度(minimal bactericidal concentration,MBC):把无菌生长的试管(微孔)吸取 0.1ml 加到冷却至 50℃ M-H 琼脂混合倾注平板,同时以前述的稀释 1:1000(或 1:200)的原接种液作倾注平板,培养 48～72 小时后计数菌落数,即可得到抗菌药物的最小杀菌浓度。

5.质量控制

对于常见需氧菌和兼性厌氧菌,M-H 琼脂,培养时间、环境、质控菌株同纸片扩散法。

(二)琼脂稀释法

琼脂稀释法是将药物混匀于琼脂培养基中,配制含不同浓度药物平板,使用多点接种器接种细菌,经培养后观察细菌生长情况,以抑制细菌生长的琼脂平板所含药物浓度测得 MIC。

1.培养基

M-H 琼脂为一般细菌药敏试验的最佳培养基,调整 pH 在 7.2～7.4,pH 的过高或过低会影响药物效能。

2.含药琼脂制备

将已稀释的抗菌药物按 1:9 加入在 45～50℃水浴中平衡融化 M-H 琼脂中,充分混合倾入平皿,琼脂厚度为 3～4mm。室温凝固后的平皿装入密闭塑料袋中,置 2～8℃,贮存日期为 5 天,对易降解药物如头孢克洛,在使用 48 小时之内制备平板,使用前应在室温中平衡,放于温箱中 30 分钟使琼脂表面干燥。

3.细菌接种

将 0.5 麦氏标准(1.5×10^{8}CFU/ml)菌液稀释 10 倍,以多点接种器吸取(为 1～2μl)接种于琼脂表面,稀释的菌液于 15 分钟内接种完毕,使平皿接种菌量为 1×10^{4}CFU/点。接种后置 35℃培养 16～20 小时,特殊药物需要培养 24 小时。奈瑟菌属、链球菌属细菌置于 5%CO$_2$,幽门螺杆菌置微需氧环境中培养。

4.结果判断

将平板置于暗色、无反光表面上判断试验终点,以抑制细菌生长的药物稀释度为终点浓度。

试验菌的结果报告可用 MIC(μg/ml)或对照 CLSI 标准用敏感(S)、中介(I)和耐药(R)报告。有时对于稀释法的批量试验,需要报告 MIC$_{50}$、MIC$_{90}$。MIC$_{50}$是指抑制 50%试验菌的最低药物浓度,MIC$_{90}$是指抑制 90%试验菌株的最低药物浓度,如检测头孢哌酮对 100 株大肠埃希菌的 MIC 8μg/ml 时,90 株大肠埃希菌可被抑制生长,此时头孢哌酮对大肠埃希菌的 MIC$_{90}$是 8μg/ml。

三、纸片扩散法

又称 Kirby-Bauer(K-B)法,由于其在抗菌药物的选择上具有灵活性,且花费低廉,被WHO 推荐为定性药敏试验的基本方法,得到广泛使用。

(一)实验原理

将含有定量抗菌药物的纸片贴在已接种测试菌的琼脂平板上,纸片中所含的药物吸收琼脂中水分溶解后不断向纸片周围扩散形成递减的梯度浓度,在纸片周围抑菌浓度范围内测试菌的生长被抑制,从而形成无菌生长的透明圈即为抑菌圈。抑菌圈的大小反映测试菌对测定药物的敏感程度,并与该药对测试菌的 MIC 呈负相关关系。

(二)培养基和抗菌药物纸片

1.抗菌药物纸片

选择直径为 6.35mm,厚度 1mm,吸水量为 20μl 的专用药敏纸片,用逐片加样或浸泡方法使每片含药量达规定含量。含药纸片密封贮存 2～8℃或-20℃无霜冷冻箱内保存,β-内酰胺类药敏纸片应冷冻贮存,且不超过 1 周。使用前将贮存容器移至室温平衡 1～2 小时,避免开启贮存容器时产生冷凝水。

2.培养基

水解酪蛋白(M-H)培养基是 CLSI 采用的兼性厌氧菌和需氧菌药敏试验标准培养基,pH为 7.2～7.4,对那些营养要求高的细菌如流感嗜血杆菌、淋病奈瑟菌、链球菌等需加入补充物质。琼脂厚度为 4±0.5mm。配制琼脂平板当天使用或置塑料密封袋中 4℃保存,使用前应将平板置 35℃温箱培养 15 分钟,使其表面干燥。

(三)实验方法

实验菌株和标准菌株接种采用直接菌落法或细菌液体生长法。用 0.5 麦氏比浊管校正菌液浓度,校正后的菌液应在 15 分钟内接种完毕。接种步骤如下:①用无菌棉拭子蘸取菌液,在管内壁将多余菌液旋转挤去后,在琼脂表面均匀涂抹接种 3 次,每次旋转平板 60°,最后沿平板内缘涂抹 1 周;②平板置室温下干燥 3～5 分钟,用纸片分配器或无菌镊子将含药纸片紧贴于琼脂表面,各纸片中心相距＞24mm,纸片距平板内缘＞15mm,纸片贴上后不可再移动,因为抗菌药物会自动扩散到培养基内;③置 35℃培养箱 16～18 小时后阅读结果,对苯唑西林和万古霉素敏感等应培养 24 小时。

(四)结果判断和报告

用游标卡尺或直尺量取抑菌圈直径(抑菌圈的边缘应是无明显细菌生长的区域),先量取质控菌株的抑菌环直径,以判断质控是否合格;然后量取试验菌株的抑菌环直径。根据 CLSI 标准,对量取的抑菌圈直径做出"敏感""耐药"和"中介"的判断。

(五)质量控制

对于肠杆菌科细菌,M-H 琼脂,生长法或直接菌落悬液法,相当于 0.5 麦氏标准的细菌浓度,(35 ± 2)℃,空气,16～18 小时观察结果,质控菌株推荐为大肠埃希菌 ATCC 25922,大肠埃希菌 ATCC 35218(为监控 β-内酰胺酶/β-内酰胺抑制剂纸片用);对于铜绿假单胞菌、不动杆菌等,质控菌株推荐为大肠埃希菌 ATCC 25922,铜绿假单胞菌 ATCC 27853,大肠埃希菌 ATCC 35218;对于葡萄球菌属细菌,16～18 小时观察结果,测苯唑西林、甲氧西林、萘夫西林和万古霉素需 24 小时,试验温度超过 35℃不能检测甲氧西林耐药葡萄球菌,推荐质控菌株为金黄色葡萄球菌 ATCC 25923,大肠埃希菌 ATCC 35218,纸片扩散法检测葡萄球菌对万古霉素的敏感性不可靠;对于肠球菌属细菌,16～18 小时观察结果,测万古霉素需 24 小时,推荐质控菌株为粪肠球菌 ATCC 29212;对于流感嗜血杆菌和副流感嗜血杆菌,推荐质控菌株为流感嗜血杆菌 ATCC 49247,流感嗜血杆菌 ATCC 49766,大肠埃希菌 ATCC 35218(测试阿莫西林/克拉维酸时);对于肺炎链球菌和肺炎链球菌之外其他链球菌,培养基为 M-H 琼脂＋5％羊血,(35 ± 2)℃,5％ CO_2,20～24 小时观察结果,推荐质控菌株为肺炎链球菌 ATCC 49619。

四、E-test 法

E-test 法(Epsilometer test)是一种结合稀释法和扩散法原理对抗生素药敏试验直接定量的药敏试验技术。

(一)原理

E 试条是一条 5mm×50mm 的无孔试剂载体,一面固定有一系列预先制备的,浓度呈连续指数增长稀释抗生素,另一面有读数和判别的刻度。抗菌药物的梯度可覆盖有 20 个 MIC 对倍稀释浓度的宽度范围,其斜率和浓度范围对判别有临床意义的 MIC 范围和折点具有较好的关联。

将 E 试条放在细菌接种过的琼脂平板上,经培养过夜,围绕试条明显可见椭圆形抑菌圈,其边缘与试条交点的刻度即为抗菌药物抑制细菌的最小抑菌浓度。

(二)培养基

需氧菌和兼性厌氧菌:M-H 琼脂;MRSA/MRSE:M-H 琼脂＋2％ NaCl;肺炎链球菌:M-

H 琼脂+5％脱纤维羊血;厌氧菌:布氏杆菌血琼脂;嗜血杆菌:HTM;淋病奈瑟菌:GC+1％添加剂。

(三)细菌接种

对于常见需氧菌和兼性厌氧菌,使用厚度为 4mm M-H 琼脂平板,用 0.5 麦氏标准的对数期菌液涂布,待琼脂平板完全干燥,用 E 试验加样器或镊子将试条放在已接种细菌的平板表面,试条全长应与琼脂平板紧密接触,试条 MIC 刻度面朝上,浓度最大处靠平板边缘。

(四)结果判断和报告

读取椭圆环与 E 试验试条的交界点值,即为 MIC。

五、联合药物敏感试验

(一)联合药物敏感试验意义

体外联合药敏试验的目的在于:①治疗混合性感染;②预防或推迟细菌耐药性的发生;⑧联合用药可以减少剂量以避免达到毒性剂量;④对某些耐药细菌引起的严重感染,联合用药比单一用药时效果更好。

抗菌药物联合用药可出现 4 种结果:①无关作用,两种药物联合作用的活性等于其单独活性;②拮抗作用,两种药物联合作用显著低于单独抗菌活性;③累加作用,两种药物联合作用时的活性等于两种单独抗菌活性之和;④协同作用,两种药物联合作用显著大于其单独作用的总和。

(二)联合抑菌试验

棋盘稀释法是目前临床实验室常用的定量方法,利用肉汤稀释法原理,首先分别测定拟联合的抗菌药物对检测菌的 MIC。根据所得 MIC,确定药物稀释度(一般为 6～8 个稀释度),药物最高浓度为其 MIC 的 2 倍,依次对倍稀释。两种药物的稀释分别在方阵的纵列和横列进行,这样在每管(孔)中可得到不同浓度组合的两种药物混合液。接种菌量为 5×10^5 CFU/ml,35℃培养 18～24 小时后观察结果。计算部分抑菌浓度(fractional inhibitory concentration,FIC)指数。

FIC 指数-A 药联合时的 MIC/A 药单测时 MIC＋B 药联合时的 MIC/B 药单测 MIC。判断标准:FIC 指数＜0.5 为协同作用;0.5～1 为相加作用;1～2 为无关作用;＞2 为拮抗作用。

第三节　细菌耐药机制

细菌耐药机制主要有四种:①产生一种或多种水解酶、钝化酶和修饰酶;②抗生素作用的靶位改变,包括青霉素结合蛋白位点、DNA 解旋酶、DNA 拓扑异构酶Ⅳ的改变等;③细菌膜的通透性下降,包括细菌生物被膜的形成和通道蛋白丢失;④细菌主动外排系统的过度表达。在上述耐药机制中,前两种耐药机制具有专一性,后两种耐药机制不具有专一性。

一、产生药物灭活酶

细菌可产生许多能引起药物灭活的酶,包括水解酶、钝化酶和修饰酶。

(一)水解酶

细菌产生水解酶引起药物灭活是一种重要的耐药机制,主要指 β-内酰胺酶,包括广谱酶、超广谱酶 β-内酰胺酶(ESBL)、金属酶、AmpC 酶等。β-内酰胺酶的分类有结构(功能)分类和分子生物学分类,结构(功能)分类分为丝氨酸酶(A、C、D)和金属酶(B)。分子生物学分类主要是 Bush 分类。

在临床上以革兰氏阴性杆菌产生的 ESBL 最受重视。目前,碳青霉烯酶引起国际的广泛关注。鲍曼不动杆菌携带的碳青霉烯酶通常为 OXA 系列。铜绿假单胞菌可携带金属碳青霉烯酶,如 IMP、VIM 等。肠杆菌科细菌携带的碳青霉烯酶常见的有 KPC、IMP、VIM、NDM-1 等。

(二)钝化酶

氨基糖苷类钝化酶是细菌对氨基糖苷类产生耐药性的最重要原因,也属一种灭活酶,此外还有氯霉素乙酰转移酶、红霉素酯化酶等。当氨基糖苷类抗生素依赖电子转运通过细菌内膜而到达胞质中后,与核糖体 30S 亚基结合,但这种结合并不阻止起始复合物的形成,而是通过破坏控制翻译准确性的校读过程来干扰新生链的延长。而异常蛋白插入细胞膜后,又导致通透性改变,促进更多氨基糖苷类药物的转运。氨基糖苷类药物修饰酶通常由质粒和染色体所编码,同时与可移动遗传元件(整合子、转座子)也有关,质粒的交换和转座子的转座作用都有利于耐药基因掺入到敏感菌的遗传物质中去。

(三)修饰酶

氨基糖苷类药物修饰酶催化氨基糖苷药物氨基或羟基的共价修饰,使得氨基糖萤类药物与核糖体的结合减少,促进药物摄取 EDP-Ⅱ 也被阻断,因而导致耐药。根据反应类型,氨基糖苷类药物修饰酶有 N-乙酰转移酶、O-核苷转移酶和 O-磷酸转移酶。16S rRNA 甲基化酶是最近报道的由质粒介导的氨基糖苷类高水平耐药的又一机制。

二、药物作用靶位的改变

内酰胺类抗生素必须与细菌菌体膜蛋白.青霉素结合蛋白结合,才能发挥杀菌作用。根据细菌分子量的递减或泳动速度递增,将 PBP 分为 PBP1、PBP2、PBP3、PBP4、PBP5、PBP6 等。不同的抗生素和其相应的 PBP 结合,抑制细菌细胞壁生物合成,引起菌体的死亡,从而达到杀菌作用。如果某种抗生素作用的 PBP 发生改变,影响其结合的亲和力,就会造成耐药。喹诺酮类药物作用于靶位 DNA 解旋酶和拓扑异构酶Ⅳ,一方面通过对 DNA 解旋酶作用,使 DNA 断裂;另一方面形成喹诺酮类-DNA-拓扑异构酶三元复合物,它与复制叉碰撞转化为不可逆状态,启动了菌体的死亡。如果细菌 DNA 解旋酶和拓扑异构酶Ⅳ结构发生改变,与喹诺酮类药物不能有效结合,也会造成细菌的耐药。

三、外膜通透性的改变

细菌细胞膜是一种具有高度选择性的渗透性屏障,它控制着细胞内外的物质交流,大多数膜的渗透性屏障具有脂质双层结构,允许亲脂性的药物通过;在脂双层中镶嵌有通道蛋白,它是一种非特异性的,跨越细胞膜的水溶性扩散通道,一些β-内酰胺类抗生素很容易通过通道蛋白进入菌体内而发挥作用。已知亚胺培南通过 OprD2 通道蛋白进入菌体内,如 OprD2 通道蛋白丢失或减少,会造成细菌对亚胺培南耐药。

四、主动外排机制

主动外排(active drug efflux)又称外排泵系统(efflux pump system)。细菌的药物主动转运系统根据其超分子结构、机制和顺序的同源性等将其分为四类:第一类为主要易化(maj or-facilitator,MF)家族;第二类为耐药小节分裂(re sistance-nodulation-division,RND)家族;第三类为链霉素耐药或葡萄球菌多重耐药家族,它是由四种跨膜螺旋组成的小转运器;第四类为 ABC(ATP-binding cassette,ATP 结合盒)转运器。

第四节　细菌耐药检测

一、细菌耐药表型检测

临床重要的耐药细菌主要包括甲氧西林耐药金黄色葡萄球菌(methicillin-resistant S.aureus,MRSA)、万古霉素耐药的肠球菌(vancomycin resistant Enterococcus,VRE)、碳青霉烯类耐药肠杆菌科细菌(carbopenem resistant enterobacteriaceae,CRE)、产超广谱 β-内酰胺酶的肠杆菌科细菌、碳青霉烯类耐药不动杆菌(carbopenem resistant A.baumannii,CRAB)、青霉素耐药的肺炎链球菌(penicillin-resistant Streptococcus pneumoniae,PRSP)等。

(一)葡萄球菌耐药性检测

1.青霉素耐药性和 β-内酰胺酶检测

用无菌牙签挑取 16～20 小时的菌落或其细菌悬液涂抹头孢硝噻吩纸片,纸片由黄色变为红色为阳性,表示产生 β-内酰胺酶。临床微生物需要检测 β-内酰胺酶的菌株包括葡萄球菌、流感嗜血杆菌、卡他莫拉菌、淋病奈瑟菌、厌氧菌。

葡萄球菌可诱导 β-内酰胺酶的检测:大部分葡萄球菌对青霉素耐药,如果青霉素对葡萄球菌的 MIC≤0.12μg/ml 或者抑菌圈直径≥29mm,应该对其进行可诱导 β-内酰胺酶的检测。将待测细菌传代至 BAP 或 MHA 琼脂平皿上,在一、二区交界处贴苯唑西林或头孢西丁纸片,过夜培养,从抑菌圈边缘挑取菌落检测 β-内酰胺酶,如果阳性,报告青霉素耐药。青霉素用于检测葡萄球菌对所有青霉素酶耐受的青霉素类的敏感性,例如阿莫西林、氨苄西林、阿洛西林、羧苄西林、美洛西林、哌拉西林和替卡西林。

CLSI 2012 年推荐采用青霉素纸片扩散法抑菌圈.边缘试验检测金黄色葡萄球菌是否产生 β-内酰胺酶。抑菌圈边缘锐利或如同"绝壁"提示菌株产生 β-内酰胺酶,抑菌圈边缘模糊或如同"海滩"提示菌株不产生 β-内酰胺酶。如果一些实验室基于头孢硝噻吩检测金黄色葡萄球菌 β-内酰胺酶,结果阴性时用青霉素纸片扩散法抑菌圈一边缘试验进一步确认。对于凝固酶阴性葡萄球菌,仅推荐基于头孢硝噻吩检测 β-内酰胺酶。

2.甲氧西林/苯唑西林耐药性检测

耐甲氧西林的金黄色葡萄球菌和耐甲氧西林的葡萄球菌(Methicillin-resistant staphylo-cocci,MRS)多由 mecA 基因介导,其基因产物是低亲和力的 PBP2a。目前,采用苯唑西林和头孢西丁的药敏结果检测 MRSA 和 MRS。在 CoNS(除外表皮葡萄球菌)中由于苯唑西林纸片扩散法存在太多假"R",所以被去除,应当用头孢西丁纸片法、苯唑西林或头孢西丁 MIC 法检测 mecA 介导的苯唑西林耐药(表 4-1)。凝固酶阴性葡萄球菌苯唑西林 MIC 结果报告策略见表 4-1。如果两个药物被同时用于检测金黄色葡萄球菌且任一药物耐药,则该菌株须报告为苯唑西林耐药。菌株一旦检测为 MRSA,应该报告其他 β-内酰胺类(除外抗 MRSA 的头孢菌素)都耐药或者不报告这些药物的药敏。

表 4-1　苯唑西林耐药葡萄球菌检验方法

	苯唑西林 MIC	头孢西丁 MIC	头孢西丁纸片扩散法	苯唑西林盐琼脂筛选试验
金黄色葡萄球菌	Yes	Yes	Yes	Yes
路登葡萄球菌	Yes	Yes	Yes	No
凝固酶阴性葡萄球菌(除外路登葡萄球菌)	Yes	No	Yes	No

采用含 4% NaCl 和 6μg/ml 苯唑西林的 MHA 平皿可以用于筛选 MRSA。一些商品化的显色培养基也可用于 MRSA 的筛查。因为 MRSA 绝大多数菌株携带 mecA 基因,可以采用 PCR 扩增 mecA、femB 基因来检测 MRSA。采用乳胶凝集法检测 PBP2a 来检测 MRSA。

3.VISA 和 VRSA 检测

随着 MRSA 发生率的不断上升和临床上万古霉素的大量使用,万古霉素敏感性下降的金黄色葡萄球菌也开始出现,包括万古霉素中介耐药的金黄色葡萄球菌(Vancomycin-intermediate S.aureus,VISA)和万古霉素耐药的金黄色葡萄球菌(Vancomycinresistant S.aureus.VRSA)。由于多数常规试验方法如万古霉素纸片扩散法无法有效区分 VISA 和 VSSA(万古霉素敏感金黄色葡萄球菌),2009 年 CLSI MlOO-S19 文件规定万古霉素纸片扩散法只能用于 VRSA 的辅助检测,任何万古霉素抑菌圈直径≥7mm 的葡萄球菌均不能报告该菌株对万古霉素敏感,必须通过万古霉素 MIC 测定进行确认。VISA 和 VRSA 的检验方法包括 BHI 万古霉素琼脂筛选法、稀释法和 E-test 法。

4.诱导克林霉素耐药性检测

对大环内酯耐药的葡萄球菌可能对克林霉素耐药,通过 erm 基因编码的 23S rRNA 甲基化也称为 MLSB(大环内酯、林可霉素和 B 型链阳霉素)耐药,或只对大环内酯类耐药(由 msrA 基因编码的外排机制)。

(1)方法:M-H 平板或血平板,纸片相邻试验,对于葡萄球菌,距红霉素纸片(15μg/片)边缘 15~26mm 处放置克林霉素纸片(2μg/片)来进行检测;对于 β-溶血链球菌,将克林霉素纸片(2μg/片)和红霉素纸片(15μg/片)贴在相邻的位置,纸片边缘相距12mm。

(2)结果判读:35℃空气,16~24小时培养后,克林霉素抑菌环不出现"截平"现象,应报告分离株对其敏感。邻近红霉素纸片侧克林霉素抑菌环出现"截平"现象(称为"D"抑菌环),提示存在可诱导的克林霉素耐药,应报告分离株对其耐药,在报告中应注明"通过诱导克林霉素耐药试验,推测此菌株对克林霉素耐药,克林霉素对某些病人可能仍有效":若无"截平"现象,则应报告菌株对克林霉素敏感。诱导克林霉素耐药除了在葡萄球菌属中存在,在肺炎链球菌和β-溶血链球菌巾也存在。检验方法除了D试验之外,还有微量肉汤稀释法,将红霉素和克林霉素放置在同一孔里。

(二)肠球菌耐药性检测

1.万古霉素耐药性检测

万古霉素耐药的肠球菌的检验方法包括纸片扩散法、BHI琼脂筛选法、E-test法和显色培养基法等。用纸片扩散法检测VRE,培养时间应为24小时,在测量抑菌圈直径的同时用透射光细心检视抑菌圈内纸片周围有否微小菌落或片状轻微生长,当万古霉素纸片抑菌圈直径小于或等于14mm和(或)抑菌圈内发现任何生长均为万古霉素耐药。对于中介的结果(15~16mm),需进一步测定MIC,如MIC亦为中介(8~16mg/L),需观察试验菌的动力和色素产生,以区别获得性耐药肠球菌(具有耐药基因vanA和van B)和固有性中介水平耐药肠球菌(vanC),如鹑鸡肠球菌(动力阳性,不产色素)和铅黄肠球菌(动力阳性,产黄色素)。VRE的BHI琼脂筛选法的具体方法及结果观察与筛查耐万古霉素金黄色葡萄球菌的方法完全一样。发现任何生长即提示中介或耐药,需进一步做MIC测定以确证。由于VRE菌株的感染治疗十分棘手,而且还存在将万古霉素耐药性传播到毒力更强细菌的危险,因此对VRE菌株的检出和预防相当重要。

2.氨基糖苷类高水平耐药检测

氨基糖苷类高水平耐药(high-level aminoglycoside resistance,HLAR)的检验方法包括纸片扩散法、琼脂稀释法和微量肉汤稀释法。肠球菌对氨基糖苷类的耐药性有2种:中度耐药和高度耐药。中度耐药菌株(MIC为62~500μg/ml)系细胞壁屏障所致,此种细菌对青霉素或糖肽类与氨基糖苷类药物联合时敏感;HLAR由于细菌产生质粒介导的氨基糖苷钝化酶AAC(6')-APH(2'),庆大霉素和链霉素对其的MIC分别为≥500μg/ml和≥2000μg/ml。对青霉素或糖肽类与氨基糖苷类药物的联合呈现耐药。因此测定该菌对氨基糖苷类高剂量药物的敏感性对临床治疗具有重要意义。

(三)革兰氏阴性杆菌耐药性检测

产β-内酰胺酶是革兰氏阴性菌对β-内酰胺类最主要的耐药机制。根据Ambler的分子结构分类法将β-内酰胺酶分为A、B、C、D类酶(表4-2)。4类β-内酰胺酶灭活β-内酰胺类的速率不同。编码β-内酰胺酶的基因位于染色体或质粒上。采用新折点后不需要检测特异的β-内酰胺酶耐药机制,仅用于感染控制和流行病学调查。

表 4-2 β-内酰胺酶分类

分类	活性部位	举例
A	对酶抑制剂敏感（极少数例外）	TEM-1、SHV-1、KPC、OXY 和大部分 ESBLs（包括 CTX-M）
B	金属 β-内酰胺酶	金属酶：VIM、IMP、SPM、NDM
C	抑制剂耐药的 β-内酰胺酶	AmpC
D	苯唑西林活性 β-内酰胺酶,可能对酶抑制剂敏感	OXA（包括极少数 ESBL 和碳青霉烯酶表型）

1.超广谱 β-内酰胺酶检测

ESBLs 是指由质粒介导的能水解青霉素类、头孢菌素类和单环 β-内酰胺类氨曲南的一类酶,主要是 A 和 D 类酶。ESBLs 不能水解头孢霉素类和碳青霉烯类药物,能被克拉维酸、舒巴坦和他唑巴坦等 β-内酰胺酶抑制剂所抑制。ESBLs 主要见于大肠埃希菌和肺炎克雷伯菌,此外也见于肠杆菌属、枸橼酸杆菌属、变形杆菌属、沙雷菌属等其他肠杆菌科细菌、不动杆菌、铜绿假单胞菌。

（1）纸片扩散法。

初筛试验:按照常规标准纸片扩散法进行操作。结果判断:头孢泊肟抑菌圈直径≤17mm、头孢他啶≤22mm、氨曲南≤27mm、头孢噻肟≤27mm 和头孢曲松≤25mm,任何一种药物抑菌圈直径达到上述标准,提示菌株可能产 ESBLs。奇异变形杆菌 ESBLs 只使用头孢他啶、头孢噻肟和头孢泊肟 3 种药物纸片进行检测,其他 2 种药物纸片不适用。

确证试验:使用每片含 30μg 头孢他啶、头孢噻肟纸片和头孢他啶/克拉维酸（30μg/10μg）、头孢噻肟/克拉维酸（30μg/10μg）复合物纸片进行试验,当任何一种复合物纸片抑菌圈直径大于或等于其单独药敏纸片抑菌圈直径 5mm,可确证该菌株产 ESBLs。

（2）肉汤稀释法。

初筛试验:按照常规标准肉汤稀释法进行操作。结果判断:头孢他啶、氨曲南、头孢曲松和头孢噻肟等任何一种药物对大肠埃希菌、肺炎克雷伯菌、产酸克雷伯菌的 MIC≥2μg/ml,头孢泊肟 MIC>8μg/ml 提示菌株可能产 ESBLs。奇异变形杆菌使用下列标准:头孢他啶 MIC≥2μg/ml、头孢噻肟 MIC>2μg/ml、头孢泊肟 MIC≥2μg/ml。确证试验:使用头孢他啶（0.25~128μg/ml）、头孢他啶/克拉维酸（0.25/4~128/4μg/ml）、头孢噻肟（0.25~64μg/ml）、头孢噻肟/克拉维酸（0.25/4~64/4μg/ml）进行试验,当与克拉维酸联合药组的 MIC 小于或等于单独药物组 MIC 3 个倍比稀释度时（或比值>8）,可确证该菌株产 ESBLs。

此外,检测 ESBLs 的方法还有双纸片相邻试验（协同法）、三维试验、E-test 法和显色培养基法等。

2.碳青霉烯酶检测

碳青霉烯酶可以定义为具有水解碳青霉烯类抗菌药物活性的 β-内酰胺酶,主要分布于 β-内酰胺酶 A、B、D 类中,可在不动杆菌、铜绿假单胞菌、肠杆菌科细菌中发现。根据水解机制中作用位点的不同可以将碳青霉烯酶分为两大类,一类称为金属碳青霉烯酶,这类酶以金属锌离子为活性作用位点,可以被 EDTA 抑制,属于 B 类 β-内酰胺酶;另一类以丝氨酸(Ser)为酶的活性作用位点,可以被酶抑制剂克拉维酸和他唑巴坦所抑制,属于 A、D 类 β-内酰胺酶。肠杆菌科细菌碳青霉烯酶的表型检验方法主要有以下 3 种:EDTA 协同试验(金属酶)、改良 Hodge 试验和 Carba NP 试验(carbapenemase Nordmann-Poirel test)。

EDTA 协同试验操作步骤如下:用 0.5 麦氏标准的待测菌悬液涂布 M-H 平板,贴亚胺培南(10μg)纸片,在距其 1cm 处贴一空白纸片,上面滴加 0.5mol/L 的 EDTA 溶液 4μl。35℃过夜培养,亚胺培南抑菌圈在靠近加 EDTA 纸片侧明显扩大者为产金属酶菌株。

改良 Hodge 试验操作步骤如下:使用无菌生理盐水将大肠埃希菌 ATCC 25922 菌悬液调至 0.5 麦氏标准,并进行 1∶10 稀释,将菌液接种在 M-H 琼脂平板上,干燥 3~10 分钟,在平板上中心贴厄他培南或美罗培南纸片,用 1μl 接种环挑取 3~5 个待测菌株并在平板上接种,接种时从平板中心纸片边缘向平板边缘画线,长度至少 20~25mm,(35±2)℃培养 16~20 小时,如果在被测菌株与大肠埃希菌 ATCC 25922 抑菌环交汇处大肠埃希菌生长增强,即产碳青霉烯酶。

(四)青霉素耐药肺炎链球菌检测

由于青霉素的纸片扩散法不能准确测试肺炎链球菌对青霉素的敏感性,只能用含 1μg 的苯唑西林纸片进行筛查。当肺炎链球菌对苯唑西林的抑菌圈直径≤19mm 时,需要进行青霉素 MIC 值测定,确认其为青霉素不敏感株以及鉴别其为青霉素中介耐药肺炎链球菌或青霉素耐药肺炎链球菌。目前通常采用 E-test 法检测青霉素对肺炎链球菌的 MIC。脑脊液分离的肺炎链球菌需要检测青霉素、头孢噻肟、头孢曲松或美罗培南的 MIC 值,也可以用 MIC 方法或纸片扩散法检测万古霉素敏感性。对于非脑膜炎分离菌株,青霉素 MIC≤0.06μg/ml 或苯唑西林抑菌圈直径≥20mm,可推测对如下 β-内酰胺类敏感:氨苄西林(口服或静脉)、氨苄西林/舒巴坦、阿莫西林、阿莫西林/克拉维酸、头孢克洛、头孢地尼、头孢妥仑、头孢吡肟、头孢噻肟、头孢泊肟、头孢丙烯、头孢洛林、头孢唑肟、头孢曲松、头孢呋辛、多利培南、厄他培南、亚胺培南、洛拉卡比、美罗培南和青霉素(口服或静脉)。

(五)碳青霉烯类耐药鲍曼不动杆菌检测

鲍曼不动杆菌是我国院内感染的主要致病菌之一,具有强大的获得耐药性和克隆传播能力。碳青霉烯类耐药鲍曼不动杆菌主要由产生 OXA 酶和 MBL 酶介导,以 OXA 酶最常见。鲍曼不动杆菌具有与 MRSA 相似的特点:多重耐药;可在物体表面长期存在,如电脑键盘、枕头、窗帘和其他干燥物体表面等;以及广泛传播的趋势。不动杆菌对碳青霉烯类的耐药性在全球范围内显著上升,引起广泛关注。

二、细菌耐药基因型检测

耐药基因检测主要用于鉴别 MIC 处于临界点的细菌耐药机制的研究,早期提供临床感染和用药治疗信息,追踪病原微生物的来源,作为建立新的评价方法时的可靠方法。耐药基因检测的方法包括 PCR、多重 PCR、实时荧光 PCR、限制性片段长度多态性分析(PCR-RFLP)、单链构象多态性分析(PCR-SSCP)、基因芯片等分子生物学的方法。

第五章　医院内感染

第一节　医院内感染定义和分类

医院内感染是一种特殊的病原微生物感染形式,主要发生在医院活动区域内。医院内感染学科的发展不断系统化和完善化,本节主要介绍医院内感染的定义和分类。

一、医院内感染的定义

医院内感染(nosocomial infection,NI),又称医院获得性感染(hospital-acquired infection),广义上讲,是指任何人员在医院活动期间遭受病原体侵袭而引起的任何诊断明确的感染或疾病。狭义上讲,是指住院病人入院时不存在,且未处于潜伏期,而在住院期间遭受病原体侵袭引起的任何诊断明确的感染或疾病,不论受感染者在医院期间或是出院以后出现症状。

在医院范围内所获得的任何感染和疾病,其对象涵盖医院这一特定范围内和在医院时这一特定时间内的所有人员,包括住院患者、医务人员、探视者和陪护家属,但是由于就诊患者、探视者和陪护家属在医院里的时间短暂,而且感染因素较多,其感染常难于确定是否来自医院。正因为这种难确定性,医院内感染的对象狭义地讲主要为住院患者和医务人员。医院内感染的感染时间界定中不包括病人在入院前已开始或在入院时已处于潜伏期的感染,潜伏期不明的感染和发生于住院后和出院后48小时内者,应属医院内感染的范畴,除非流行病学和临床资料能说明此感染系在院外获得者。

二、医院内感染的分类

主要包括:①外源性感染:称为交叉感染,指患者被医院内存在的各种病原微生物侵袭而发生的感染。主要包括人与人接触的直接感染,以及通过物品、医院环境与人接触的间接感染;②内源性感染:又称为自身感染,是指患者被自身固有的病原微生物侵袭而发生的感染。在正常情况下患者对此类病原微生物有免疫,但在自身免疫力下降时即可导致感染。例如,晚期再生障碍性贫血、晚期白血病、晚期癌症等患者发生的感染,均属此类;③母婴感染:指在分娩过程中胎儿经过产道所发生的感染,如B群链球菌感染,为医院内感染。经胎盘、母婴血液传播的胎儿感染,如先天性梅毒、艾滋病和乙型肝炎等皆属院外感染。

第二节　医院内感染控制

医院内感染有其流行病学特征和病原学特点。医务人员手卫生、常用污水污物的消毒处理以及医院内感染监测是医院内感染管理与实施工作的重要组成部分。只有充分了解医院内感染的自身特征,才能科学有效地制定干预措施,达到不断降低医院内感染率的目的。

一、医院内感染的流行病学

医院内感染的流行病学是研究医院人群中医院内感染的分布及其影响分布的因素,为制定医院内感染的预防和控制措施提供科学依据。与社区感染的流行相比,其规律性相似,但又有着自身的规律和特点。

1.医院内感染的传播

医院内感染的传播过程可分为3个环节,即感染源、传播途径和易感人群,其中任一环节被阻断,都可以避免医院内感染的发生。传染源可有患者、病原携带者,或环境储源等。传播途径包括接触、飞沫、空气、水、食物、生物媒介及医源性感染的传播。医院内通常免疫防御功能减低或者受损的易感人群发生医院内感染的可能性较高。

2.医院内感染的暴发

医院内感染暴发是指在医疗机构或其科室的患者中,短时间内发生3例以上同种同源感染病例的现象。医院内感染暴发可分为可预防性和暂时仍难防止两大类。暴发大多为外源性感染,其中,多数属于可预防性感染。暴发时,病例数增加或终止所需时间可长可短,病例数相差较大,其波及范围无特异性,引起的病原菌可以是一种或者多种。医院内感染暴发具有特有的医源性因素的复杂性,它的暴发可能因为院内防护措施存在着某种或某些缺陷,或者某些未知原因。院感在监测的过程中可及时排除疫情出现,及时联合微生物实验室进行病原菌的检出和排除。

3.医院内感染暴发的病原学分析

临床微生物学实验室需分离医院内感染病原体并通过病原体分型证实所分离的病原体是否具有同源性,从而为流行病学追踪感染过程与感染源提供线索。病原体分型技术包括表型技术(抗菌药物敏感性试验)、生物分型、特异性分型。良好的分型技术应具有分辨率高、重复性好、分型能力强的特点。

(1)表型技术:医院内感染监测常用到的是抗菌药物敏感性试验,即通过分析病原体对抗菌药物敏感性结果,初步判断菌株间的差异。主要包括纸片扩散法和稀释法。此技术分辨率低,通常可疑的菌株需进行进一步分型。检测细菌耐药性,分析耐药菌的变迁,掌握耐药菌感染的流行病学,以控制和预防耐药菌感染的发生和流行。

(2)生物分型:生物分型是通过微生物的生长、代谢特性进行分型。

(3)特异分型:检测病原体遗传物质、特异抗原结构及特异性噬菌体等进行分型,常用技术包括血清反应、噬菌体分型、细菌素分型、分子分型。

血清分型是经典的分型技术,如鉴别沙门菌等肠道细菌;肺炎链球菌、脑膜炎奈瑟菌、流感嗜血杆菌分型等。噬菌体分型技术是将分离细菌与标准噬菌体共同培养,观察溶菌状况,用于金黄色葡萄球菌、表皮葡萄球菌、伤寒沙门菌等细菌分型。细菌素是细菌产生的具有杀灭同种或近缘细菌作用的小分子蛋白质。检测菌产生的细菌素抑制标准指示菌生长,以此对检测菌进行分型。该技术是用于所有产生细菌素菌株的分型。现阶段,成功地用于铜绿假单胞菌和宋内志贺菌的分型。

分子分型技术可以通过分析微生物特征性 DNA(染色体、质粒或蛋白质)而越来越多地用于病原体分型,这类方法的分辨率高、重复性好、分型能力强。方法学有多种,近来主要以电泳法分离不同分子量的 DNA 片段。常用技术包括:脉冲场凝胶电泳技术、限制性片段长度多态性技术、随机引物扩增多态性 DNA、Southern 印迹杂交技术,以及扩增的限制性片段长度多态性技术、简单重复序列标记技术、染色体原位杂交技术等。质粒分析仅适用于携带不同质粒的菌株,且菌株间的差异性存在于质粒上。不同的革兰氏阴性杆菌可能通过结合获得相同的质粒。然而,质粒分析仍然用于绘制医院病原体抗菌药物耐药质粒传播图谱。

近十年出现的快速诊断技术,利用分子或免疫学方法能够快速、准确地检测病原体,然而,快速诊断技术可能出现假阳性,导致假暴发的错误结果,因此,应报告其阴性预测值。

二、医院内感染微生物学与合理使用抗菌药物

细菌、真菌、病毒、支原体及衣原体等都可导致医院内感染的发生。在不同地区的不同医院甚至同一医院的不同科室间,医院内感染的病原体存在一定差异。随着临床实验室诊断技术、抗感染药物种类、临床治疗方法的发展变化,医院内感染的病原体种类随之也发生改变。在抗菌药物发现和使用之前,以革兰氏阳性球菌为主,主要为金黄色葡萄球菌及化脓性链球菌,而现在革兰氏阴性杆菌的比例不断增加,革兰氏阳性菌的比例不断减少。

1. 细菌引起的医院内感染

在我国,医院内感染常发部位为下呼吸道、泌尿道、手术切口和胃肠道等。感染部位不同,感染的病原菌亦不同。呼吸道感染常见的病原菌包括铜绿假单胞菌、肺炎链球菌、金黄色葡萄球菌、流感嗜血杆菌和军团菌等,泌尿道感染常见的病原体包括大肠埃希菌、变形杆菌、肺炎克雷伯菌、肠球菌和葡萄球菌等,手术切口感染常见的病原体包括金黄色葡萄球菌、凝固酶阴性葡萄球菌、大肠埃希菌、粪肠球菌和铜绿假单胞菌等,胃肠道感染的主要病原体包括大肠埃希菌、志贺菌、沙门菌、空肠弯曲菌、副溶血弧菌和霍乱弧菌等。

2. 真菌引起的医院内感染

真菌为条件致病菌,正常情况下不会引起感染,而免疫功能低下或菌群失衡者可感染,为临床重要的病原菌。真菌在医院内感染中的发生率的不断增长,主要与临床广谱抗菌药物的不合理使用有关。医院内感染的真菌以白假丝酵母菌最为常见,其次为曲霉菌、新型隐球菌、隐孢子虫属和放线菌等。

3.病毒引起的医院内感染

医院内感染的重要病原体,易在老年和儿童患者间传播。常见的医院内感染病毒包括流感病毒、麻疹病毒、风疹病毒、肝炎病毒和人类免疫缺陷病毒等。其中,乙型肝炎病毒、丙型肝炎病毒和人类免疫缺陷病毒主要通过输血传播,流感病毒、麻疹病毒、风疹病毒等只通过空气飞沫传播,轮状病毒、杯状病毒通过粪口途径传播导致腹泻。

4.合理使用抗菌药物抗菌药物

合理应用,是指在患者具有明确临床指征的情况下,临床医师选用适宜的抗菌药物和适当的给药途径、给药剂量和治疗周期,从而有效地发挥抗菌药物的治疗与预防感染作用,达到杀灭致病菌、控制感染的目的,以及预防和减少各种不良反应。各级医院需加强和重视抗菌药物的临床应用管理,将抗菌药物临床应用管理作为医疗质量和医院管理的重要内容纳入日常工作安排,定期开展抗菌药物临床应用和评估。抗菌药物的滥用与医院内感染密切相关,一方面抗菌药对各种感染性疾病发挥了重要作用,另一方面抗菌药物应用不当,又加重了发生医院内感染的危险性。因此,合理使用抗菌药物,对于防治医院内感染至关重要。

三、医务人员手卫生

手卫生,是医务人员洗手、卫生手消毒和外科手消毒的总称。医务人员在接触患者前、进行清洁(无菌)操作前、接触体液后、接触患者后和接触患者周围环境后均要执行手卫生。卫生手清毒效果达标要求为监测的细菌菌落总数应≤10cfu/cm^2,外科手消毒效果达标要求为监测的细菌菌落总数应≤5cfu/cm^2。加对手腕的清洗,正确洗手方法可归纳为"七步洗手法"。具体如下:①掌心相对,手指并拢相互摩擦;②手心对手背沿指缝相互搓擦;③掌心相对,双手交叉沿指缝相互摩擦;④双手指交锁,指背在对侧掌心;⑤一手握另一手大拇指旋转搓擦,交换进行;⑥指尖在对侧掌心前后擦洗;⑦手腕在掌中转动,两手互换。

四、医院污水、污物的消毒处理

1.医院污水的处理

医院污水是指医院医疗活动中产生的含有病原体、重金属、消毒剂、有机溶剂、酸、碱以及放射性物质等的污水。这种污水不经处理直接排入河流,或用于灌溉,可严重污染环境和水源。当人们直接或间接接触这些污水,就可使人致病和引发传染病的暴发流行。

医院污水处理目的在于消毒,旨在杀灭医疗性污水中病原微生物,从而对环境不造成危害。污水处理步骤主要是净化和消毒,按照等级的不同可分为一级、二级和三级处理。净化即一级处理,旨在改善水质、除去悬浮物和部分微生物,为消毒创造条件。消毒即为二级处理,主要以化学消毒为主,除用生物氧化法除去污水中经一级处理后,剩余的可以生物分解的有机物以外,较多使用的是氯化消毒法和臭氧消毒法。三级处理是在二级处理之后,另外进行的一系列处理。进一步去除污水中的其他污染成分(如氮、磷、微细悬浮物、微量有机物和无机盐等)的工艺处理过程,经过三级处理的污水可达到饮用标准。

2.医院污物的处理

医院污物,是指诊断、治疗和卫生过程中所产生的废弃物。医院污物通常可分为一般性、感染性和特殊废弃物三大类。①一般性废弃物,即为医疗人员、患者及就诊家属等人员的普通生活垃圾;②感染性废弃物,主要是病变人体组织、实验动物组织、患者血液、体液、分泌物、排泄物、废弃药物、废弃敷料、废弃一次性医疗用品、废弃试验器材、检验诊断性废弃物和废弃培养物等;③特殊废弃物,指含有放射性物质的废弃物。

医院污物的处理方法较多,但从大的方面分为焚烧处理和非焚烧处理,可焚烧类污物的处理,可直接进入焚烧炉处理,焚烧后灰渣可按普通垃圾处理,焚烧炉的位置应远离生活区;而对于非焚烧处理,主要有①加热处理,具体的方法有高温消化、太阳能处理及高温堆肥等;②化学处理技术,指在污物中投加化学剂,如漂白粉、液氯、氨水、石灰和苛性钠等杀灭污物中微生物的方法;⑧放射性处理技术;④微波高温处理技术;⑤加填埋热解技术;⑥等离子体高温技术等。

五、医院内感染预防与控制

1.医院内感染管理与实施

医院应该成立感染管理委员会,认真贯彻医院内感染管理相关的法律法规及规范,制定符合本院预防和控制感染的规章制度、标准并定期监督实施。医院内感染管理部门主要由医务科、护理部、总务科、药剂科和检验科组成,并且制定管理专职人员、管理小组及管理科室人员的相关职责,成立医院内感染管理制度,比如感染培训制度、感染检测制度、暴发报告制度等。

医院内感染管理根据不同部门、不同科室合理实施。重点科室、重点部门应有具体规范的实施计划,如手术室医院内感染严格遵循无菌技术原则。重点科室如 ICU、产房、导管室、血液透析室、内镜室、口腔科、消毒供应中心、门诊、急诊、检验科和注射室等根据科室特点和感染管理要求具体实施。规范的实施是做好医院管理的重要保证,可以减少交叉感染,从而更好地保护患者和工作人员的健康。

2.医院内感染监测

医院内感染监测是指对于发生在医院中所有患者和医务人员的医院内感染进行监测,并根据监测资料分析其分布规律和相关影响因素,向医院有关部门报告,实施相应措施,同时评价该措施的效果,进而改善,以期减少医院内感染的发生。医院内感染监测主要体现在消毒效果的监测。

(1)医疗用品卫生标准。

1)进入人体无菌组织、器官或接触破损皮肤、黏膜的医疗用品:必须无菌。

2)接触黏膜的医疗用品:细菌菌落总数≤20cfu/g 或 100cm²,致病性微生物不得检出。

3)接触皮肤的医疗用品:细菌菌落总数≤200cfu/g 或 100cm²,致病性微生物不得检出。

4)使用中消毒剂:细菌菌落总数≤100cfu/ml,致病性微生物不得检出。

5)无菌器械保存液:必须无菌。

(2)消毒灭菌效果及环境卫生监测。

1)消毒剂监测:使用中的消毒剂应每季度进行生物监测 1 次,其细菌含量必须≤100cfu/ml,不得检出致病性微生物;灭菌剂每月监测 1 次,不得检出任何微生物。

2)化学监测:应根据消毒、灭菌剂的性能定期监测,如含氯消毒剂、过氧乙酸等应每日监测;使用中的戊二醛应加强监测,常规监测每周不少于 1 次。用于内镜消毒或灭菌的戊二醛必须每日或使用前进行监测,并做好有关记录。

3)紫外线及空气消毒机消毒监测:使用紫外线灯管和空气消毒机消毒应进行日常监测、紫外线灯管照射强度监测和生物监测。日常监测包括灯管应用时间、累计照射时间和使用人签名;对新灯管和使用中灯管应进行照射强度监测,30W 普通石英新灯管的照射强度不得低于 $90\mu W/cm^2$,使用中灯管不得低于 $70\mu W/cm^2$,每半年监测一次;生物监测必要时进行,经消毒后的物品或空气中的自然菌应减少 90% 以上,人工染菌杀灭率应达到 99.90%。

4)消毒物品生物学监测:各种消毒后的内镜(如胃镜、肠镜、喉镜和气管镜等)及其消毒物品应每季度进行生物学监测,灭菌物品每月监测一次。其合格标准为:细菌总数≤20cfu/件,不能检出致病菌。凡穿破黏膜的内镜附件如活检钳、高频电刀、细胞刷、切开刀、导丝、碎石器、网篮、造影导管和异物钳等灭菌物品必须每月进行生物监测;不得检出任何微生物。血液透析系统消毒后透析出口液合格标准为细菌总数≤2000cfu/ml,不能检出致病菌,透析入口液≤200cfu/ml,不能检出致病菌。

5)环境卫生学监测:包括对空气、物体表面和医护人员手的监测。当怀疑医院内感染与环境卫生学因素有关时,应及时进行监测。空气消毒效果的微生物学监测时,Ⅰ类区域细菌总数≤10cfu/m³,Ⅱ类区域细菌总数≤200cfu/m³,Ⅲ类区域细菌总数≤500cfu/m³,并不能检测到金黄色葡萄球菌和溶血性链球菌。物体表面和医护人员手的微生物监测时,Ⅰ、Ⅱ类区域细菌总数≤5cfu/cm³,Ⅲ类区域细菌总数≤10cfu/cm³,Ⅳ类区域细菌总数≤15cfu/cm³,并不能检测出金黄色葡萄球菌、大肠埃希菌和铜绿假单胞菌。

3.隔离预防与控制

隔离是指将处在传染期或可疑传染病人和病原携带者同其他病人分开,或将感染者置于不能传染给他人的条件下。因为医院内感染具有感染源多样、传播途径复杂和感染人群特殊的特点,这大大增加了医院内感染控制的难度,这就要求采取各种相应措施来隔离传染源,切断播散途径,对易感人群提前采取保护措施,以期阻止感染链的形成。其中,最高效、便捷的方法就是采取各种有效的隔离方法切断播散途径。

第六章　质量保证

质量保证(quality assurance,QA)是指有计划、系统地评估和监测患者整个诊疗过程的质量,以便及时发现问题,采取有效措施,提高服务质量。临床微生物学实验室(以下简称实验室)是以提供人类疾病诊断、管理、预防和治疗或健康评估的相关信息为目的,对来自人体的材料进行微生物学检验的实验室,也可提供微生物学检查的咨询性服务,包括结果解释和进一步适当检查的建议。微生物学检验是一个多步骤的综合分析过程,涉及微生物学检验所需的设备、试剂、环境、信息资源,以及人员、技术和专业知识等。从标本的采集到病原菌的镜检、培养、鉴定、抗菌药物敏感性试验,乃至最终的结果报告和解释,每一步都可能影响最终检测报告的质量。没有质量保证的检验结果不仅不能为临床诊疗提供准确可靠的信息,还可能会误导临床对疾病的诊断和治疗,给病人带来痛苦和损失。因此,为了不断提高微生物学检验的质量,有效控制分析过程中的各种影响因素,则需要对微生物学检验过程的前、中、后三个阶段进行全面的质量保证。

第一节　检验前质量保证

检验前过程(pre-examination processes),又叫分析前阶段(preanalytical phase),是按时间顺序自医生申请至分析检验启动的过程,包括检验申请、患者准备和识别、原始样品采集、运送和实验室内传递。

一、检验申请

每一份标本都应有申请单或电子申请单,申请单的设计遵循国家、地区和当地的规定,包括足够的信息,以识别患者和申请者,以及相关的临床资料。

检验申请信息应该包括上述内容:①患者姓名、性别、出生日期、科室、床号及唯一标识(如登记号或住院号);②标本类型、来源和临床诊断;③申请的榆验项目(如显微镜检查、培养等);④与患者相关的临床资料,如旅行史和接触史;⑤感染类型和(或)目标微生物及抗菌药物的使用情况;⑥标本采集和实验室接收标本的时间和日期。

二、标本采集与运送

标本的正确采集、转运和保存是保证微生物学检验结果准确的前提条件。标本采集工作涉及医生、护士、病人和其他工作人员,很难由实验室完全控制,是全面质量管理最薄弱的环节。所以实验室应采取制定标本采集手册、监控标本运送、制定不合格标本拒收标准等措施,来保证标本质量。

(一)制定标本采集手册

标本采集手册应包括:①患者准备;②检测项目名称(如血液和脑脊液培养等);③不同部位标本的采集方法;④物品的准备;⑤最佳采集时间;⑥标本采集量;⑦标本运送要求;⑧延迟运送标本的贮藏方法(如冷藏尿液);⑨安全运送标本的方法(如密封容器、无标本外漏)等。标本采集手册应方便标本采集和运送者取阅。

(二)患者准备

患者准备主要包括两个方面:①做好采集部位的清洁或消毒工作,防止定植菌的污染。如无菌中段尿的采集要做好外阴的清洗和消毒;痰液标本的采集要做好口腔的清洁;脓肿和血液标本的采集要做好皮肤或黏膜的消毒等。②病人应主动配合以便采集到有价值的标本,如咳痰时弯腰深咳嗽,以咳出深部痰液。

(三)标本采集

微生物标本采集原则:①最好是病程早期、急性期或症状典型时采集标本,并且最好在使用抗生素或下次使用抗生素之前。②采集的标本应无外源性污染。在采集血液、脑脊液、胸腔积液和关节液等无菌标本时,应注意对局部及周围皮肤的消毒,严格进行无菌操作。③采集的标本均应盛于无菌容器内。容器应经高压灭菌、煮沸、干热等物理方法灭菌,而不能用消毒剂或酸类处理。④标本采集量应适宜,过少可能会导致假阴性结果。⑤采集方法应恰当。根据目标菌的特性,采用相应的采集方法。如尿液标本,疑为厌氧菌感染时,应以无菌注射器从耻骨上缘行膀胱穿刺术抽取;若怀疑是需氧或兼性厌氧菌的感染,则直接采集中段尿。⑥有些标本还要注意采集时间。如怀疑伤寒沙门菌感染,在发病的第1~2周采集血液,在第3~4周采集大便和尿液,可以提高阳性检出率。

(四)标本运送

标本运送时应注意:①所有采集的标本均含有潜在的生物危害,应置于防渗漏,且相对密封的容器中保存和转运,防止送检过程中标本的漏洒;②采集的标本应尽快送检。常规微生物学检验从标本的采集到运送至实验室的时间应限制在2小时以内;③一些特殊的标本,如用于厌氧培养的标本,其检验结果与运送时间有关,采集后应在15~30分钟内送至实验室,如条件允许床旁接种效果最好;④疑似对温度敏感的淋病奈瑟菌、脑膜炎奈瑟菌和流感嗜血杆菌等感染的标本,应保温送检;⑤血液、脑脊液、生殖道、眼睛和内耳分泌物等标本不可冷藏。

(五)不合格标本

实验室应制定并执行不合格标本拒收标准,如:①缺乏正确标识的标本;②明显被污染的标本;③送检容器(非无菌容器)不合格的标本;④同一天申请做同一实验的重复送检标本(血培养除外)等。然而,如果是比较珍贵、无法再次采集的标本,应与医师联系说明情况,先进行标本处理,但需要对结果进行说明和记录。

第二节　检验中质量保证

微生物学检验结果的准确性除依赖于标本的质量、相关的临床资料外,还与人员、设备、试剂耗材及检验过程等因素有关。实验室应制定相应标准化操作规程,监控这些因素,及时发现错误并采取纠正措施,以保证检验结果的质量。

一、人员

微生物检验是一项复杂的工作,工作人员应具备:①医学检验专业或相关专业的教育背景,且已取得相应的资质;②适当的理论和实践背景;③熟悉实验室操作规程、消毒灭菌及生物安全等相关知识。

实验室每年应对所有工作人员进行培训,培训内容包括临床微生物检验相关知识技能、质量管理体系、医疗咨询及生物安全等。当工作人员职责变更,或离岗6个月以上再上岗时应进行再培训和再考核,并记录存档。同时应制定人员能力评估的内容和方法,评估并记录工作人员进行微生物学检验的能力,评估合格后,方可上岗。实验室应每年进行工作人员的能力比对,比对项目至少应包括显微镜检查、培养结果判读、药敏试验抑菌圈测量和结果报告等,确保试验结果判读和报告的一致性。对新进员工,在最初6个月内应进行2次能力评估,并保存评估记录。

二、设备

实验室设备包括基础设备和常用设备,所有设备均应制定标准化操作程序,定期维护、保养、监测并记录。新进设备或经搬运、维修后的设备应进行评估和性能验证,确保实验结果的准确性。

不同类型设备,所需定期监测的性能不同,如:①用于检测的温度依赖性设备(培养箱、水浴箱和加热块等),应使用量程适宜并经检定的温度计监测温度;②用于定量检测的移液管、微量滴定管或自动分配器应检查并记录其在使用区间内的准确性和重复性;③CO_2培养箱应监测箱内CO_2浓度;④厌氧系统(厌氧缸/罐/袋)应监测厌氧条件;⑤生物安全柜应监测柜内气流和过滤器;⑥高压灭菌器应监测灭菌效果等。实验室常用仪器设备的质量保证见表6-1。

表 6-1　实验室常用仪器设备的质量保证

仪器设备名称	控制标准	允许范围	监控方法和频率
水浴箱	37℃	±1℃	每天观察记录温度
培养箱	35℃	±1℃	每天观察记录温度
二氧化碳培养箱			每天观察记录温度和二氧化碳浓度
温度	35℃	±1℃	
气体	5%～10%	<10%	

(续表)

仪器设备名称	控制标准	允许范围	监控方法和频率
冰箱			每天观察记录温度
冷藏	4℃	±2℃	
冷冻	20℃	±5℃	
压力灭菌器	121℃	≥121℃	使用时观察并记录温度、压力,每月用嗜热芽孢杆菌或每次用化学方法测试灭菌效果一次

一些特殊设备,如自动化或半自动化鉴定系统和血培养系统的质量保证见表6-2。

表 6-2　微生物自动化培养系统和鉴定系统的质量保证

仪器设备名称	质控菌株		监控方法	监控频率
血培养系统	金黄色葡萄球菌	ATCC 25923	选用相应质控菌株,用需氧和厌氧培养瓶进行验证	1.仪器性能验证一年一次
	肺炎链球菌	ATCC 49619		2.培养瓶每批次质控
	大肠埃希菌	ATCC 25922		
	流感嗜血杆菌	ATCC 49766		
	白色假丝酵母菌	ATCC 10231		
	产气荚膜梭菌	ATCC 13124		
鉴定药敏系统	肺炎链球菌	ATCC 49619	选用相应质控菌株,用各种鉴定卡和药敏卡进行验证	1.仪器性能验证一年一次
	腐生葡萄球菌	ATCC BAA-750		2.卡片每批次质控
	阴沟肠杆菌	ATCC 700323		
	嗜麦芽窄食单胞菌	ATCC 17666		
	流感嗜血杆菌	ATCC 9007		
	白色假丝酵母菌	ATCC 14053		

三、试剂和耗材

实验室应制定文件化程序用于试剂和耗材的接收、储存、验收和管理。当实验室不是接收单位时,还应核实接收点是否具备充分的储存和处理能力,以保证购买的物品不会损坏或变质。实验室应按制造商的说明储存收到的试剂和耗材。

(一)培养基

实验室使用的培养基都应具有:①良好的外观,即表面平滑、水分适宜、无污染、颜色和厚度适当;②明确的标识,包括生产日期(批号)、保质期、配方、质量控制和贮存条件等信息;③每批号产品应进行无菌试验和性能验证,如生长试验、生长抑制试验和生化反应等。

1.无菌试验

新配制的培养基要按批号抽取一定数量的样品作无菌试验。对于灭菌后倾注的固体培养基,抽样后放培养箱培养 24～48 小时;灭菌后经无菌操作分装的液体培养基要全部放入培养箱内培养 24 小时;对于有些无须高压灭菌、只需煮沸消毒的选择性培养基要取部分琼脂,放入无菌肉汤管培养 24 小时;上述试验证实无细菌生长时才算合格。若有细菌生长,说明培养基制备过程中已受杂菌污染,除寻找原因外,不应再使用,同时做好记录。

2.细菌生长试验

所有的培养基在使用前除了做无菌试验外还必须做细菌生长试验以确定培养基性能是否符合要求。用已知的标准菌株按照 CLSI 推荐的方法做质控,质控所需的标准菌株分两种:一种是已知的可在某种培养基上生长并产生阳性反应的菌株;另一种是用已知的不能在某种培养基上生长或产生阴性生化反应的菌株。实验室常用培养基、生化反应培养基及试验所用的质控菌株和预期结果见表 6-3 和表 6-4。

表 6-3　常用培养基的质控

培养基	培养条件	质控菌种	预期结果
血琼脂平板	有氧环境,24 小时	化脓链球菌(ATCC 19615)	生长,β-溶血
		肺炎链球菌(ATCC 49619)	生长,α-溶血
		金黄色葡萄球菌(ATCC 25923)	生长
		大肠埃希菌(ATCC 25922)	生长
巧克力色琼脂平板	CO_2,24 小时	流感嗜血杆菌(ATCC 9007)	生长
麦康凯平板	有氧环境,24 小时	大肠埃希菌(ATCC 25922)	生长,红色菌落
		鼠伤寒沙门菌(ATCC 14028)	生长,无色菌落
中国蓝平板	有氧环境,24 小时	大肠埃希菌(ATCC 25922)	生长,蓝色菌落
		宋内志贺菌(ATCC 25931)	生长,无色菌落
XLD	有氧环境,24 小时	鼠伤寒沙门菌(ATCC 14028)	生长,菌落中央黑色,周围粉红色
		大肠埃希菌(ATCC 25922)	生长,黄色菌落
SS 琼脂平板	有氧环境,24 小时	鼠伤寒沙门菌(ATCC 14028)	生长,无色菌落,中心黑色
		粪肠球菌(ATCC 29212)	生长被抑制
沙氏培养基	有氧环境,24 小时	白色假丝酵母菌(ATCC 10231)	生长
		大肠埃希菌(ATCC 25922)	部分或完全抑制

表 6-4　常用生化试验培养基及试验的质控

培养基	质控菌种	预期结果
赖氨酸脱羧酶	鼠伤寒沙门菌	阳性(深紫色、混浊)
	福氏志贺菌	阴性(黄色)
鸟氨酸脱羧酶	黏质沙雷菌	阳性(深紫色、混浊)
	肺炎克雷伯菌	阴性(黄色)
精氨酸双水解酶	阴沟肠杆菌	阳性(深紫色、混浊)
	奇异变形杆菌	阴性(黄色)
靛基质	大肠埃希菌	阳性(加试剂后呈红色)
	肺炎克雷伯菌	阴性
V-P 试验	肺炎克雷伯菌	阳性(加试剂后呈红色)
	大肠埃希菌	阴性
枸橼酸盐	肺炎克雷伯菌	阳性(蓝色)
	大肠埃希菌	阴性(绿色)
苯丙氨酸脱氨酶	奇异变形杆菌	阳性(加入试剂后呈绿色)
	大肠埃希菌	阴性
O-F 试验(葡萄糖)	铜绿假单胞菌(氧化型)	阳性(黄色)
	不动杆菌属(不利用)	阴性
硝酸盐还原	大肠埃希菌	阳性(加入试剂后呈红色)
	不动杆菌属	阴性
胆汁七叶苷	肠球菌属	阳性(黑色)
	非 D 群 α 链球菌	阴性
脱氧核糖核酸琼脂	黏质沙雷菌	阳性(粉红色)
	肠杆菌属	阴性(蓝色)
丙二酸盐	肺炎克雷伯菌	阳性(生长,蓝色)
	大肠埃希菌	阴性
半固体(动力)	奇异变形杆菌	阳性(穿刺线周围生长)
	肺炎克雷伯菌	阴性
β-半乳糖苷酶试验	黏质沙雷菌	阳性(黄色)
	鼠伤寒沙门菌	阴性
三糖铁琼脂	弗劳地枸橼酸菌	产酸/产酸,H_2S
	福氏志贺菌	产碱/产酸
	铜绿假单胞菌	产碱/不反应

(二)其他试剂

实验室使用的生化试剂、染色液和抗血清等都应标记名称、浓度、储存条件、制备日期和有效期。若试剂启封,改变了有效期和储存条件,必须记录新的有效期。新批号和每一批次的试剂都应进行质控,确保试剂的质量。

1.质控要求

新批号和每一批次试剂质量控制应符合如下要求:①使用前应通过直接分析参考物质、新旧批号平行实验或常规质控等方法进行验证,并记录;②生化试剂,如吲哚试剂,杆菌肽,Optochin,X、V、V+X因子纸片等应使用l绸性和阳性质控物质进行验证;③药敏试验纸片使用前应用标准菌株进行验证;④染色液(革兰氏染色和抗酸染色),应用已知阳性和阴性的质控菌株进行验证;⑤直接抗原检测试剂无论是否含内质控,应用阴性和阳性外质控进行验证。

临床常用生化试剂质量控制见表6-5。

表 6-5　临床常用生化试剂质量控制

试剂名称	质控菌种		预期结果
血浆凝固酶	金黄色葡萄球菌(ATCC 25923)	阳性	凝集
	表皮葡萄球菌(ATCC 12228)	阴性	不凝集
触酶	金黄色葡萄球菌(ATCC 25923)	阳性	立即产生气泡
	粪肠球菌(ATCC 29212)	阴性	无气泡
氧化酶	铜绿假单胞菌(ATCC 27853)	阳性	10～30秒变紫
	大肠埃希菌(ATCC 25922)	阴性	不变色
β-内酰胺酶	金黄色葡萄球菌(ATCC 29213)	阳性	变红
	金黄色葡萄球菌(ATCC 25923)	阴性	1小时内不变色
奥普托辛	肺炎链球菌(ATCC 49619)	阳性	有生长抑制环
	粪肠球菌(ATCC 29212)	阴性	无生长抑制环
杆菌肽	化脓链球菌(ATCC 19615)	阳性	有生长抑制环
	粪肠球菌(ATCC 29212)	阴性	无生长抑制环
沙门菌属多价血清	鼠伤寒沙门菌(ATCC 14028)	阳性	凝集
	大肠埃希菌(ATCC 25922)	阴性	不凝集
志贺菌属多价血清	宋内志贺菌(ATCC 25931)	阳性	凝集
	大肠埃希菌(ATCC 25922)	阴性	不凝集
生长因子 V、X 和 V+X	流感嗜血杆菌(ATCC 10211)	阳性	V+X 因子周围生长

常用染色液的质量控制见表6-6。

表 6-6　常用染色液的质量控制

染色	质控菌株	预期结果	
革兰氏染色	金黄色葡萄球菌（ATCC 25923）	阳性	紫色
	大肠埃希菌（ATCC 25922）	阴性	红色
抗酸染色	堪萨斯分枝杆菌（ATCC 12478）	阳性	红色
	大肠埃希菌（ATCC 25922）	阴性	蓝色

2.质控物质

实验室应储存与诊断相配套的质控物质(含质控菌株),以供染色、鉴定、药敏试验,以及试剂和培养基质控使用。临床微生物学实验室的室内质控绝大部分需要用标准菌株或参考菌株来进行,这类菌株的特点是药敏反应稳定,且药敏结果处于众多流行株的中间位置。三级甲等医院的微生物学实验室必须备有相应的标准菌株。国内、外均有专门提供标准菌株的机构,如美国国家典型菌种保藏中心(ATCC)、英国国家典型菌种保藏中心(NCTC)和中国医学细菌保藏管理中心(CMCC)等。如无来源于上述机构的菌株,也可使用上级业务部门保存的可溯源的质控菌株。

(三)耗材

微生物学实验室最常用的耗材,包括一次性无菌痰杯、咽拭子管、吸痰器、离心管、棉签、悬浮管和培养皿等。这些影响检验质量的耗材应在使用前抽检进行性能验证。

性能验证内容主要包括:①外观评估:表面光洁,无明显变形、擦痕、穿孔、杂质、油污等缺陷;②防渗漏测试:按使用量加入蒸馏水颠倒,无渗漏;③无菌试验:加入无菌肉汤置培养箱 18～24 小时,观察肉汤清亮、无沉淀和无絮状;④耐热试验:在培养皿中加入较高温度的水(80℃),不变形。以上验证全部合格后,方可使用。

四、检验过程

检验过程涉及检验方法的选择、检验程序的文件化和检验结果的质量保证等方面。

(一)检验方法的选择

微生物学检验方法必须统一,准确可靠。实验室应优先选用现行有效的国家、行业、地方和企业标准中规定的检验方法。如无标准方法,可从知名的相关技术组织或文献中选择合适的方法,并按相关程序对该方法进行验证、鉴定和审批,从而保证得到可接受的检测结果。所选择的检验方法和程序还应与所提供的服务相适宜,并且方便操作,例如:①所选的涂片、染色技术、培养基应能从标本中识别、分离出相应的病原菌;②应明确伤口标本的处理程序,深部伤口感染应进行厌氧培养;③血培养应能分离需氧菌和厌氧菌;④脑脊液培养应能确保检出常见苛养菌(脑膜炎奈瑟菌、流感嗜血杆菌和单核细胞李斯特菌等)。

(二)检验程序文件化

每个实验室应制定自己切实可行的操作规程,并使其标准化、规范化。内容应涉及实验的所有方面,包括试剂的准备、操作方法、质量控制和生物安全等方面,均应以 CLSI、国家卫生和计划生育委员会或权威机构的标准和操作步骤为准则。所有工作人员都应遵守操作规程的规定,新规程的制定和对现有规程的任何修改都必须符合临床和实验室工作的需要。

检验程序文件内容应包括:①检验目的;②检验程序的原理和方法;③性能验证;④样品类型(如:血浆、血清、尿液);⑤患者准备;⑥容器和添加剂类型;⑦所需的仪器和试剂;⑧程序性步骤;⑨质量控制程序;⑩干扰(如:脂血、溶血、黄疸、药物)和交叉反应;⑪生物参考区间;⑫警示或危急值;⑬实验室临床解释;⑭参考文献等。每个标准化操作程序可包括以上全部内容,也可包括部分内容,视具体情况而定。

(三)检验结果的质量保证

实验室应实施室内质量控制程序以保证检测结果的准确性和可靠性,同时参加室间质量控制评价,对实验室检验能力进行质量评价和能力验证。

1.室内质量控制

实验室室内质量控制是指对影响检验质量的各环节、各因素制订计划和程序,并在其实施过程中进行连续评价和验证,对发现的问题及时处理并采取措施纠正。室内质量控制是实验室检验结果持续满足预期质量标准的保证。

实验室制定的内部质量控制程序应包括整个实验操作过程,质量控制应满足如下要求:①使用中的染色剂,至少每周用已知阴、阳性质控菌株检测染色程序;②触酶、凝固酶、氧化酶和β-内酰胺酶,实验当日应做阴性和阳性质控;③诊断性抗血清试剂,实验当日至少应做多价血清阴性和阳性质控;④实验室采用的抗菌药物敏感性试验方法应用标准菌株连续检测 20 天或 30 天,每一组药物超出参考范围的频率应小于 1/20 或 3/30。也可采用替代质控方案,即连续 5 天,每天对每一组药物重复测定 3 次,每次单独制备接种物,15 个数据超出参考范围的结果应不超过 1 个,若失控结果为 2~3 个,则如前述,再进行 5 天,每天 3 次重复试验,30 个数据失控结果应不超过 3 个。此后,应每周使用标准菌株进行质控;⑤采用自动或半自动系统检测 MIC 时,应按照制造商的要求进行质控。

室内质控物质的检验方法、检测次数、操作者必须与患者标本一致。质控频率应遵循相关文件规定,或检测系统制造商的要求,并规范实施。缺乏合格的校准和质控物质的项目,应有程序验证患者结果的准确性。出现室内质控失控时,应及时采取纠正措施。经评估,室内结果在可接受范围时,才可向临床发送检测报告。

2.实验室间质量评价

实验室应按要求参加相应的能力验证/室间质评,并应制定文件化程序,确保其有效实施。该程序应包括职责规定、参加说明,以及任何不同能力验证/室间质评活动的评价标准。值得注意的是,应将所有能力验证/室间质评的标本纳入常规工作,由从事常规检验工作的人员采用与患者标本相同的方法、检测次数进行检测,鉴定水平亦与患者标本一致。只有这样,能力验证/室间质评才能作为评价实验室质量的依据。满意的能力验证/室间质评结果提示实验室的人员、试剂、培养基、设备状态良好。

缺乏能力验证/室间质评的检验项目,应定期进行性能评估,方法为:①与参考实验室或其他实验室分割标本检测;②与本实验室建立的已获得证实的方法分割标本检测;③分析纯物质、地方数据库或临床证实资料等。定期评审性能评估结果,当出现"不可接受"的结果时,应尽快采取纠正措施并记录。

第三节　检验后质量保证

检验后过程(post-examination processes),也叫分析后阶段(post-analytical phase),指检验之后的过程,包括结果复核、临床材料保留和储存、样品(和废物)处置,以及检验结果的格式化、报告和记录留存等。

一、检验结果的审核与报告

微生物检验结果的质量和医学价值依赖于报告的准确性和及时性,应经与临床沟通建立检测(如体液涂片、抗酸杆菌涂片、培养)重要指标及其"警告/危急"范围、标本周转时间(turn around time,TAT)。标本周转时间尽可能从标本采集开始到结果用于患者诊疗。必要时,及时发送分级报告,如标本直接涂片或湿片直接镜检、培养皿的判读结果等。

发送患者结果前,评估室内质控结果在可接受范围内,最好在对检验结果进行系统性评审,评价其与已获得的患者相关临床信息的符合性。

当某些对患者处理具有重要意义的实验结果达到危急值时,立即通知临床医师或相关人员。操作者应熟悉其工作范围内的危急值项目、判断标准及处理程序。危急值报告记录包括日期、时间、报告者、报告接收者及检测结果。未及时通知相关人员的危急值应记录原因。

检验结果报告应清晰易懂,表述正确,内容包括:①清晰明确的检验标识;②实验室的名称;③患者的唯一性标识;④检验申请者姓名或其他唯一性标识;⑤标本采集日期和时间;⑥实验室接收标本时间;⑦报告日期和时间;⑧生物参考区间;⑨结果的解释;⑩检验者标识等。

当发现已发送检验报告存在错误时,应进行更改,记录改动日期、时间及责任人。经改动后,原内容应清晰可辨。已用于临床决策的检验结果的修改,应与原报告一同保存,并清楚标明其被修改。

检验申请单及标本检验过程应记录并保存至少 2 年。记录内容包括:①患者姓名或唯一标识;②标本采集的日期和时间;③实验室接收到标本的日期和时间;④检验项目;⑤申请者;⑥标本的处理过程;⑦检验者;⑧与临床的沟通内容;⑨结果等。

二、检验后标本的处理

微生物学实验室检测完成后的标本和培养物应密封保存在 2～8℃冰箱内,要有明确的标识,并做好记录。保存期过后的标本和培养物高压灭菌后按感染性废弃物处理。

第七章 实验室安全防护及菌处保存技术

生物安全(biological safety)是指通过实验室建筑设计、安全防护设施和使用个体防护设备及严格遵从标准化的操作规程等保护措施(硬件)和管理措施(软件),避免各种有危害或潜在危害的生物因子对实验操作人员、环境或公众造成危害。

自 2003 年在经历了严重急性呼吸道综合征(severe acute respiratory syndrome,SARS)和高致病性禽流感暴发流行以来,人们已经感受到了微生物对人类的挑战,生物安全成为常规检验尤其是临床微生物检验工作中非常重要的一部分,因此,国家相关部门对临床微生物实验室的生物安全也越来越重视。临床微生物检验中,需接触大量来自临床患者的各类血液、体液和组织样本,这些样本均具有潜在的生物危害,实验室人员进行各种实验操作时就有可能接触到各种已知或未知的生物因子,存在较高的实验室感染风险。因此,加强临床微生物实验室安全管理以及增强实验室工作人员的生物安全意识和生物安全防护知识非常必要。

第一节 实验室安全防护

实验室生物安全(laboratory biosafety)是指保护工作人员避免接触实验室工作中的生物因子或病原体发生意外暴露的原则、技术和措施。研究显示,导致实验室相关感染最常见的原因除少数为明确的如被锐器刺伤、感染的实验动物咬伤等,此外大多数情况下均为不明原因导致的实验室感染,此类感染大多由生物因子气溶胶所引起,常见的生物因子有布鲁菌属、结核分枝杆菌、贝纳柯克斯体(Q 热病原体)、乙型肝炎病毒、伤寒沙门菌、土拉热弗朗西斯菌、皮炎芽生菌、委内瑞拉马脑炎病毒、鹦鹉热衣原体和球孢子菌等,在国内尤以布鲁菌属、结核分枝杆菌引起的实验室感染多见,其原因与微生物的危险等级及实验室的生物安全防护水平均有关。

一、实验室生物安全防护水平

(一)生物因子危险度等级

根据生物因子对个体和群体的危害程度,在《医学实验室安全应用指南》(CNAS-GL14:2007)中将微生物的危险度等级划分为四类,即:①危险度 1 级:无或极低的个体和群体危险。通常对人和动物不致病。②危险度 2 级:个体危险中等,群体危险低。对人或动物致病,但不严重。实验室暴露可能引起严重感染。预防和治疗措施有效,传播危险性有限。③危险度 3 级:个体危险高,群体危险低。通常能引起人或动物严重疾病,但不发生传播,预防和治疗措施有效。④危险度 4 级:个体和群体危险度均高。通常能引起人和动物的严重疾病,容易发生直接或间接的传播,缺乏有效的预防和治疗措施。

(二)风险评估

风险评估(risk assessment)是实验室生物安全的核心,指评估风险的大小以及确定风险是否可接受的全过程。由于临床实验室的特殊环境不可避免地造成不同程度的生物污染,按照国家标准《实验室生物安全通用要求》(GB19489-2008)规定,需要进行实验室生物安全风险评估。通过开展风险评估分析实验室内危险源的来源、程度,从而确定实验室生物安全防护水平,持续进行危险识别和实施必要的防护控制措施,并指导制定科学的操作规程、管理制度和应急预案,减少工作人员暴露的危险,使环境污染降低到最低限度,从而减少各类危险的发生,保障整个实验室生物安全和社会公共卫生安全。

风险评估应考虑微生物的危险度等级、致病性、传播途径、易感性、潜伏期、剂量.效应(反应)关系和适宜宿主;暴露的潜在后果;自然感染途径、相关实验数据、流行病学资料等;实验室感染途径;所操作微生物的浓度和样本量;拟进行的实验室操作(如超声处理、离心等)、基因技术(可能扩大宿主范围或改变防治措施的有效性);当地预防或治疗方案和能力等。此外还应定期进行风险评估或对风险评估报告进行复审。

(三)实验室生物安全防护水平

根据所操作生物因子的危害程度和采取的防护措施以及实验室设计建筑构造、防护设施设备以及操作程序,将实验室生物安全防护水平(biosafety level,BSL)分为四级。一级防护水平最低,四级防护水平最高。分别以 BSL-1、BSL-2、BSL-3 和 BSL-4 表示实验室的相应生物安全防护水平。①一级生物安全水平(BSL-1)和二级生物安全水平(BSL-2)实验室均属基础实验室,分别处理危险度 1 级微生物和危险度 2 级微生物;②三级生物安全水平(BSL-3)实验室属防护实验室,为特殊的诊断、研究实验室,处理危险度 3 级微生物;③四级生物安全水平(BSL-4)实验室属最高防护实验室,供危险病原体研究,处理危险度 4 级微生物。随着实验室生物安全等级的升高,对实验室的生物安全设计与设施、安全设备和操作规程的要求更为严格。

二、实验室生物安全防护

实验室生物安全防护(biosafety protection for laboratories)是指在实验室环境下处理和保存生物危险因子的过程中采用的一系列防护措施,包括一级防护(隔离)和二级防护(屏障),其目的是确保实验室工作人员不受实验对象侵染及周围环境不受污染。一级防护即安全设备、个体防护装置和措施;二级防护即实验室的特殊设计和建设要求。

(一)生物安全基本设备

临床微生物实验室属于生物安全二级实验室,其基本设备应至少包括生物安全柜、高压灭菌器、紧急喷淋和洗眼装置等。

1.生物安全柜

生物安全柜(biological safety cabinets,BSCs)是为处理原代培养物、菌毒株以及诊断性样本等具有已知或潜在感染性的实验材料时,避免操作者、实验室环境暴露于操作过程中可能产生的感染性气溶胶和溅出物而设计的。生物安全柜中的高效空气过滤器(high efficiency particulate air filter,HEPA)可以截留 99.97% 的直径为 $0.3\mu m$ 的颗粒,而对于更大或者更小的颗粒则可以截留 99.99%。因此在临床微生物检验常规工作中,对于可能产生气溶胶的操作如样本接种、阳性瓶转种、菌株分纯、菌悬液调制和采血管开盖等,均应在生物安全柜内进行。生物安全柜必须由专业人员安装,安装前需选择合适的位置,不应置于实验室出入口、人员流动多的地点或过于狭小的空间。安装完成后需由专业人员定期进行校准、维护。

　　生物安全柜根据入口气流风速、排气方式和循环方式及生物安全防护水平的差异,分为三级(表 7-1):①Ⅰ级生物安全柜:可保护工作人员和环境而不保护样品。其气流原理和实验室通风橱基本相同,不同之处在于排气口安装有 HEPA 过滤器,气溶胶通过 HEPA,经实验室或建筑物排风系统排出,或直接排出建筑物。由于不能保护柜内产品,目前已较少使用。②Ⅱ级生物安全柜:二级生物安全柜是目前应用最为广泛的柜型。与Ⅰ级生物安全柜不同之处在于只让经 HEPA 过滤的(无菌的)空气流过工作台面,所有的二级生物安全柜都可提供对工作人员、环境和样本的保护。按照《中华人民共和国医药行业标准 YY0569-2005 生物安全柜》中的规定,二级生物安全柜可分为 4 个级别:A1 型、A2 型、B1 型和 B2 型,可用于操作危险度 2 级和 3 级微生物,穿正压防护服时可处理危险度 4 级微生物。③Ⅲ级生物安全柜:三级生物安全柜是为生物安全防护等级为 4 级的实验室而设计的,对操作者防护最好。柜体完全气密,所有接口"密封",通过一个外置的专门排风系统来控制气流,使安全柜始终处于负压状态。工作人员须通过连接在柜体的手套进行操作,试验品通过双门的传递箱进出安全柜以确保不受污染,适用于高风险的生物试验,如进行 SARS、埃博拉病毒等相关实验。

表 7-1　Ⅰ级、Ⅱ级以及Ⅲ级生物安全柜之间的差异

生物安全	正面气流速度(m/s)	气流百分数(%)		排风系统
		新循环部分	排出部分	
Ⅰ级[a]	0.36	0	100	硬管
Ⅱ级 A1 型	0.38~0.51	70	30	排到房间或套管连接处
外排风Ⅱ级 A2 型[a]	0.51	70	30	排到房间或套管连接处
Ⅱ级 B1 型[a]	0.51	30	70	硬管
Ⅱ级 B2 型[a]	0.51	0	100	硬管
Ⅲ级[a]	不适用	0	100	硬管

[a] 所有生物学污染的管道均为负压状态,或由负压的管道和压力通风系统围绕

2.高压蒸汽灭菌器

　　高压蒸汽灭菌器是临床微生物实验室常规必备设备,是基于水的沸点随着蒸汽压力的升高而升高的原理设计的,具有高效的灭菌功能。临床微生物实验室产生的废弃的培养皿(基)、血培养瓶、临床样本等医疗垃圾均需进行高压灭菌,使其"无害化"后方可运出实验室,从而保证实验室工作人员及环境安全。高压灭菌器操作者须经专业机构的培训并取得压力容器上岗许可证,以确保使用时的安全。

3.紧急喷淋及洗眼装置

实验室应有可供使用的紧急喷淋及洗眼装置,一般安装在使用苛性碱和腐蚀性化学品附近(30米内)的地方,可对眼睛和身体进行紧急冲洗或者淋浴,主要是避免感染性物质或化学物质对人体造成进一步伤害。须定期测试喷淋装置以保证功能正常并冲掉管道内积水,保证紧急状况时的正常使用。

（二）个人防护装备

个人防护装备用于保护实验室工作人员免受气溶胶、喷溅物暴露和意外接种等的一种物理屏障。

1.实验服

一般包括操作服、隔离衣和连体衣等。长袖、背面开口的隔离衣和连体衣的防护效果较一般操作服好,当可能发生喷溅时,使用塑料围裙或防水长罩服。

2.面部防护用具

使用护目镜、安全眼镜和面罩等避免因实验物品飞溅对眼睛和面部造成的危害。

3.手套

选择合适、具有防护作用的手套。微生物实验室需戴双层防护手套,先戴一次性塑料薄膜手套,再戴一次性乳胶或乙烯树脂手套。此外还应正确使用手套,确保有效遮盖、无漏损,最好覆盖实验服外衣袖,完全遮住手及腕部。需要注意的是,脱手套和离开实验区域时均应洗手,使用个人防护装备不能代替洗手,要严格遵守卫计委制定颁布的《医务人员手卫生规范》(WS/T313-2009)。

4.鞋

实验室内应穿着舒适、防滑、防水、防腐蚀和不露脚趾的鞋,避免碰撞和喷溅暴露。

5.呼吸防护用具

必要时穿戴面具、个人呼吸器和正压服等,以防止吸入气溶胶。

（三）安全操作规范、暴露和废弃物的处理

为避免或减少实验室相关感染意外的发生,制定标准化的实验操作技术、暴露的及时处理措施以及合理的感染性废弃物的处理和正确的感染性物质的运输等成为实验室生物安全操作技术至关重要内容。

1.微生物实验室安全操作

(1)样本的微生物操作。

1)样本采集:掌握临床微生物相关专业知识和样本采集操作技能,使用合格的微生物容器,穿戴合适的个人防护装备,严格按照样本采集的标准操作规程进行。

2)样本运送:所有样本应以防止污染工作人员、患者或环境的方式在医疗机构内运送。装样本的容器应坚固、无泄漏,且标识明确。容器直立于固定的架子,不可颠倒放置,放在专用转运箱等二级容器内进行运送,避免意外泄漏或溢出。申请单最好放在防水袋中,而非卷在容器外。

3)样本接收:样本应在实验室内专门的区域如传递仓内进行接收。

4)样本接种:所有样本应该在生物安全柜内开盖并进行接种,当样本容器有破碎或样本泄漏时,应与临床联系后将样本废弃而勿开启。

(2)微生物实验室的基本安全操作:所有样本、培养物和废弃物均应视为含有传染性生物因子而予以安全方式进行处理和处置。

1)预防接触性污染的安全操作:①处理样本时戴双层手套、口罩,必要时带眼罩,操作完成后脱手套并洗手;②移液时使用移液辅助器,禁止用嘴吸移液器;③尽可能减少使用锐器,并尽量使用替代品;使用注射器抽吸血培养样本时避免造成锐器伤;④禁止用手对任何锐器剪、弯、折断和重新戴套,从注射器上取下针头时,禁止用手直接操作;⑤针头、玻璃和一次性手术刀片等锐器,应在使用后立即丢弃在锐器盒中。

2)预防气溶胶污染的安全操作:①所有可能产生气溶胶的操作,如采血管开盖、菌悬液配制、血培养转种和振荡混匀等均应在生物安全柜内进行,尽量减少气溶胶形成,并避免接种物洒落;②不能反复使用移液辅助器或移液管吹吸混合含有感染性物质的溶液,避免产生气溶胶;③采用电子加热器消毒接种环,严禁在生物安全柜内使用酒精灯等明火;④使用带安全罩的离心机进行样本离心,并在生物安全柜内开盖操作;⑤在可能产生气溶胶的大型分析仪器上方或可能产生有害气体和气溶胶的地方应使用局部通风防护,在操作小型仪器时使用定制的排气罩。

2.暴露的处理

进行常规微生物实验操作时,当工作人员暴露于含有感染性或潜在感染性因子的样本、培养物时,应立即处理并及时上报。

(1)刺伤、切割伤或擦伤:受伤人员应立即脱下手套或防护服,清洗双手和受伤部位,使用适当的皮肤消毒剂,必要时进行医学处理。要记录受伤原因和相关的微生物,并保存完整的医疗记录。

(2)潜在感染性物质的食入:应及时进行医学处理,报告食入材料的鉴定和暴露细节,保留完整医疗记录。

(3)潜在危害性气溶胶释放:所有人员必须立即撤离现场,应立即通知实验室负责人和生物安全主管。应张贴"禁止进入"的标志。待气溶胶沉降(约1小时)后方可入内,清除污染时穿戴适当的防护装备。

(4)潜在感染性物质溢出:立即用吸附性纸巾覆盖,由外围向中心倾倒消毒剂待作用一定时间(约30分钟)后,用镊子等工具清理玻璃碎片,切勿直接用手,以免玻璃碎片刺入皮肤,再用消毒剂擦拭。所有操作均应戴手套。所有污染物品置于有标识的防渗漏袋高压灭菌后运出实验室。

(5)离心管破裂:非密闭离心杯内离心管破裂时,关闭电源,待气溶胶沉降约30分钟后开盖,若离心机停止时发现离心管破裂,立即盖上离心机,密闭约30分钟,用镊子等工具清除玻璃碎片后,戴结实的手套(如厚橡胶手套)清理、消毒离心机,并消毒其他未破损的带盖离心管外表面。封闭离心杯内离心管破裂时,可将离心杯拧松后放置于消毒剂中浸泡,其余操作同前。

3.感染性废弃物的处理

感染性废弃物指丢弃的感染性或潜在感染性物品。废弃物处理首要原则是所有感染性材料必须在实验室内通过高压灭菌或消毒等方式清除污染后运出实验室。其目的是对参与丢弃者、公众和环境不造成危害或潜在危害。所有不再需要的样本、培养物和其他生物性材料应置于专门设计的、专用的和有标记的用于处置危险废弃物的容器内,废弃物容器的充满量不能超过其设计的容量。

有害气体、气溶胶、污水和废液应经适当的无害化处理后排放,应符合国家相关的要求。所有废弃物容器的颜色和危害标志均应符合通用标准。废弃物的清运及交接均应严格的记录,记录应妥善保管。

三、消毒灭菌

消毒(disinfection)是指杀灭或清除传播媒介上的病原微生物,使之达到无害化的处理。灭菌(sterilization)是指杀灭或清除传播媒介上的所有微生物(包括芽孢),使之达到无菌程度。从某种意义上说,消毒灭菌是许多医疗实践的核心。根据消毒灭菌知识,结合需消毒、灭菌物品的性质选择适宜的消毒灭菌技术,是保障患者安全的重要环节。

(一)消毒灭菌技术

临床实验室生物安全防护工作中常用的消毒方式有三种,即化学消毒、热力灭菌和焚烧。具体工作中应根据具体情况来选择不同的消毒方式。

1.化学消毒及用品

许多化学品可作为消毒剂,由于其数量与种类还在不断增加,因此,要根据具体的用途认真选择。消毒剂的作用时间因品种和生产商的不同而异。因此,所有消毒剂使用的推荐意见均必须遵守生产商的说明,实验室应提供消毒剂的配制方法,明确有效消毒剂浓度、配制日期和有效期,确保相关人员知晓。消毒剂的配制及使用均应有记录,记录应得到妥善保管。实验室地面、台面和仪器设备表面的常规消毒及此类区域被污染后的消毒灭菌均可使用化学消毒法。

2.热力灭菌

压力饱和蒸汽灭菌是对实验材料进行灭菌的最有效和最可靠的热力灭菌方法之一。使用高压蒸汽灭菌,利用加热产生蒸汽,随着蒸汽压力不断增加,温度随之升高,能使微生物的蛋白质较快变性或凝固,作用可靠,操作简便。临床微生物实验室中的样本、培养皿、血培养瓶和采血管等在运出实验室前均可采用此法进行消毒灭菌。

3.紫外线

紫外线波长在250~280nm范围内杀菌力最强,通过紫外线对细胞、细菌和病毒等微生物的照射,以破坏其DNA的结构,使构成微生物的蛋白质无法形成,令其立即死亡或者丧失繁殖能力,可用于物体表面的消毒。

4.焚烧

在临床实验室生物安全防护工作中,焚烧环节一般由其他部门完成,也是医疗废弃物的终末环节,是一种非常有效的方法。经实验室去污染后的医疗废弃物均由专人运往指定的焚烧站进行最终的处理。

(二)消毒灭菌的效果评估

消毒灭菌效果评估时,监测消毒灭菌过程优于自消毒灭菌物品中分离微生物。过程控制通常是对消毒灭菌过程进行物理或化学监测。例如,通过指示胶带、化学指示卡和生物指示剂等监测压力灭菌器的灭菌温度和时间,如果符合要求,可以认为处理后物品不存在活的微生物。

第二节　菌种保存技术及管理

微生物在使用和传代过程中容易发生污染、变异,甚至死亡,因而常常造成菌种的衰退,并有可能使优良菌种丢失,菌种保存的目的就是使菌种被保存后不死亡、不变异、不被杂菌污染,并保持其优良性状,以利于常规工作、科研和流行病学调查等使用。菌种保存是运用物理、生物手段让菌种处于完全休眠状态,使其在长时间储存后仍能保持菌种原有生物特性和生命力的菌种储存的措施。菌种保存是一切微生物工作的基础。

一、菌种的分类

1.标准菌株

主要用于临床微生物实验室仪器、培养基、染色液、试剂和诊断血清的室内质量控制,也可作为实验室教学和培训的示教材料。实验室必须长期保存一定种类和数量的标准菌株,以满足工作需要。

(1)标准菌株需具备的基本特性:①菌株的形态、生理、生化反应和血清学特性必须典型、并非常稳定。②菌株对药敏纸片产生的抑菌环直径或 MIC 值要在质控范围内,对测试纸片反应敏感。如肺炎链球菌 OP 药敏纸片质控试验的抑菌环直径≥14mm。③对测试项目反应敏感。如测试巧克力色琼脂平板的分离能力,选择的标准菌株流感嗜血杆菌或脑膜炎奈瑟菌应在测试平板上生长良好。

(2)标准菌株的来源:目前临床微生物实验室所用参考菌株主要来自美国典型菌种保存中心(ATCC)、英国国家典型菌种保存中心(NCTC)和中国普通微生物菌种保藏管理中心(CG-MCC)。

2.临床菌株

从临床各类样本中分离的菌株,根据需要可做短期或长期保存,以供后续分析和研究。

二、菌种保存的方法

微生物的特性之一即容易变异,因此,在菌种保存过程中,必须让微生物处于最不活跃或相对静止的代谢状态,才能使其在一定的时间内不发生变异而又保持生活能力且不被杂菌污染。低温、干燥和隔绝空气是使微生物代谢能力降低的重要因素,所以,菌种保存方法虽多,但都是根据这三个因素而设计的。

(一)菌种保存方法

1.定期移植保存法

该法有斜面培养、液体培养和穿刺培养等,是最早使用而且现在依旧普遍采用的方法。保存菌种的试管应存放在4～6℃冰箱内。该法简便易操作,无须借助特殊设备。缺点是耗时耗人,微生物形态特征和生理性状等有发生变异的危险,应有复份菌株来弥补这种现象。

2.培养基直接保存法

为常用的一种短期保存方法,操作方便,缺点是易发生变异。营养要求不高的细菌,可用半固体保存方法,一般2～3个月转种一次,并检查菌株特性,如已出现改变,则需丢弃。特殊培养要求的细菌,如流感嗜血杆菌可接种巧克力琼脂斜面,密封后于40℃冰箱储存,每两星期转种一次。淋病奈瑟菌保存于巧克力琼脂,每天或每隔一天转种一次,不宜4℃保存,因易死亡。

3.快速冷冻保存法

将纯培养细菌在液体培养基上增菌后,转种血平板后取数个新鲜菌落加入含小牛血清或脱纤维绵羊血的培养基内制成浓菌悬液,再放入无菌玻璃珠,将此瓶放入-30℃以下低温冰箱保存。需要时用无菌镊子取出1粒玻璃珠置增菌培养液中,增菌培养后即可获得新鲜菌种。用此方法,大部分细菌可保存6～12个月,甚至更长时间。

4.载体保存法

是将微生物吸附在适当的载体上,如土壤、沙子、硅胶和滤纸上,而后进行干燥的保存法,例如滤纸保存法应用相当广泛。

5.真空冷冻干燥保存法

是微生物实验室菌株保存的主要方法。先使微生物在极低温度(-70℃左右)下快速冷冻,然后在减压下利用升华现象除去水分(真空干燥)。该法保存的菌株能存活5～15年,且存活率高,变异率低。

(二)防止菌种变异的措施

防止菌种变异的措施主要有:①严格执行无菌操作技术,避免污染;②控制传代次数,尽可能减少传代和转种次数。可根据需要决定保留菌种的数量,如经常用于生化反应和药敏质控的标准菌种,在购买后初次转种时应大量留存。③用典型菌落传代并采用合适的培养基。④选择合理有效的菌种保存方法,妥善保存菌种,最好采用真空冷冻干燥法。

(三)菌种保存注意事项

菌种保存主要注意事项有:①避免用含有可发酵性糖的培养基、选择性培养基和药敏试验平板保存菌种,尽量使用对菌株生长无刺激的营养琼脂培养基;②避免培养菌干枯,所有试管要保持良好的密封性;③淋病奈瑟菌和脑膜炎奈瑟菌等对温度变化敏感的细菌,不能贮存于冰箱,但可用快速冷冻干燥法长期保存;④用于抗菌药物敏感试验的标准菌株,由保存状态取出后,不能连续使用1周以上,应定期传代,但一般不超过6次,必要时进行更换。

三、菌种保存管理

为加强可感染人类的高致病性病原微生物的管理,保障人体健康和公共安全,菌种、毒株的管理要严格按《中华人民共和国传染病防治法》《病原微生物实验室生物安全管理条例》《可感染人类的高致病性病原微生物菌种、毒株管理规定》等法律、法规的规定执行。

(一)菌种保存规则和制度

菌种应保存于安全的地方,所用冰箱等保存容器均应加锁,若要运输或携带必须置于金属罐内密封,由专人领取并做好登记。实验室应指定专人负责菌种的保存,双人双锁,确保菌种安全。保管人员变动时,必须严格交接手续。建立严格的使用登记制度:①所有菌种须按种类、来源、数量、购买日期一一登记入册;②使用时须使用者签字,外来人员使用时必须由主任审批;③实验菌种使用完毕须高压灭菌处理并做好销毁记录;④保存的菌种应于规定时间定期转种;⑤留取菌种的试管和干燥菌种的安瓿上应贴标签,写明编号,菌名及日期;⑥未经允许菌种不得外借,不得随便带出实验室;⑦菌种保存范围、转移和销毁等必须严格遵守国家卫生和计划生育委员会有关规定,实验室不定期检查,核实菌种使用和销毁情况。

(二)菌种保藏机构

目前世界上约有550个菌种保藏机构。其中著名的有ATCC和NCTC。其中建立于1925年的ATCC是世界上最大的、保存微生物种类和数量最多的机构,保存病毒、衣原体、细菌、放线菌、酵母菌、真菌、藻类和原生动物29000株典型菌(毒)株。

中国于1979年成立了CGMCC,1995年获得布达佩斯条约国际保藏中心的资格,是我国唯一同时提供一般菌种资源服务和专利生物材料保存的国家级保藏中心。

第八章 病原性球菌检验

病原性球菌为一类主要引起化脓性感染的球菌。其中革兰氏阳性球菌主要包括葡萄球菌属、链球菌属和肠球菌属,革兰氏阴性球菌包括奈瑟菌属和卡他莫拉菌等。

第一节 葡萄球菌属

葡萄球菌属(Staphylococcus)细菌是一群革兰氏阳性球菌,常排列成不规则的葡萄串状。分布于自然界、人的体表及与外界相通的腔道中,多不致病。主要致病菌为金黄色葡萄球菌,可定植于正常人体皮肤和鼻咽部,其中医务人员带菌率可高达70%以上,是医院内交叉感染的重要来源。

一、分类

葡萄球菌属目前分为39个种、21个亚种。引起人类疾病的菌种主要有金黄色葡萄球菌(S.aureus)、表皮葡萄球菌(S.epidermidis)、头状葡萄球菌(S.capitis、人葡萄球菌(S.hominis)等。此外,从人体标本中还能分离到溶血葡萄球菌(S.haemolyticus)、施氏葡萄球菌、沃氏葡萄球菌等(表8-1)。

根据能否产生凝固酶(coagulase),将葡萄球菌分为凝固酶阳性葡萄球菌(主要为金黄色葡萄球菌)和凝固酶阴性葡萄球菌(Coagulase negative staphylococcus,CNS)两类。

根据噬菌体分型,将金黄色葡萄球菌分成4~5群26型,还可利用质粒谱分型、血清学分型、抗生素分型和细菌DNA的RFLP或PFGE分型,以研究细菌的致病性、耐药性、流行病学特点及细菌鉴别等。葡萄球菌属细菌DNA G+C含量为30~39mol%。

二、临床意义

本属细菌以金黄色葡萄球菌致病力最强,可产生多种酶类,如血浆凝固酶、耐热核酸酶、透明质酸酶、脂酶等,还能产生多种毒素,如葡萄球菌溶素、杀白细胞素、肠毒素(enterotoxin)、表皮剥脱毒素、毒性休克综合征毒素-1(toxic shock syndrome toxin 1,TSST-1)等。

(1)酶:①凝固酶与葡萄球菌的致病力关系密切,凝固酶有两种,游离型凝固酶可分泌到菌体外,能被血浆中的协同因子激活为凝血酶样物质,将液态的纤维蛋白原转变为固态的纤维蛋白而使血浆凝固;结合型凝固酶(凝集因子)为纤维蛋白原受体,结合在菌体表面不释放,可直接与血浆中的纤维蛋白原交联,使之变成纤维蛋白,葡萄球菌凝集成块。纤维蛋白沉积于细菌表面,能阻止吞噬细胞的吞噬、消化,还能保护细菌免受血清中杀菌物质的破坏,故葡萄球菌的感染易于局限和形成血栓。②耐热核酸酶是由致病性葡萄球菌产生的耐热、且能降解DNA

和 RNA 的酶。③脂酶能分解脂肪和油类,利于葡萄球菌入侵皮肤、皮下组织。

(2)毒素:①葡萄球菌溶素中对人致病的主要是 α 溶素,能溶解红细胞,损伤白细胞、血小板等。②杀白细胞素可破坏中性粒细胞、巨噬细胞,形成的脓栓可加重组织损伤。③30%～50%临床分离的金黄色葡萄球菌可产生肠毒素,100℃30 分钟不被破坏,肠毒素与肠道神经细胞受体结合刺激呕吐中枢,引起以呕吐为主要症状的急性胃肠炎(食物中毒)。④表皮剥脱毒素又称表皮溶解毒素,可使新生儿、婴幼儿及免疫低下的成人表皮上层大片脱落。⑤毒性休克综合征毒素-1 能增强机体对内毒素的敏感性,机体出现多器官系统的功能紊乱或毒性休克综合征。

葡萄球菌可引起侵袭性疾病(化脓性感染),如疖、痈、肺炎、中耳炎、骨髓炎、败血症及脓毒血症等局部或全身感染;也可致食物中毒、烫伤样皮肤综合征(staphylococcal scaldedskin syndrome,SSSS)(剥脱性皮炎)和毒性休克综合征等毒素性疾病。

凝固酶阴性葡萄球菌为人体皮肤黏膜的正常菌群,当机体免疫力低下或细菌异位,到达非正常寄居部位时可引起感染。近年来,凝固酶阴性葡萄球菌已成为医院内感染的主要病原菌。以表皮葡萄球菌为代表,可引起人工瓣膜性心内膜炎、泌尿道感染、中枢神经系统感染、术后或植入医疗器械感染及菌血症等。

三、生物学特性

葡萄球菌革兰氏染色阳性,球形或椭圆形,直径 0.5～1.5μm,呈葡萄串状排列(图 8-1)。无鞭毛、无芽孢,除少数菌株外一般不形成荚膜。

需氧或兼性厌氧,营养要求不高,最适生长温度 35℃,最适 pH 7.4,多数菌株耐盐性强。在普通琼脂平板上培养 18～24 小时,形成直径 2mm 左右,凸起、表面光滑、湿润、边缘整齐的菌落。不同的菌种可产生金黄色、白色或柠檬色等不同颜色的脂溶性色素。金黄色葡萄球菌在血琼脂平板上菌落呈金黄或黄色,菌落周围有明显的透明(β)溶血环(图 8-2)。在肉汤培养基中呈均匀混浊生长。

葡萄球菌属的表面抗原主要有葡萄球菌 A 蛋白(staphylococcal protein A,SPA)和多糖抗原两种。SPA 是金黄色葡萄球菌细胞壁上的表面蛋白,具有种属特异性。SPA 有抗吞噬作用,可与人类 IgG 的 Fc 段非特异性结合而不影响 Fab 段与相应抗原的特异性结合。常用含 SPA 的葡萄球菌作为载体,结合特异性抗体后,进行简易、快速的协同凝集试验(coagglutinationassay),检测多种微生物抗原。

葡萄球菌抵抗力较强,耐干燥、耐盐,在 100～150g/L NaCl 培养基中能生长。对碱性染料敏感,1∶10 万～1∶20 万甲紫能抑制其生长。近年来由于抗生素的广泛应用,耐药菌株迅速增多,尤其是耐甲氧西林金黄色葡萄球菌(methicillin-resistant S.aureus,MRSA)已成为医院内感染最常见的致病菌,治疗困难,病死率高。

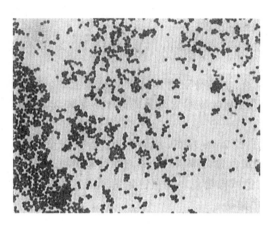

图 8-1　葡萄球菌形态(革兰氏染色)

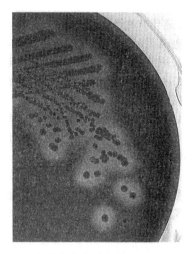

图 8-2　金黄色葡萄球菌菌落(血琼脂平板)

四、微生物学检验

(一)检验程序

葡萄球菌属检验程序见图 8-3。

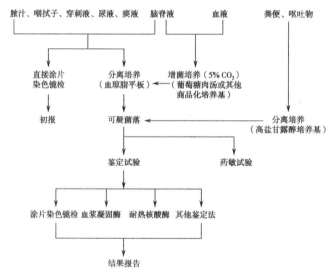

图 8-3　葡萄球菌属检验程序

(二)标本采集

根据感染部位不同,可采集脓液、创伤分泌物、穿刺液、血液、尿液、痰液、脑脊液及粪便等,采集标本时应避免病灶周围正常菌群的污染。

(三)标本直接检查

1.显微镜检查

取无菌体液,如脑脊液直接涂片(也可离心取沉渣涂片),革兰氏染色镜检,若发现革兰氏阳性球菌,葡萄状排列,则有重要临床价值;其他体液标本,在查见细菌的同时,还伴有炎性细胞,则也有临床参考价值。应及时向临床初步报告"查见革兰氏阳性葡萄状排列球菌,疑为葡萄球菌",并进一步分离培养和鉴定。

2.抗原检测

乳胶凝集试验测定 SPA 及荚膜抗原。

3.核酸检测

取新鲜粪便、含漱液、痰液及脑脊液等标本,检测 mecA 基因,鉴定 MRSA。

(四)分离培养和鉴定

1.分离培养

血标本应先增菌培养,脓液、尿道分泌物及脑脊液沉淀物直接接种血琼脂平板,尿标本必要时作细菌菌落计数,粪便、呕吐物等含杂菌的标本应接种选择性培养基,如高盐甘露醇琼脂平板。

葡萄球菌在血琼脂平板培养过夜,形成直径 2mm 左右,圆形凸起、光滑,呈金黄色、白色或柠檬色的菌落。有的产生 β 溶血环。金黄色葡萄球菌的色素通常为金黄色或橙色;表皮葡萄球菌无色或白色;腐生葡萄球菌为白色或柠檬色。金黄色葡萄球菌耐高盐、分解甘露醇,故在高盐甘露醇平板上生长形成淡黄色菌落。

2.鉴定

葡萄球菌为革兰氏阳性球菌,葡萄串状排列。营养要求不高,在普通琼脂平板上形成直径 2mm 左右,金黄色、白色或柠檬色、不透明的菌落。$100\sim150g/L$ NaCl 培养基中能生长,触酶试验阳性,氧化酶试验阴性。

(1)鉴定试验。

1)血浆凝固酶试验:是鉴定致病性葡萄球菌的重要指标,有玻片法和试管法两种,该试验以 EDTA 抗凝兔血浆最佳。前者检测结合型凝固酶,后者检测游离型凝固酶。金黄色葡萄球菌、中间葡萄球菌为阳性。路登葡萄球菌产生结合型凝固酶,不分泌游离型凝固酶,故玻片法凝固酶试验阳性,试管法凝固酶试验阴性。

2)耐热核酸酶试验:是测定葡萄球菌有无致病性的重要指标之一。将待检菌过夜肉汤培养物置沸水浴中 15 分钟,取数滴,滴加于含甲苯胺蓝核酸琼脂、直径为 $2\sim5mm$ 的小孔内,35℃培养,1 小时后观察结果。小孔周围蓝色琼脂变粉红色为阳性,不变色为阴性。金黄色葡萄球菌、施氏葡萄球菌、中间葡萄球菌及猪葡萄球菌阳性。

3)磷酸酶试验:将被检菌点种在含有硝基酚磷酸盐、pH $5.6\sim6.8$ 的 M-H 琼脂平板上,35℃过夜培养,菌落周围出现黄色为阳性。金黄色葡萄球菌、表皮葡萄球菌、施氏葡萄球菌、中间葡萄球菌及猪葡萄球菌阳性。

4)吡咯烷酮芳基酰胺酶试验:将被检菌 24 小时斜面培养物接种于含吡咯烷酮 β-萘基酰胺(PYR)肉汤中,35℃培养 2 小时,加入 N、N-二甲氧基肉桂醛试剂,2 分钟内产生桃红色为阳性。溶血葡萄球菌、路登葡萄球菌、施氏葡萄球菌及中间葡萄球菌阳性。

其他鉴定试验如鸟氨酸脱羧酶试验、尿素酶试验、新生霉素敏感试验及甘露醇分解试验等也可用于葡萄球菌的鉴定。

（2）肠毒素测定：经典方法是幼猫腹腔注射食物中毒患者的高盐肉汤培养物,4小时内动物发生呕吐、腹泻、体温升高或死亡,提示有肠毒素存在的可能。现常用 ELISA 法或特异性核酸杂交、PCR 技术检测葡萄球菌肠毒素。

（3）鉴别试验：葡萄球菌属与微球菌属的鉴别：两者触酶试验均阳性,可用呋喃唑酮（100μg）纸片、氧化酶试验鉴别。葡萄球菌属对呋喃唑酮敏感、氧化酶试验阴性；微球菌属呋喃唑酮耐药、氧化酶试验阳性。

五、药敏试验的药物选择

根据 CLSI 2014 年抗生素敏感性试验执行标准（CLSI MIOO-S24）的推荐,葡萄球菌属药敏试验的药物选择见表 8-1。

表 8-1　葡萄球菌属药敏试验的药物选择

药物分组	药物名称
A 组	阿奇霉素或克拉霉素或红霉素、克林霉素、苯唑西林、头孢西丁、青霉素、复方磺胺甲噁唑片
B 组	头孢洛林、达托霉素、利奈唑胺、多西环素、米诺环素、四环素、万古霉素、利福平
C 组	氯霉素、环丙沙星或左氧氟沙星或氧氟沙星、莫西沙星、庆大霉素
U 组	洛美沙星、诺氟沙星、呋喃妥因、磺胺异噁唑、甲氧苄啶

苯唑西林耐药葡萄球菌,即使对青霉素类、β-内酰胺/β-内酰胺酶抑制剂复合物、抗葡萄球菌头孢烯类（具有抗-MRSA 活性头孢菌素除外）及碳青霉烯类药物体外呈现抗菌活性,但临床无效,故不应报告敏感。

用喹诺酮类药物治疗葡萄球菌感染时,常发生起初敏感的菌株在接受治疗后转为中介或耐药,其耐药性进展在治疗后 3~4 天即可出现,故治疗后若从患者体内分离出相同菌株,应做药敏试验以确定是否耐药。此外,随着对金黄色葡萄球菌感染治疗的延长,万古霉素敏感株可能变为对万古霉素中介。

第二节　链球菌属

链球菌属（Streptococcus）细菌种类繁多,广泛分布于自然界、人及动物肠道、泌尿生殖道和健康人鼻咽部,大多数不致病,为正常菌群。

一、分类

链球菌属细菌的分类较为复杂,目前临床常见的分类方法主要有以下两种。

（一）血琼脂平板的溶血现象

1.甲型溶血性链球菌（α-hemolytic streptococcus）

菌落周围有 1～2mm 宽的草绿色溶血环,其中的红细胞未完全溶解,为甲型溶血或 α 溶血。该类菌又称为草绿色链球菌,多为机会致病菌。

2.乙型溶血性链球菌(β-hemolytic streptococcus)

菌落周围有 2～4mm 宽的透明、无色溶血环,其中的红细胞完全溶解,为乙型溶血或 β 溶血。该类菌又称为溶血性链球菌,致病性强。

3.丙型链球菌(γ-streptococcus)

菌落周围无溶血环,该类菌又称为不溶血性或 γ 溶血性链球菌,一般不致病。

(二)抗原结构

Lancefield 根据链球菌细胞壁中多糖抗原(C 抗原)的不同,将链球菌分为 A～H、K～V 共 20 个群,血清群与溶血性无相关性,对人有致病性的主要是 A 群。

对临床分离的菌株可根据溶血、抗原分为:

1.β 溶血性链球菌(A、C、G 群)

(1)菌落直径大于 0.5mm 组:A 群的化脓性链球菌(S.pyogenes)、C 群、G 群的马链球菌(S.equi)和似马链球菌(S.equisimilis)。

(2)菌落直径小于 0.5mm 组:具 A、C、G 群抗原,统称米勒链球菌(S.milleri),主要分为 3 种,即咽喉炎链球菌、中间型链球菌和星座链球菌。除此之外,米勒链球菌还有 α 溶血和不溶血的细菌。

2.B 群 β 溶血性链球菌

又称无乳链球菌(aga！actiap)。

3.不溶血 D 群链球菌

牛链球菌(S.bovis)。

4.α 溶血性链球菌

包括肺炎链球菌(S.pneumoniae)和草绿色链球菌群(viridansstreptococci)。

链球菌属细菌 DNA G＋C 含量为 34～46mol％。

二、临床意义

(一)A 群链球菌

A 群链球菌致病力强,其细胞壁成分,如 M 蛋白有致病性。M 蛋白能抗吞噬和抵抗吞噬细胞内的杀菌作用;M 蛋白与心肌、肾小球基底膜有共同抗原,可刺激机体产生特异性抗体,引起超敏反应性疾病。除此之外,A 群链球菌还能产生多种侵袭性胞外酶和外毒素。

1.酶

①透明质酸酶能分解细胞间质的透明质酸,细菌易于在组织中扩散。②链激酶又称链球菌溶纤维蛋白酶,能使血液中的纤维蛋白酶原转变为纤维蛋白酶,溶解血凝块,也利于细菌在组织中扩散。③链道酶又称链球菌 DNA 酶,能降解脓汁中黏稠的 DNA,使脓液变稀薄,促进细菌扩散。

2.毒素

①致热外毒素又称红疹毒素或猩红热毒素，是人类猩红热的主要致病物质。抗原性强，有A、B、C 3 个血清型。②链球菌溶素可破坏红细胞、白细胞和血小板，A 群链球菌产生两种溶素。链球菌溶素 O(streptolysin O,SLO)为含有-SH 基的蛋白质，对氧敏感，遇氧时-SH 基被氧化为-S-S-基，失去溶血活性。SLO 抗原性强，可刺激机体产生抗体。85%～90%的链球菌感染者，在感染后 2～3 周至病愈后数月至 1 年内可检出 SLO 抗体。活动性风湿病患者 SLO 抗体显著增高，效价常在 1∶400 以上，可作为链球菌新近感染的指标或风湿热及其活动性的辅助诊断。链球菌溶素 S(streptolysin S,SLS)对氧稳定，链球菌在血琼脂平板上的 β 溶血环即由其所致，SLS 无免疫原性。

A 群链球菌引起的疾病占人类链球菌感染的 90%，可引起化脓性感染，如急性呼吸道感染、产褥热、丹毒、软组织感染等；也可引起中毒性疾病，即猩红热；还与急性肾小球肾炎、风湿热等超敏反应性疾病有关。

(二)肺炎链球菌

荚膜是肺炎链球菌(S.pneumoniae)的重要致病物质，有抗吞噬作用。此外，肺炎链球菌溶素、神经氨酸酶等也与致病有关。当感染、营养不良及抵抗力下降等因素导致呼吸道异常或受损时易引起大叶性肺炎、支气管炎、胸膜炎、中耳炎和菌血症等。

(三)其他链球菌

B 群链球菌(groupB streptococcus,GBS)常寄居于下呼吸道、泌尿生殖道和肠道，可经产道或呼吸道感染，引起新生儿败血症、脑膜炎及肺炎；草绿色链球菌(viridans streptococcus)是人体口腔、消化道和女性生殖道的正常菌群，通常不致病，偶尔引起亚急性细菌性心内膜炎、龋齿；猪链球菌病则是由 C、D、E、L 群链球菌引起，人通过接触病死猪感染。

三、生物学特性

链球菌革兰氏染色阳性，球形或椭圆形，直径 0.5～1.0μm，链状排列。链的长短与细菌的种类和生长环境有关，在液体培养基中形成的链较固体培养基上的链长(图 8-4)。无芽孢，无鞭毛。多数菌株在培养早期(2～4 小时)形成透明质酸的荚膜。

肺炎链球菌革兰氏染色阳性，直径 0.5～1.25μm，菌体呈矛头状、成双排列，宽端相对，尖端向外。在脓液、痰液及肺组织病变中亦可呈单个或短链状。无鞭毛、无芽孢，在机体内或含血清的培养基中可形成荚膜(图 8-5)。

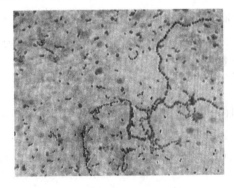

图 8-4　链球菌形态(革兰氏染色)

图 8-5　肺炎链球菌荚膜

链球菌营养要求较高,培养基中需加入血液或血清、葡萄糖、氨基酸及维生素等物质。多数菌株兼性厌氧,少数为专性厌氧,CO_2 可促进肺炎链球菌生长。最适生长温度 35℃,最适 pH 7.4～7.6。在液体培养基中为絮状或颗粒状沉淀生长,易形成长链。在血琼脂平板上,培养 18～24 小时后可形成灰白色、圆形凸起、表面光滑的细小菌落。不同菌种菌落周围呈现不同类型的溶血环。如 β 溶血的 A、C、G 群菌落较大,直径大于 0.5mm,而米勒链球菌则小于 0.5mm;B 群链球菌菌落较大,溶血环较 A、C、G 群模糊,也有些 B 群链球菌无溶血环。D 群链球菌可呈 α 溶血或不溶血。

肺炎链球菌在血琼脂平板上形成灰白色、光滑、扁平的小菌落,菌落周围有草绿色溶血环。肺炎链球菌的荚膜多糖可使菌落呈黏液型。因产生自溶酶,48 小时后菌落中心凹陷,形成"脐窝状"(图 8-6)。

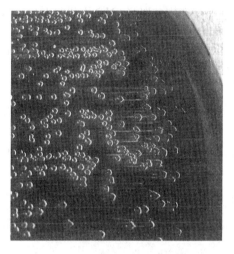

图 8-6　肺炎链球菌菌落(血平板)

链球菌主要有 3 种抗原,即多糖抗原、蛋白质抗原和核蛋白抗原。多糖抗原又称 C 抗原,位于细胞壁上,有群特异性。根据 C 抗原可将链球菌分为 20 个群;蛋白质抗原又称表面抗原,位于 C 抗原外层,具有型特异性,有 M、T、R、S4 种。M 抗原与致病性有关,A 群链球菌根据 M 抗原的不同,分为 150 个型,B 群分为 4 个型,C 群分为 13 个型;核蛋白抗原又称 P 抗原,无特异性,为各种链球菌所共有,并与葡萄球菌有交叉。

肺炎链球菌根据荚膜多糖抗原的不同,分为 90 多个血清型,其中 20 多个型可引起疾病。肺炎链球菌的 C 多糖抗原有种特异性,为各型菌株所共有,可被宿主血清中的 C 反应蛋白(C reactive protein,CRP)沉淀。C 反应蛋白不是抗体,正常人血清中只含微量,但急性炎症时含量增高,故测定 CRP 对活动性风湿热等疾病的诊断有一定意义。

有荚膜的肺炎链球菌经人工培养后可发生菌落由光滑型向粗糙型的变异(S-R 变异),随着荚膜的消失,毒力亦随之减弱。将 R 型菌落的菌株接种动物或在血清肉汤中培养,则又可恢复为 S 型。

四、微生物学检验

(一)标本采集

采集脓液、咽拭子、痰、脑脊液及血液等标本。检查 B 群溶血性链球菌时，在妊娠第 35～37 周，用无菌棉签采集阴道分泌物；风湿热患者采集血清作抗链球菌溶素 O 抗体的测定。

(二)标本直接检查

1.显微镜检查

痰、脓液、脑脊液等直接涂片，革兰氏染色镜检，见革兰氏阳性球菌、链状排列的形态特征可初报。如发现革兰氏阳性、矛头状双球菌，周围有较宽的透明区，经荚膜染色确认后可初报"疑似肺炎链球菌"。

2.抗原检测

咽拭标本的 A 群链球菌、阴道分泌物的 B 群链球菌可检测抗原。荚膜肿胀试验可用于肺炎链球菌的快速诊断，将待检菌的纯培养液与肺炎链球菌诊断血清置于玻片上混匀，滴加碱性亚甲蓝染液，加盖玻片，油镜检查。如荚膜明显肿大，菌体周围有一无色、较宽的环状物(荚膜与抗体形成的复合物)时即为阳性。

(三)分离培养和鉴定

1.分离培养

血液、脑脊液标本先接种肉汤培养基做增菌培养；阴道分泌物接种含多黏菌素(10μg/ml)和萘啶酸(15μg/ml)的选择性培养肉汤，培养 18～24 小时再作分离培养；痰液、脓液及咽拭标本直接接种血琼脂平板。采用羊血琼脂平板培养利于识别溶血特性和进一步鉴定。初代分离需置于 5% CO_2 环境，35℃培养 24 小时，观察菌落性状和溶血特性。

2.鉴定

链球菌为革兰氏阳性球菌，链状排列。营养要求较高，在血琼脂平板上形成灰白色、圆形凸起的小菌落，菌株不同可呈现 α、β、γ 不同的溶血现象。肺炎链球菌为革兰氏阳性、矛头状双球菌，有荚膜。营养要求较高，在血琼脂平板上形成灰白色、光滑、扁平的细小菌落，有草绿色溶血环。48 小时后菌落呈"脐窝状"凹陷。触酶阴性，6.5% NaCl 不生长。

(1)β 溶血性链球菌鉴定。

1)Lancefeld 群特异性抗原鉴定：根据 Lancefield 分群要求提取菌落抗原，用相应的分群血清做凝集试验。与 B 群抗血清凝集的菌株，可直接确定为无乳链球菌；与 F 群抗血清凝集且菌落直径小于 0.5mm，可确定为米勒链球菌；与 A、C、G 群抗血清凝集的菌株不能确定种类，还需根据菌落大小和生化反应进一步鉴定(表 8-2)。

2)PYR 试验：化脓性链球菌产生吡咯烷酮芳基酰胺酶，可水解吡咯烷酮 β-萘基酰胺，加入 N、N-二甲氧基肉桂醛试剂后产生桃红色为阳性。

表 8-2　β溶血性链球菌鉴定

Lancefield 抗原群	菌落大小	菌种	PYR	VP	CAMP	BGUR
A	>0.5	化脓性链球菌	+	-	-	NA
A	<0.5	米勒链球菌	-	+		NA
B		无乳链球菌	NA	NA	+	NA
C	>0.5	马链球菌	-	-	-	+
C	<0.5	米勒链球菌	-	+		
F	<0.5	米勒链球菌	-	+		NA
G	>0.5	似马链球菌	-	+		
G	<0.5	米勒链球菌	-	+		
未分群	<0.5	米勒链球菌	-	+		NA

注:NA:无研究资料

3)杆菌肽(bacitracin)敏感试验:为 A 群链球菌的筛选试验。A 群链球菌对 0.04U 杆菌肽药敏纸片几乎全部敏感,临床分离的菌株中有 5%～15%非 A 群链球菌(B、C、G 群链球菌等)也敏感,而其他群链球菌大多为耐药。利用本试验可将 A 群链球菌与其他性状相近的细菌鉴别开,如猪链球菌、海豚链球菌等 PYR 阳性的 β 溶血性细菌及 A 群小菌落 β 溶血性链球菌(米勒链球菌)。

4)V-P 试验:可鉴别 A、C、G 群 β 溶血的大、小两种不同菌落(表 8-2)。

5)CAMP 试验:为无乳链球菌的初步鉴定试验。无乳链球菌能产生 CAMP 因子,可促进金黄色葡萄球菌的溶血能力,两菌交界处出现协同溶血作用为阳性。

6)B-D 葡萄糖醛酸酶试验(BGUR):C、G 群 p 溶血性链球菌大菌落为阳性,C、G 群 β 溶血性链球菌小菌落(米勒链球菌)为阴性(表 8-2)。

(2)非 β 溶血链球菌鉴定:部分非 β 溶血的 B 群链球菌可通过 CAMP 试验、血清学试验鉴定。α 溶血和不溶血的肺炎链球菌、草绿色链球菌及午链球菌可通过生化特征进行鉴别,见表 8-3。

表 8-3　非 β 溶血链球菌鉴别

菌种	Optochin 敏感试验	胆汁溶菌试验	胆汁七叶苷试验
肺炎链球菌	S	+	-
草绿色链球菌	R	-	-
牛链球菌	R	-	+

注:S:敏感;R:耐药

(3)草绿色链球菌鉴定:草绿色链球菌属于人体正常菌群,一般不致病。目前借助常规方法鉴定到种有一定困难,通常将其鉴定到群。根据 16S rRNA 可分为温和链球菌群(S.mitis-group)、米勒链球菌群(S.miller group)、变异链球菌群(S.mutans group)和唾液链球菌群(S.

sahvdus group),各群鉴别特征见表 8-4。

表 8-4 草绿色链球菌鉴别

菌群	VP	脲酶	精氨酸	七叶苷	甘露醇	山梨醇
温和链球菌群	-	-	-	-	-	-
变异链球菌群	+	-	-	+	+	+
唾液链球菌群	+/-	+/-	-	+	-	-
米勒链球菌群	+	-	+	+/-	+/-	-

(4)鉴别试验。

1)葡萄球菌属与链球菌属的鉴别:两者可用触酶试验鉴别,葡萄球菌属触酶阳性,链球菌属触酶阴性。

2)肺炎链球菌与草绿色链球菌的鉴别:肺炎链球菌和草绿色链球菌皆为 α 溶血,肺炎链球菌 Optochin 敏感试验阳性、胆汁溶菌试验阳性、多数菌株分解菊糖;草绿色链球菌 Optochin 敏感试验阴性、胆汁溶菌试验阴性、多数菌株不分解菊糖。

(五)抗链球菌溶素 O 抗体检测

抗链球菌溶素 O 试验常用于风湿热的辅助诊断,活动性风湿热患者的抗 O 抗体效价一般超过 400 单位。

五、药敏试验的药物选择

根据 CLSI M100-S24 推荐,β 溶血链球菌、肺炎链球菌及草绿色链球菌药敏试验的药物选择见表 8-5、表 8-6 及表 8-7。

表 8-5 β溶血链球菌药敏试验的药物选择

药物分组	药物名称
A 组	红霉素、青霉素(苯唑西林纸片)、复方磺胺甲噁唑片
B 组	头孢吡肟或头孢噻肟或头孢曲松、万古霉素
C 组	头孢洛林、氯霉素、达托霉素 r、左氧氟沙星、氧氟沙星、利奈唑胺、喹奴普汀-达福普汀

表 8-6 肺炎链球菌药敏试验的药物选择

药物分组	药物名称
A 组	克林霉素、红霉素、青霉素或氨苄西林
B 组	头孢吡肟、头孢噻肟、头孢曲松、克林霉素、多西环素、吉米沙星、左氧氟沙星、莫西沙星、氧氟沙星、美罗培南、泰利霉素、四环素、万古霉素
C 组	阿莫西林、阿莫西林-克拉维酸、头孢呋辛、头孢洛林、氯霉素、厄他培南、亚胺培南、利奈唑胺、利福平*

注:*:利福平不能单独用于抗菌治疗

表 8-7　草绿色链球菌药敏试验的药物选择

药物分组	药物名称
A 组	氨苄西林、青霉素
B 组	头孢吡肟、头孢噻肟、头孢曲松、万古霉素
C 组	氯霉素、克林霉素、红霉素、利奈唑胺

β 溶血链球菌感染首选青霉素和氨苄西林。由于在 β 溶血链球菌中极少见非敏感株(青霉素 MICs＞0.12g/ml 和氨苄西林 MICs＞0.25g/ml),因此,临床使用经美国食品和药品管理局(FDA)批准的青霉素类和其他内酰胺类药物治疗 β 溶血链球菌感染时,实验室无须对这些药物做药敏试验。

为预防分娩期妇女 B 群链球菌感染,推荐使用青霉素或氨苄西林。尽管低危险性青霉素过敏者建议使用头孢唑啉,高危险青霉素过敏者建议使用克林霉素或红霉素,但对氨苄西林、青霉素和头孢唑啉敏感的 B 群链球菌,可对红霉素和克林霉素耐药。当从严重青霉素过敏的妊娠妇女分离到 B 群链球菌时,应测试红霉素和克林霉素(包括诱导型克林霉素耐药),但仅报告克林霉素结果。

从脑脊液中分离的肺炎链球菌,可用 MIC 检测并常规报告青霉素和头孢噻肟或头孢曲松或美罗培南的试验结果,也可用 MIC 试验或纸片法测试对万古霉素的敏感性。从其他部位分离的肺炎链球菌株,用苯唑西林纸片筛选试验检测。

第三节　肠球菌属

肠球菌广泛分布于自然界,是人、动物肠道的正常菌群,也可栖居于女性生殖道,为医院内感染的重要病原菌。

一、分类

肠球菌原归于链球菌属,与 D 群链球菌血清型一致,后种系分类法证实粪肠球菌(E.fae-calis)、屎肠球菌(E.jaecium)不同于链球菌属的细菌,1984 年将其命名为肠球菌属(Enterococcus)。现肠球菌分为 5 群 38 个种,临床分离的肠球菌多属于第 2 群。肠球菌属细菌 DNA G$^+$C 含量为 37～45mol％。

二、临床意义

肠球菌具有黏附素、溶细胞素等致病因子,可增强其在肠道外的侵袭力,引起肠道外感染,如尿路感染、腹腔感染、盆腔感染、菌血症及心内膜炎等。肠球菌是重要的医院内感染病原菌,常发生于有严重基础疾患的老年人、长期住院接受抗生素治疗的免疫功能低下患者。近年来不断上升的肠球菌感染率和广泛使用抗生素出现的耐药性有关。

三、生物学特性

肠球菌为革兰氏阳性球菌,单个、成对或短链状排列,琼脂甲板上生 K 的细菌呈球杆状,液体培养基中呈卵圆形、链状排列。无芽孢,无荚膜,个别菌种有稀疏鞭毛。

兼性厌氧,最适生长温度 35℃,大多数菌株在 10℃和 45℃均能生长。肠球菌在血琼脂平板上形成灰白色、圆形、表面光滑的菌落,α 溶血或不溶血。粪肠球菌的某些菌株在马血、兔血琼脂平板上出现 β 溶血。耐高盐、耐高碱,在含 65g/L NaCl 培养基或 pH 9.6 肉汤中能生长,在 40% 胆汁培养基中能分解七叶苷。

四、微生物学检验

(一)标本采集

采集尿液、血液及脓性分泌物等。

(二)直接显微镜检查

尿液及脓液等直接涂片,革兰氏染色镜检;血液标本增菌培养后涂片,革兰氏染色镜检。可见单个、成双或短链状排列的卵圆形、革兰氏阳性球菌。

(三)分离培养和鉴定

1.分离培养

血液标本先增菌培养,脓汁、尿标本直接接种血琼脂平板。若标本含革兰氏阴性杆菌,可接种选择鉴别培养基,如叠氮胆汁七叶苷琼脂、哥伦比亚多黏菌素-萘啶酸琼脂(CAN)、苯乙醇琼脂(PEA)。在叠氮胆汁七叶苷琼脂上肠球菌分解七叶苷,形成黑色菌落。

2.鉴定

肠球菌为革兰氏阳性球菌,成对或短链状排列。菌落光滑、灰白色、圆形凸起,可呈现不同的溶血现象。触酶阴性,PYR 阳性,胆汁七叶苷阳性,65g/L NaCl 中生长,含 D 群链球菌抗原。

肠球菌与其他兼性厌氧、触酶阴性革兰氏阳性球菌的鉴别见表 8-8。

表 8-8　肠球菌与其他触酶阴性、兼性厌氧革兰氏阳性球菌的鉴别

菌属	分解葡萄糖产气	65g/L NaCl	胆汁七叶苷	PYR	万古霉素	生长温度 10℃	生长温度 45℃
肠球菌属	-	+	+	+	S	+	+
链球菌属	-	-	-	-	S	-	V
乳球菌属	-	V	+	+	S	+	V
明串珠菌属 +	V	V	-	R	+	V	

五、药敏试验的药物选择

根据 CLSI M100-S24 的推荐,肠球菌属药敏试验的药物选择见表 8-9。

表 8-9 肠球菌属药敏试验的药物选择

药物分组	药物名称
A 组	氨苄西林、青霉素
B 组	达托霉素、利奈唑胺、万古霉素
C 组	庆大霉素(仅用于筛选高水平耐药株)、链霉素(仅用于筛选高水平耐药株)
U 组	环丙沙星、左氧氟沙星、诺氟沙星、呋喃妥因、四环素

肠球菌的耐药分为天然耐药和获得性耐药,对一般剂量或中剂量氨基糖苷类耐药和对万古霉素低度耐药常是先天性耐药。屎肠球菌比粪肠球菌更易产生耐药性,耐万古霉素肠球菌(vancomycin resistant enterococci,VRE)常导致难治性感染。

对青霉素敏感、非产 β-内酰胺酶的肠球菌,可报告对氨苄西林、阿莫西林、氨苄西林/舒巴坦、阿莫西林/克拉维酸、哌拉西林、哌拉西林/他唑巴坦敏感,而对氨苄西林敏感的肠球菌不能推测其对青霉素敏感。若需青霉素药敏试验结果,则必须对青霉素进行测试。即使氨基糖苷类(高浓度除外)、头孢菌素类、克林霉素和复方磺胺甲噁唑片对肠球菌体外呈现抗菌活性,但临床无效,故不应报告敏感。

第四节　奈瑟菌属和卡他莫拉菌

奈瑟菌属中淋病奈瑟菌和脑膜炎奈瑟菌可使人致病,其余均为腐生菌,是鼻、咽喉和口腔黏膜的正常菌群。目前对卡他莫拉菌归属于莫拉菌属或布兰汉菌属尚未定论,因其形态学及氧化酶反应与奈瑟菌属相似,故在此与奈瑟菌属一并介绍。

一、分类

奈瑟菌属(Neisseria)包括淋病奈瑟菌(N.gonorrhoeae)、脑膜炎奈瑟菌(N.meningitidis)、解乳糖奈瑟菌(N.lactamica)、干燥奈瑟菌(N.sicca)、浅黄奈瑟菌(N.subflava)、金黄奈瑟菌(N.flavescens)、黏膜奈瑟菌(Ⅳ.mucosa)、灰色奈瑟菌(N.cinerea)、延长奈瑟菌(N.elongata)及多糖奈瑟菌(N.polysaccharea)等。奈瑟菌属细菌 DNA G^+C 含量为 $46\sim54mol\%$。

二、临床意义

脑膜炎奈瑟菌的主要致病物质是荚膜、菌毛和脂寡糖。脂寡糖作用于小血管和毛细血管,引起坏死、出血、微循环障碍。严重败血症时造成 DIC 及中毒性休克。脑膜炎奈瑟菌寄居于鼻咽部,流行期间正常人群带菌率高达 70% 以上。感染者以 5 岁以下儿童为主,6 个月至 2 岁儿童发病率最高。经飞沫传播,引起流行性脑脊髓膜炎。

淋病奈瑟菌的致病物质包括外膜蛋白、菌毛、IgA1 蛋白酶及脂寡糖。成人淋病主要通过性接触感染,也可经污染的毛巾、衣裤、被褥等感染。初期为尿道炎、宫颈炎,男性可进展为前列腺炎、附睾炎等,女性引起前庭大腺炎、盆腔炎等。新生儿经产道感染致淋菌性结膜炎。

卡他莫拉菌(M catarrhaks)又称为卡他布兰汉菌,是最常见的与人类感染有关的莫拉菌。一般不致病,当机体免疫力低下时引起与呼吸道有关的感染,如中耳炎、鼻窦炎及慢性阻塞性肺炎等。

三、生物学特性

奈瑟菌为革兰氏阴性双球菌,直径 $0.6\sim0.8\mu m$,呈肾形或咖啡豆形,凹面相对。人工培养后可呈卵圆形或球形,排列不规则,单个、成双或四个相连等。在患者脑脊液、脓液标本中常位于中性粒细胞内,慢性淋病患者的淋病奈瑟菌多分布于细胞外(图 8-7)。无芽孢,无鞭毛,新分离株多有荚膜和菌毛。

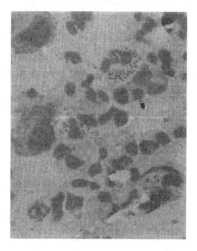

图 8-7 淋病患者标本直接染色镜检

卡他莫拉菌为革兰氏阴性双球菌,形态似奈瑟菌,有时革兰氏染色不易脱色。无芽孢、无荚膜、无鞭毛。

脑膜炎奈瑟菌和淋病奈瑟菌营养要求高,培养基中需添加血液或血清等才能生长。最适生长温度 35℃,低于 30℃不生长,最适 pH 7.4~7.6。专性需氧,初次分离须供给 5%~7% CO_2,高湿度环境可促进生长。对冷、热、干燥及消毒剂敏感,故标本应保温、保湿、快速送检。脑膜炎奈瑟菌在血琼脂平板或巧克力色琼脂平板上 35℃培养 18~24 小时,形成直径 1~2mm,圆形凸起、光滑湿润、边缘整齐、透明的露珠状菌落;血琼脂平板上不溶血。能产生自溶酶,培养 24 小时后可自溶。淋病奈瑟菌在巧克力色琼脂平板上,35℃培养 24~48 小时,形成网形凸起、灰白色、不透明,直径 0.5~1.0mm 的光滑型菌落。根据菌落大小、色泽将淋病奈瑟菌的菌落分为 T1~T5 五种类型,新分离菌株为 T1、T2 型,菌落小;人工传代培养后,菌落可增大或呈颗粒状,即 T3、T4 和 T5 型。菌落有自溶性,不易保存。也可将淋病奈瑟菌接种选择培养基,如添加万古霉素、多黏菌素等抑菌剂的 Modified Thayer-Martin(MTM)。

卡他莫拉菌营养要求不高,在血琼脂平板或巧克力色琼脂平板上生长更佳,最适温度 35℃,22℃也能生长良好。血琼脂平板 35。C 培养 24 小时,形成直径 1~3mm,圆形凸起、光滑、灰白色、不透明的菌落。继续培养则菌落表面干燥、坚硬,菌落可随接种环的推动而在培养基表面整体移动。不易乳化,在生理盐水中自凝。

根据脑膜炎奈瑟菌的荚膜多糖群特异性抗原将其分为 A、B、C、D、H、I、K、X、Y、Z、29E、W135 及 L 等 13 个血清群,对人致病的主要是 A、B、C 群,我国 95％以上为 A 群,其中 C 群的致病力最强。

四、微生物学检验

(一)检验程序

脑膜炎奈瑟菌检验程序见图 8-8、淋病奈瑟菌检验程序见图 8-9。

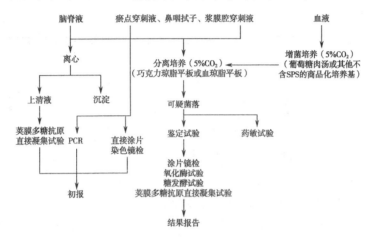

图 8-8 脑膜炎奈瑟菌检验程序

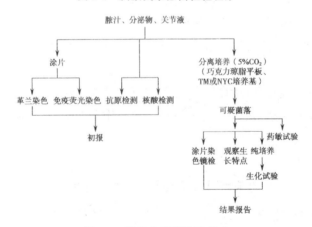

图 8-9 淋病奈瑟菌检验程序

(二)标本采集

1.脑膜炎奈瑟菌

菌血症期取血液,有出血点或瘀斑者取瘀斑渗出液,出现脑膜刺激症状时取脑脊液,上呼吸道感染、带菌者取鼻咽分泌物等。标本采集后立即送检,或用预温培养基进行床边接种后立即置 35℃培养。脑脊液标本接种巧克力色琼脂平板或血琼脂平板;咽拭子、鼻咽拭子接种选择培养基,如改良的 Thayer-Martin(MTM);血液标本先在增菌培养基中增菌培养,再转种巧克力色琼脂平板或血琼脂平板。标本运送过程中注意保温。

2.淋病奈瑟菌

用无菌拭子伸入阴道后穹隆或宫颈内 1cm 处,停留 10～15 秒,蘸取阴道、宫颈分泌物。采集尿道分泌物时,应弃去前段脓性分泌物,留取后段作为标本。直肠肛拭标本应弃去第一根污染拭子,用第二根拭子蘸取的分泌物。结膜炎的新生患儿应取眼结膜分泌物。标本采集后立即送检,接种选择培养基,如 Modified Thayer-Martin(MTM)、Martin-Lewis(ML)、New York City(NYC)。

3.卡他莫拉菌

中耳炎、鼻窦炎患者穿刺抽取标本,呼吸道感染者采集合格痰标本或支气管灌洗液。

(三)标本直接检查

1.显微镜检查

(1)脑膜炎奈瑟菌:脑脊液直接或离心后取沉淀物涂片,皮肤瘀点取渗出液涂片,革兰氏染色镜检。如在白细胞内、外见革兰氏阴性双球菌,可报告"检出革兰氏阴性双球菌,疑似脑膜炎奈瑟菌",有助于流行性脑脊髓膜炎的早期诊断。

(2)淋病奈瑟菌:脓性分泌物涂片,革兰氏染色镜检。在男性尿道分泌物、新生儿眼结膜分泌物标本中见中性粒细胞内、外较多的革兰氏阴性双球菌时,可报告"检出革兰氏阴性双球菌,疑似淋病奈瑟菌"。女性阴道、直肠有许多正常菌群寄居,当女性宫颈或直肠拭子标本涂片,见胞内、胞外大量革兰氏阴性双球菌时,必须用培养结果加以证实。

(3)卡他莫拉菌:痰标本涂片,革兰氏染色镜检,见多个中性粒细胞、柱状上皮细胞及大量直径为 $0.5～1.5\mu m$ 的革兰氏阴性双球菌,应怀疑卡他莫拉菌感染。

2.抗原检测

疑为流行性脑脊髓膜炎患者的标本常做乳胶凝集试验,包括脑膜炎奈瑟菌 A、C、Y、W125 血清型的多价抗体和血清型 B 抗体,测定结果应结合涂片及培养结果。若抗原检测阳性,则可做出快速、推测性诊断。

3.核酸检测

检测淋病奈瑟菌靶片段的基因有隐蔽性质粒、染色体基因探针、抗淋病奈瑟菌胞嘧啶 DNA 甲基转移酶基因、透明蛋白(opa)基因、菌毛 DNA 探针、rRNA 基因探针和 porA 基因,可用基因探针杂交、核酸扩增等方法进行检测。

(四)分离培养和鉴定

1.分离培养

(1)脑膜炎奈瑟菌:血液或脑脊液标本先经血清肉汤培养基增菌后,再接种巧克力色琼脂平板或血琼脂平板,5% CO_2 培养。

(2)淋病奈瑟菌:细菌培养仍是目前世界卫生组织推荐的筛选淋病患者唯一可靠的方法。标本应接种于预温的巧克力色琼脂平板,5%～7% CO_2 培养。为提高阳性率,常采用含有万古霉素、多黏菌素及制霉菌素等多种抗菌药物的选择性培养基(MTM、ML)。

(3)卡他莫拉菌:痰标本接种普通琼脂平板或血琼脂平板、巧克力色琼脂平板,35℃培养。

2. 鉴定

(1)奈瑟菌为革兰氏阴性双球菌,肾形或咖啡豆状,常位于中性粒细胞内外。初次分离需要 $5\%\sim7\%$ CO_2,在巧克力色琼脂平板上,脑膜炎奈瑟菌形成圆形凸起、透明的露珠状菌落;淋病奈瑟菌形成圆形凸起、灰白色菌落。氧化酶试验和触酶试验均阳性。脑膜炎奈瑟菌分解葡萄糖、麦芽糖,产酸不产气,分型血清可确定血清型别;淋病奈瑟菌只分解葡萄糖,产酸不产气,其他糖类阴性。淋病奈瑟菌目前常采用核酸杂交技术或核酸扩增技术进行快速诊断和流行病学调查,也可做协同凝集试验、直接免疫荧光试验。

(2)卡他莫拉菌为革兰氏阴性双球菌,在血琼脂平板上形成圆凸、光滑、灰白色的菌落。继续培养则菌落干燥、坚硬,可随接种环推动而在培养基上移动。氧化酶试验和触酶试验阳性,不分解糖类,还原硝酸盐,DNA 酶阳性。三丁酸甘油酯水解试验可鉴别卡他莫拉菌和奈瑟菌,卡他莫拉菌含丁酸脂酶,能水解 4-甲基伞形酮丁酸盐形成 4-甲基伞形酮,在紫外线下呈现蓝色荧光即为阳性;奈瑟菌无此酶,三丁酸甘油酯水解试验阴性。

五、药敏试验的药物选择

根据 CLSI MlOO-S24 的推荐,淋病奈瑟菌药敏试验的药物选择见表 8-10。

表 8-10 淋病奈瑟菌药敏试验的药物选择

药物分组	药物名称
A 组	头孢曲松、头孢克肟、环丙沙星、四环素
C 组	大观霉素

引起下呼吸道感染的卡他莫拉菌既往对青霉素敏感,近年来报告耐药菌株日渐增多。卡他莫拉菌可产生诱导型 β-内酰胺酶,故实验室需对其检测 β-内酰胺酶。

第九章　肠杆菌科检验

第一节　概述

肠杆菌科(Enterobacteriaceae)细菌是一大群形态、生物学特性相似,需氧或兼性厌氧的革兰氏阴性杆菌;广泛分布在自然界中,可栖居在人和动物的肠道内,多数是人肠道的正常菌群,也可存在于水、土壤或腐败的物质上,多数为条件致病菌,少数为致病菌。

一、分类

肠杆菌科隶属于细菌域,变形菌门,γ-变形菌纲,肠杆菌目。目前与医学有关的肠杆菌科菌属主要有33个。临床常见的菌属主要包括以下15个菌属:埃希菌属(Escherichia)、克雷伯菌属(Klebsiella)、肠杆菌属(Enterobacter)、枸橼酸杆菌属(Citrobacte7-)、沙雷菌属(Serratia)、沙门菌属(Salmonella)、志贺菌属(Shigella)、爱德华菌属(Edwardsiella)、耶尔森菌属(Yersinia)、哈夫尼亚菌属(llafnia)、摩根菌属(Morganella)、泛菌属(Panfoea)、邻单胞菌属(Plesiomonas)、变形杆菌属(Protezis)及普罗威登斯菌属(Prlovidencia)。DNA G+C 含量为 $39\sim59mol\%$。

二、临床意义

肠杆菌科细菌是临床最常见的病原菌,是泌尿道、呼吸道、肠道、腹腔和盆腔等感染的常见病原菌,也是慢性阻塞性肺气肿(COPD)急性加重、支气管扩张急性加重、脓胸、纵隔炎的主要病原菌之一。其中埃希菌属、志贺菌属、沙门菌属、耶尔森菌属细菌常引起人的腹泻或肠道感染;克雷伯菌属、枸橼酸杆菌属、肠杆菌属、沙雷菌属、变形杆菌属、泛菌属、普罗威登菌属和摩根菌属是与医院内感染相关的条件致病菌。

除志贺菌外,多数肠杆菌科细菌均可引起肠道外感染,如大肠埃希菌等细菌可引起泌尿道、呼吸道、伤口和中枢神经系统等感染,且往往为获得性的感染。鼠疫耶尔森菌可引起自然疫源烈性传染病鼠疫,为我国甲类传染病的病原菌,伤寒沙门菌可经粪口传播引起血流感染。

肠杆菌科细菌也是人和动物肠道感染的重要病原菌。比较明确的肠道病原菌属有埃希菌属、志贺菌属、沙门菌属和耶尔森菌属等。主要引起各种急性、慢性肠道感染、食物中毒、腹泻等。

三、生物学特性

为革兰氏阴性杆状细菌,菌体大小 $(0.3\sim1.0)\mu m\times(1\sim6)\mu m$,无芽孢,除志贺菌属和克雷伯菌属外,多数肠杆菌科细菌有鞭毛,能运动,少数菌属细菌有荚膜或包膜,有致病性的菌株多数有菌毛。

培养特性为需氧或兼性厌氧,营养要求不高,在普通培养基,如血琼脂平板(BAP)和麦康凯琼脂平板(MAC)上容易生长,大部分菌属在35℃生长良好。

肠杆菌科细菌主要有三种抗原,分别为菌体(O)抗原、鞭毛(H)抗原和表面抗原(如 Vi 抗原、K 抗原)。O 抗原存在于细胞壁脂多糖层,是细菌细胞壁的成分,具有种属特异性,耐热,加热 100℃不被破坏。其化学成分是脂多糖,脂多糖分子是一个以核心多糖为中心的三层结构,其内侧是脂类 A,为内毒素的毒性成分;外侧是由重复的低聚糖组成的特异多糖,决定 O 抗原的特异性。H 抗原存在于鞭毛蛋白,是不耐热的蛋白质抗原,加热 60℃,30 分钟即被破坏,鞭毛蛋白多肽链上的氨基酸序列和空间构型决定 H 抗原的特异性。表面抗原是包绕在 O 抗原外侧的不耐热的多糖抗原,由黏液或荚膜多糖的结构决定表面抗原的特异性,其在不同菌属中有不同的名称。O 抗原和 H 抗原是肠杆菌科血清学分群和分型的依据。表面抗原存在时可干扰 O 抗原与相应抗体之间的反应,加热 100℃,30 分钟处理能消除其干扰。

肠杆菌科细菌不形成芽孢,所以对理化因素的抵抗力不强,不耐干燥,加热 60℃、30 分钟即被杀死;对一般化学消毒剂如漂白粉、酚、甲醛和戊二醛等均敏感,但能耐受低温和胆盐,并在一定程度上能抵抗如亚甲蓝、伊红等物质的抑菌作用,此特性已被用于制作肠道选择性培养基。

四、微生物学检验

(一)标本采集

1.肠道外感染标本

可采集不同的标本类型,如血液、尿液、体液、呼吸道、伤口及其他各种临床标本。

2.肠道感染标本

宜在疾病的早期,抗菌药物使用前,留取新鲜的粪便标本送检,实验室应尽快挑取其中脓血和黏液部分进行接种培养。对儿童或团体健康体检时,可用肛拭子采集方法采集标本。

(二)分离培养和鉴定

1.分离培养

对于肠道外感染并取自无菌部位的标本一般使用 BAP 或 MAC 琼脂平板接种培养,在分离培养细菌数量较少的标本时(如血培养),应使用肉汤增菌以提高检出率。来自泌尿道、呼吸道或伤口的标本中往往混有其他污染的细菌,需采用选择鉴别培养基来增加肠杆菌科致病细菌的分离率。如 MAC 琼脂、伊红亚甲蓝(EMB)琼脂,因为 MAC 和 EMB 培养基能促进肠杆菌科细菌生长,并抑制其他革兰氏阳性菌以及少数革兰氏阴性菌及部分真菌,同时肠杆菌科细菌在不同培养基上可出现一些典型形态,有利于细菌的初步鉴定。对于粪便标本接种时可选用的培养基包括非选择性培养基,如 BAP;弱选择鉴别培养基,如 MAC;针对沙门菌和志贺菌的强选择鉴别培养基,如沙门-志贺菌琼脂(SS)等。

2.鉴定

(1)生化鉴定:根据细菌分解或利用各种物质的能力不同,可通过不同的生化组合来进行细菌鉴定,也可使用商品化的微生物鉴定试剂盒,在规定时间内解读反应结果,根据其生化试验的反应结果,参考鉴定表或分析图索引得到鉴定结果。目前临床微生物实验室常用的是自动仪器分析系统,使得鉴定结果更为准确、可靠,并提高了工作效率,增强了鉴定结果的一致性和可比性。

(2)血清学鉴定:肠杆菌科中某些致患者腹泻的病原菌,如埃希菌属、志贺菌属、沙门菌属以及耶尔森菌属等细菌的鉴定除需生化反应符合外,尚需用特异性诊断抗血清进行血清学分型鉴定后才能做出最终报告。

(3)分子生物学鉴定:利用分子生物学技术也可将肠杆菌科细菌鉴定至科、属、种,甚至可区分致病菌株和非致病菌株,如可用PCR技术检测大肠埃希菌或检测大肠埃希菌的肠毒素基因等。该方法的敏感性和特异性均较高,随着分子生物学技术的日臻完善,不仅用于科学研究还将在临床得到更广泛的应用。

3.鉴定步骤

应该遵循科、属、种的顺序,与其他革兰氏阴性杆菌进行鉴别。

(1)科间鉴别:首先应根据菌体形态,有无鞭毛,氧化酶、触酶和葡萄糖发酵等试验鉴别是否是肠杆菌科细菌,肠杆菌科细菌共同的生化反应特性有发酵葡萄糖,氧化酶阴性(邻单胞菌属除外),触酶阳性,能还原硝酸盐为亚硝酸盐,见表9-1。

表 9-1　肠杆菌科与其他科细菌的主要鉴别特征

试验	肠杆菌科	非发酵菌	弧菌科	巴斯德菌科
形态	杆状	杆状	弧状、杆状	球杆状
鞭毛	周鞭毛或无	单、丛、周鞭毛或无	单鞭毛	无鞭毛
氧化酶	-	+	+	+
触酶	+	+	+	+
葡萄糖 O-F	发酵	氧化或不分解	发酵	发酵
硝酸盐还原	+	+/-	+	+

(2)属间鉴别:在证实为肠杆菌科细菌之后,可根据苯丙氨酸脱氨酶和葡萄糖酸盐(或 V-P)试验,将肠杆菌科 14 个菌属初步分为三大类后继续鉴定,见表 9-2,也可直接用自动化仪器或商品化试剂盒进一步进行种属间的鉴别。

(3)属内鉴别:详见本章各节。

五、药敏试验的药物选择

细菌抗菌药物敏感试验,目前我国主要参照美国临床和实验室标准协会(CLSI)的相关文件进行选择,其中针对由大肠埃希菌、肺炎克雷伯菌和奇异变形杆菌引起的单纯性泌尿道感染治疗时,头孢唑林可预测口服药物头孢克洛、头孢地尼、头孢泊肟、头孢丙烯、头孢呋辛酯、头孢氨苄和氯碳头孢的疗效;而对四环素敏感的菌株可预测对多西环素和米诺环素也敏感。然而,某些对四环素中介或耐药的菌株可能对多西环素、米诺环素或二者敏感,见表 9-3。

表 9-2　肠杆菌科细菌的初步分类

细菌菌属	苯丙氨酸脱氨酶	葡萄糖酸盐
埃希菌属	-	-
志贺菌属	-	-
沙门菌属	-	-
枸橼酸菌属	-	-
爱德华菌属	-	-
耶尔森菌属	-	-
克雷伯菌属	-	+
肠杆菌属	-	+
哈夫尼亚菌属	-	+
泛菌属	-	+
沙雷菌属	-	+
变形杆菌属	+	-
摩根菌属	+	-
普罗威登斯菌属	+	-

表 9-3　CLSI M100-S24 推荐的肠杆菌科细菌药物敏感试验建议分组

分组	抗菌药物
A 组（首选试验并常规报告的抗菌药）	①氨苄西林；②头孢唑林 a；③庆大霉素、妥布霉素
B 组（首选试验并选择报告的抗菌药物）	①阿米卡星；②阿莫西林-克拉维酸、氨苄西林-舒巴坦、哌拉西林-他唑巴坦、替卡西林-克拉维酸；③头孢呋辛；④头孢吡肟；⑤头孢替坦、头孢西丁；⑥头孢噻肟 a、头孢曲松；⑦环丙沙星、左氧氟沙星；③多利培南、厄他培南、亚胺培南、美洛培南；⑨哌拉西林；⑩磺胺甲噁唑/甲氧苄啶
C 组（补充试验并选择报告的抗菌药物）	①氨曲南、头孢他啶；②头孢洛林；③氯霉素；④四环素
U 组（补充试验仅用于泌尿道感染的抗菌药物）	①头孢唑林；②左氧氟沙星或氧氟沙星、诺氟沙星；③呋喃妥因；④磺胺异噁唑；⑤甲氧苄啶

　　同时应注意的是细菌对抗菌药物的耐药性，可以分为固有耐药（天然耐药）和获得性耐药，固有耐药是菌株所表现的内在特性，通常是由染色体介导，可垂直传播给子代细菌，较少通过水平传播。固有耐药是细菌重要的遗传学特征，可作为细菌种属鉴定的方法之一，也可以根据细菌的固有耐药特征对细菌的鉴定和药敏试验结果进行验证。

获得性耐药发生在一个菌种或菌属中的部分菌株,可经质粒和转座子介导在同菌种或不同菌种之间水平传播,垂直传播通常也可发生,但在缺乏抗菌药的选择压力下,其耐药性有时会消失。获得性耐药是细菌产生耐药的主要原因。实验室可以对其耐药情况利用抗菌药物敏感试验开展表型检测。

第二节　埃希菌属

一、分类

埃希菌属(Escherichia)目前属内有 6 个种:大肠埃希菌(E.coli)、蟑螂埃希菌(E.blattae)、弗格森埃希菌(E.fergusonii)、赫尔曼埃希菌(E.hermannii)、伤口埃希菌(E.vulneris)、艾伯特埃希菌(E.albertii)。DNA G+C 含量为 48～59mol%,模式菌种为大肠埃希菌。

二、临床意义

大肠埃希菌是临床最常见的病原菌,其致病因素主要与侵袭力、内毒素和肠毒素有关。大肠埃希菌的 K 抗原和菌毛与侵袭力有关。K 抗原能抗吞噬,并能够抵抗抗体和补体的作用。菌毛能帮助细菌黏附于黏膜表面,使细菌在肠道内定植,产生毒素而引起相应症状。有侵袭力的菌株能直接侵犯肠道黏膜上皮并引起炎症;内毒素为大肠埃希菌细胞壁上的结构成分,其毒性部位在类脂 A(lipid A),与所有革兰氏阴性杆菌产生的内毒素一样,具有相似的病理生理作用,如引起患者发热、休克、DIC 等;大肠埃希菌可产生两种肠毒素:一种是不耐热肠毒素(heat labile toxin,LT),加热 65℃、30 分钟即被破坏;另一种是耐热肠毒素(heatstable toxin,ST)。LT 可激活小肠上皮细胞的腺苷环化酶,使 ATP 转变为 cAMP,细胞内的 cAMP 升高,促进肠黏膜分泌功能,使肠液大量分泌引起腹泻;而 ST 通过激活肠道上皮细胞鸟苷酸环化酶,使肠道细胞的 cGMP 水平升高,引起肠液分泌增加而导致腹泻。

大肠埃希菌常引起各种肠内外的感染,是泌尿道、腹腔内等感染以及腹泻的主要病原菌,其引起人的肠道外感染主要是泌尿系感染(urinary tract infection,UTI)。引起泌尿系感染的菌群具有独特的毒力因子和血清 O 抗原,75% 的 UTI 由血清型 O1、2、6、7、11、25 及 75 引起。此外大肠埃希菌还可引起胆囊炎、新生儿脑膜炎、菌血症及肺炎等。常见于腹腔内脓肿、肠穿孔继发腹膜炎、肠道手术后继发感染或大面积灼伤创面感染等。大肠埃希菌是人和动物肠道的正常菌群,但其中有些菌株能引起人肠道内感染并致腹泻,并能引起致死性并发症如溶血性尿毒综合征(hemolytic uremic syndrome,HUS)。根据其不同的血清型别、毒力和所致临床症状的不同,将引起人腹泻的大肠埃希菌分为 5 类:①肠毒素型大肠埃希菌(enterotoxigenic E.coli, ETEC):ETEC 能产生两种由质粒介导的肠毒素,即耐热肠毒素(ST)和不耐热肠毒素(LT),是发展中国家引起腹泻,尤其是儿童腹泻的重要病原菌,也常引起旅行者腹泻,可导致恶心、腹痛、低热以及急性发作的类似于轻型霍乱的大量水样腹泻,由 ETEC 引起的旅行者腹泻有时甚为严重,但很少致死。②肠致病性大肠埃希菌(enteropathogenic E.coli,EPEC):该菌不产生肠毒素和志贺毒素,主要致病因子是黏附因子。是引起婴幼儿腹泻的主要病原菌,临床表现为肠道腹泻,患者发热、呕吐,便中含黏液但无血液,是世界各地致婴儿腹泻的重要病原菌。③肠侵袭型大肠埃希菌(enteroinvasiveE.coli,EIEC):EIEC 不产生肠毒素,该菌类似于志贺菌,能直接侵犯肠黏膜,在黏膜上皮细胞内增殖,并破坏上皮细胞形成炎症或溃疡。EIEC 还可类似志贺菌一样引起肠炎症状如发热、腹痛、水泻或细菌性痢疾的典型症状,出现黏液脓血便,故曾称志贺样大肠埃希菌。④产志贺毒素大肠埃希菌(Shiga toxin-producing E.coli,STEC):STEC 最具代表性的血清型是 O_{157}:H_7,但近年发现非 O157 的血清型也可引起该病。STEC 的主要致病因子有菌毛和毒素,可产生两种由溶源性噬菌体编码的 Vero 毒素(VT-1 和 VT-2),从而抑制蛋白质的合成并致 Vero 细胞产生病变,引起临床症状。STEC 还可产生一种或多种志贺毒素或称 Vero 毒素,并引起出血性大肠炎和 HUS,故又称肠出血型大肠埃希菌(enterohemorrhagic E.coli,EHEC)或 Vero 毒素大肠埃希菌(verotoxigenic E.coli,VTEC),多为水源性或食源性感染,由加热不充分的牛肉或蔬菜引起,牛肉或蔬菜在生产或流通过程中受到污染,通过口摄入或粪口途径传播。⑤肠凝聚型大肠埃希菌(enteroaggregativeE.Coli,EAEC):不产生 LT 或 ST,没有侵袭力,不能用 O:H 血清分型。该菌与世界各地慢性腹泻有关,可致儿童肠道感染,引起水样腹泻、呕吐和脱水,偶有腹痛、发热和血便。

三、生物学特性

为革兰氏阴性直短杆状,大小为(1.1~1.5)μm×(2.0~6.0)μm,单个或成对排列,多数有鞭毛,能运动,某些菌株尤其是引起肠道外感染的菌株有荚膜(微荚膜)和周身菌毛。

培养特性为兼性厌氧,营养要求不高,在 BAP 和普通营养琼脂平板上生长良好,35℃培养 24 小时,可形成直径 2~3mm,圆形、光滑、湿润、灰白色、不透明的菌落,某些菌株在 BAP 上可产生 β 溶血,在肠道选择培养基上可发酵乳糖,形成有色菌落,如在 MAC 琼脂平板上菌落呈粉红色或红色。

抗原成分主要由菌体(O)抗原、鞭毛(H)抗原和表面(K)抗原组成。①O 抗原:是多糖磷脂复合物(LPS),耐热,加热 100℃不能灭活,目前已知有 171 种,是血清学分型的基础;②H 抗原:是不耐热的蛋白质,已知有 56 种,均为单相菌株;③K 抗原:是多糖荚膜抗原,对热稳定,在 K 抗原存在时能阻止 O 凝集。已知有 100 种,不是每个菌株均有 K 抗原。大肠埃希菌的血清型分别按 O:K:H 的顺序,以数字表示,如 O_{111}:K_{58}:H_2、O_{157}:H_7 等。

四、微生物学检验

(一)肠道外感染标本

1.标本采集

检验标本主要有尿、血、粪便、脓液等临床标本,血液等细菌数量少的标本需要增菌进行培养;尿液标本要尽量采集早晨清洁中段尿进行定量培养,对无症状的患者应连续采集三天晨尿送检;痰标本取自口腔清洁后从深部咳出的痰液;脓、分泌物等标本可用无菌棉拭子直接采取。

2.标本直接检查

除血液标本外,其他标本大多可行涂片染色检查;尿液和其他各种体液可离心后取沉淀物作涂片;脓、痰、分泌物等可直接涂片,革兰氏染色后直接镜检,但肠杆菌科多数细菌的形态及染色性相似,根据形态及染色难以相互鉴别。

3.分离培养和鉴定

(1)分离培养:血液等封闭腔标本由于细菌数量少,一般需使用肉汤增菌培养。尿液标本常规需使用定量接种方法,先依据临床信息选择培养类型,确定合适的培养基及定量接种的尿液量,采用 1μl 或 10μl 标准接种环接种的方法。即首先将尿液标本充分混匀,用定量接种环或无菌微量加样器取尿液 1μl 接种于 5% 的羊血琼脂和 MAC 琼脂或其他类似的弱选择培养基如中国兰、EMB 琼脂等,35～37℃培养 18～24 小时。对于导尿、耻骨上膀胱穿刺留取的尿液、已使用抗菌药物治疗患者的尿液采用 10μl 接种。经 18～24 小时培养无菌生长,需继续培养 24 小时。脓、痰和分泌物标本可直接在 BAP 等琼脂平板上画线分区培养,35℃培养 18～24 小时后观察细菌生长情况及菌落形态。

(2)鉴定:在培养后的培养基上挑选疑为大肠埃希菌的菌落,如在 MAC 琼脂平板上粉红色或红色;在 SS 上为红色、粉红色或中央为粉红色、周围无色的菌落;在 EMB 平板上呈扁平、粉红色有金属光泽,待涂片染色镜检后依据镜检结果,进一步进行相应生化或血清学试验将细菌鉴定到属或种。实验室常用三糖铁琼脂(TSIA);克氏双糖铁琼脂(KIA);动力-吲哚-尿素试验管(MIU)以及吲哚.甲基红-V-P-枸橼酸盐(IMViC)4 个组合试验来初步鉴定。典型的大肠埃希菌的基本生化反应特征有:能发酵多种糖,产酸产气;TSIA 上为产酸/产酸、产气;KIA 上为产酸/产酸、产气;IMViC 为＋＋--;MIU 为＋＋-,属内各菌种的鉴别见表9-4。

(二)肠道内感染标本

(1)ETEC:生化反应加血清分型加肠毒素测定,生化反应符合大肠埃希菌,具备特定的血清型别。ETEC 主要依赖 ST 和 LT 肠毒素的检测,常用生物学方法或细胞培养、免疫学和分子生物学方法。

(2)EPEC:生化反应加血清分型,用多价抗血清检测其 O 抗原。取 5～10 个乳糖阳性的大肠埃希菌菌落,与特异性抗血清进行凝集试验,血清学凝集阳性的菌株必须测定凝集滴度以排除交叉反应,同时还要做 H 抗原测定(O∶H 分型),也可用酶联免疫吸附试验(ELISA)和细胞培养的方法来检测 EPEC。

(3)EIEC:生化反应加血清分型测定,本菌与志贺菌相似,多数 EIEC 为动力阴性,乳糖不发酵或迟缓发酵。可用常规的肠道培养基分离,用 O∶H 血清分型。所有 EIEC 菌落均为赖氨酸脱羧酶阴性,无动力,其中最常见的血清型 O₁₅₂ 和 O₁₂₄ 为乳糖阴性,与志贺菌的抗血清有交叉反应,两菌属十分相似,主要的鉴别试验是醋酸钠、葡萄糖铵利用试验和黏质酸盐产酸试验,大肠埃希菌三者均阳性,而志贺菌三者均阴性。

表 9-4 埃希菌属内各菌种的鉴别

生化反应	大肠埃希菌	赫尔曼埃希菌	弗格森埃希菌	蟑螂埃希菌	伤口埃希菌	艾伯特埃希菌
吲哚	+	+	+	-	-	-
甲基红	+	+	+	+	+	+
V-P	-	-	-	-	-	-
枸橼酸盐	-	-	(-)	V	-	-
赖氨酸脱羧酶	+	-	+	+	+	+
精氨酸双水解酶	(-)	-	-	-	V	NA
鸟氨酸脱羧酶	V	+	+	+	-	+
ONPG	+	+	+	-	+	NA
乳糖	+	V	-	-	(-)	-
山梨醇	+	-	-	-	-	-
甘露醇	+	+	+	+	+	-
侧金盏花醇	-	-	+	-	-	-
纤维二糖	-	+	+	-	+	-
黄色素	-	+	-	-	V	-

（4）STEC：生化反应加血清分型,肠道正常菌丛中的大肠埃希菌约 80％在培养＜24 小时可发酵山梨醇,但 O_{157}：H_7 不发酵（或缓慢发酵）山梨醇。可用山梨醇麦康凯琼脂（SMAC）直接筛选不发酵山梨醇的菌落,经次代培养后用胶乳凝集试验检测 O_{157} 抗原。在北美许多地区,大肠埃希菌 O_{157}：H_7 占肠道分离病原菌的第二或第三,是血便中分离到的最常见病原菌,分离率占血便的 40％,且 O_{157} 是导致 4 岁以下儿童急性肾衰竭的主要病原菌,故针对血便患者,大肠埃希菌 O_{157}：H_7 需常规检测。

第三节 克雷伯菌属

克雷伯菌属（Klebsiella）为条件致病菌,临床感染中以肺炎克雷伯菌多见,也是引起医院内感染的重要病原菌。

一、分类

克雷伯菌属临床常见的主要是肺炎克雷伯菌（K peumoniae）和产酸克雷伯菌（K. oxVtoca）2 个种,肺炎克雷伯菌又分肺炎亚种（K.peumoniae subsp.peumoniae）、臭鼻亚种（K. peumoniaesubsp.ozaenae）、鼻硬结亚种（K.peumoniae subsp.thinoscleromatis）3 个亚种。原来属于克雷伯菌属的解鸟氨酸克雷伯菌（K.ornithinolytica）、植生克雷伯菌（K.planticola）和土生

克雷伯菌(K.terrigena)2001 年以后被划出,归为拉乌尔属(Raoultella),分别命名为解鸟氨酸拉乌尔菌(R.ornithinolytica)、植生拉乌尔菌(R.planticola)和土生拉乌尔菌(R.terrigena)。DNA G$^+$C 含量为 53～58mol%,模式菌种为肺炎克雷伯菌。

二、临床意义

肺炎克雷伯菌的临床分离率仅次于大肠埃希菌,也是临床检出率最高的致病菌,其中肺炎克雷伯菌肺炎亚种可引起原发性肺炎。肺炎克雷伯菌肺炎亚种还能引起各种肺外感染,包括肠炎和脑膜炎(婴儿),泌尿道感染及菌血症,是酒精中毒者、糖尿病和慢性阻塞性肺部疾病患者并发肺部感染的潜在的危险因素。

三、生物学特性

为革兰氏阴性杆菌,菌体大小(0.3～1.0)μm×(0.6～6.0)μm,单个、成双或者短链状排列,无鞭毛,无芽孢,患者标本直接涂片或在营养丰富培养基上的培养物可见菌体外有明显的荚膜。

培养特性为兼性厌氧,营养要求不高,初次分离,在培养基上可形成较大、凸起、灰白色黏液型的菌落。菌落大而厚实、光亮,相邻菌落容易发生融合,用接种针蘸取时可挑出长丝状细丝(图 9-1)。在 MAC 培养基上发酵乳糖产酸,形成较大的黏液型、红色的菌落。

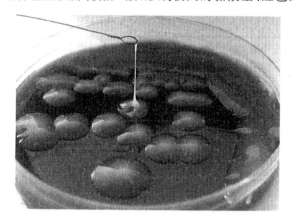

图 9-1　肺炎克雷伯菌在血琼平板上菌落形态及挑丝试验

四、微生物学检验

分离培养和鉴定。

1.分离培养

选择 BAP、MAC 等培养基接种培养,35℃培养后,挑选可疑菌落,如在 BAP 琼脂平板上大而圆,灰白色、黏稠状菌落,菌落相互融合,光亮,以接种环触之,可拉成丝。

2.初步鉴定

氧化酶阴性,触酶阳性,动力阴性,多数菌株可利用枸橼酸盐,葡萄糖产酸产气,所有菌株均可利用阿拉伯糖、乳糖、山梨醇、侧金盏花醇及木糖,除肺炎克雷伯菌臭鼻亚种、肺炎克雷伯菌鼻硬结亚种外,所有菌种均可利用乳糖和山梨醇。克雷伯菌的基本生化反应特征是:TSIA 为产酸/产酸、产气或产酸/产酸,枸橼酸盐阳性,动力阴性,鸟氨酸脱羧酶阴性,丙二酸盐阳性,DNA 酶阴性。

3.最后鉴定

(1)属的鉴定:动力阴性,吲哚除产酸克雷伯菌外,均为阴性,ONPG除肺炎克雷伯菌鼻硬结亚种外,均为阳性,V-P除肺炎克雷伯菌臭鼻亚种、肺炎克雷伯菌鼻硬结亚种外,均为阳性,鸟氨酸脱羧酶除解鸟氨酸拉乌尔菌外,均为阴性。克雷伯菌属与肠杆菌科中主要引发医院内感染的其他条件致病菌鉴别见表9-5。

表9-5 克雷伯菌属与其他条件致病菌鉴别

试验	肺炎克雷伯菌	产酸克雷伯菌	产气肠杆菌	阴沟肠杆菌	成团泛菌	蜂房哈夫尼菌	黏质沙雷菌	液化沙雷菌
吲哚	-	+	-	-	(-)	-	-	-
动力	-	-	+	+	(+)	(+)	+	+
赖氨酸脱羧酶	+	+	+	-	-	+	+	+
精氨酸双水解酶	-	-	-	+	-	-	-	-
鸟氨酸脱羧酶	-	-	+	+	-	+	+	+
DNase(25℃)	-	-	-	-	-	-	+	(+)
明胶酶(22℃)	-	-	-	-	-	-	+	+
糖类发酵								
乳糖	+	+	+	+	d	-	-	-
蔗糖	+	+	+	+	d	-	+	+
山梨醇	+	+	+	+	d	-	+	+
侧金盏花醇	+	+	+	(-)	-	-	d	-
阿拉伯糖	+	+	+	+	+	+	-	+

(2)种的鉴定:肺炎克雷伯菌吲哚阴性,而产酸克雷伯菌吲哚阳性,本菌属菌与拉乌尔菌属菌之间的鉴别见表9-6。

表9-6 克雷伯菌属与拉乌尔菌属菌种之间的鉴别

菌种	吲哚	鸟氨酸脱羧酶	V-P	丙二酸盐	ONPG	生长试验	
						10℃	44℃
产酸克雷伯菌	+	-	+	+	+	-	+
肺炎克雷伯菌肺炎亚种	-	-	+	+	+	-	+
肺炎克雷伯菌臭鼻亚种	-	-	-	-	V	NA	NA
肺炎克雷伯菌鼻硬结亚种	-	-	-	+	-	NA	NA
解鸟氨酸拉乌尔菌	+	+	V	+	+	+	NA
植生拉乌尔菌	V	-	+	+	+	+	-
土生拉乌尔菌	-	-	+	+	+	+	-

第四节 志贺菌属

志贺菌属(Shigella)细菌是引起人类细菌性痢疾的主要肠道病原菌之一。

一、分类

志贺菌属可用特异性抗血清将其分为 4 个血清群(种):A 群为痢疾志贺菌(S. dysenteriae),B 群为福氏志贺菌(S.exneri),C 群为鲍特志贺菌(S.boydii),D 群为宋内志贺菌(S.sonnei)。1989 年 CDC 分类系统将生化反应特性相近的 A、B、C 群归为一群,统称为志贺菌 A、B、C 血清群;而将生化反应特征与之相异,鸟氨酸脱羧酶和 β-半乳糖苷酶均阳性的宋内志贺菌单列出来。DNA G+C 含量为 49~53mol%。

二、临床意义

志贺菌属细菌的致病主要与细菌的侵袭力、内毒素和外毒素有关,志贺菌属细菌因菌毛的作用,细菌黏附于肠黏膜的表面,并侵入上皮细胞内生长繁殖,形成感染病灶,引起炎症反应。本菌属各菌株均有强烈的内毒素,由于内毒素的释放可造成上皮细胞死亡及黏膜下发炎,并形成毛细血管血栓,导致坏死、脱落和溃疡,患者出现典型的脓血便;另一方面可引起全身中毒症状(内毒素血症),导致发热、意识障碍,甚至中毒性休克。A 群志贺菌 1 型和 2 型产生的志贺毒素(Shiga toxin,ST),ST 对 Vero 细胞有毒性作用也称为 Vero 毒素(Verotoxin,VT),VT 对小鼠有强烈的致死毒性,有 VT1 和 VT2 两种。ST 属 VT1 型。

志贺菌属细菌主要引起人类细菌性痢疾,简称菌痢,一年四季均可发病,以夏秋季节发病率最高,典型的急性菌痢表现为腹痛、腹泻、黏液脓血便、里急后重,发热等症状。小儿常可引起中毒性菌痢,患儿常无明显的消化道症状而表现为全身中毒症状,若抢救不及时,往往造成死亡。四种志贺菌中,痢疾志贺菌引起的菌痢较为严重,其他志贺菌引起的感染则相对较轻,具有自限性且很少致死。我国以福氏志贺菌和宋内志贺菌引起的菌痢最为多见。多数菌痢为散发病例,可引起人与人之间的传播。偶可因食用了被污染的水和食物而引起暴发流行。

三、生物学特性

为革兰氏阴性短小杆菌,菌体大小(1~3)μm×(0.7~1.0)μm,无芽孢,无荚膜,无鞭毛,有菌毛。

培养特性为兼性厌氧,最适生长温度为 35℃,最适 pH 为 7.2~7.4。营养要求不高,能在普通琼脂培养基上生长,且生长良好。在肠道选择培养基上可形成乳糖不发酵、中等大小、无色透明或半透明菌落,宋内志贺菌常形成粗糙型菌落。

志贺菌属菌种有 O 抗原,无 H 抗原,部分菌种有 K 抗原。O 抗原是分类的依据,有群特异性和型特异性两种抗原,根据生化反应和 O 抗原的不同,将志贺菌属分为 4 个血清群(A、B、C、D)和 40 余个血清型。O 抗原耐热,加热 100℃60 分钟小被破坏。K 抗原存在时能干扰 O 抗原与相应抗血清的凝集作用。加热 100℃60 分钟可消除 K 抗原对 O 抗原的干扰作用。

本属细菌对理化因素的抵抗力较其他肠杆菌科细菌为低。在1%苯酚中15～30分钟或加热60℃10分钟即被杀死,对酸较敏感,在运送培养时须使用pH 7.0的磷酸盐甘油或转运培养基,确保检出率的提高。

四、微生物学检验

(一)标本采集

主要检验标本为粪便、肛拭等,志贺菌在有大肠埃希菌及其他细菌繁殖并且产酸的粪便标本中,往往数小时即死亡,所有标本应及时接种或采集黏液脓血便作床边接种,如不能及时接种,可置甘油保存液或卡布运送培养基内送检。健康体检者可用肛拭取样。

(二)分离培养和鉴定

1.分离培养

分离培养基可选用MAC和SS,亦可用对志贺菌分离效果较好的木糖一赖氨酸.去氧胆酸盐(XLD)培养基。

2.鉴定

(1)初步鉴定:取可疑菌落(MAC上无色不透明;SS上不透明或透明;EMB上无色或不透明的琥珀色;XLD上呈红色的菌落),经生化反应、血清学试验等进一步鉴定到属和种。志贺菌的基本生化反应特征为:TSIA产酸,枸橼酸盐阴性,脲酶阴性,动力阴性,V-P试验阴性。

(2)最终鉴定:须作全面生化反应和血清学试验,各菌群(种)间的鉴定依据为痢疾志贺菌甘露醇阴性,宋内志贺菌ONPG和鸟氨酸脱羧酶均阳性。偶尔出现生化鉴定为志贺菌但与抗志贺菌血清不凝集的现象,可制成菌悬液置100℃水浴加热15～30分钟并重复凝集试验,此种菌株有可能是(EIEC),需注意进行鉴别,各菌群的生化鉴别见表9-7。

表9-7 志贺菌属种间的生化反应鉴别特征

生化试验	A群痢疾志贺菌	B群福氏志贺菌	C群鲍氏志贺菌	D群宋内志贺菌
吲哚	45	50	25	0
D-甘露醇	0	95	97	99
半乳糖苷酶	30	1	10	90
鸟氨酸脱羧酶	0	0	2	98

志贺菌属与伤寒沙门菌鉴别:伤寒沙门菌在KIA上的特性与志贺菌相似,鉴别特点是伤寒沙门菌硫化氢和动力阳性,能与沙门菌因子血清凝集而不与志贺菌属因子血清凝集。

志贺菌属与类志贺邻单胞菌鉴别:可用动力和氧化酶试验加以鉴别,志贺菌属均为阴性,而类志贺邻单胞菌为阳性。

凡生化反应符合志贺菌属者均需作血清学鉴定,可先用志贺菌属4种多价血清(A群1,2型、B群1～6型、C群1～6型及D群)做玻片凝集试验,凝集后进一步作定型鉴定。①A群:痢疾志贺菌,甘露醇阴性,共有10个血清型(1～10),其O抗原从1～X共10种,均为独立的血清型,各型之间无共同抗原关系。A群各菌型均有K抗原(A1～A10)。②B群:福氏志贺菌,有 6 个血清型和 X、Y2 个变型。每个菌型均有两种抗原,即型抗原与群抗原。型抗原只存在于同型的菌株中。除 2a 及 6 型外,均不具有 K 抗原。6 型菌株缺少共同的群抗原,故福氏多价血清中应包含 6 型因子血清,否则将会造成漏检。③C 群:鲍特志贺菌,共有 15 个血清群,均有型抗原(OⅠ～XV),尚未发现亚型。均含有 K 抗原(C1～C15)。④D 群:宋内志贺菌,仅有一个血清型,但有光滑型(S)和粗糙型(R)两种菌落。R 型菌落不能被 S 型血清所凝集,因此宋内志贺菌的诊断血清应同时含有 S 及 R 两种因子血清(Ⅰ相和Ⅱ相)。

五、药敏试验的药物选择

CLSI M100-S24 推荐,对于从粪便中分离的志贺菌,仅需常规测试和报告氨苄西林、一种氟喹诺酮类和磺胺甲噁唑/甲氧苄啶,必要时可增加头孢曲松、头孢噻肟及头孢克肟常规试验并报告。志贺菌对第一代和第二代头孢菌素、头霉素和氨基糖苷类抗菌药物体外可能有活性,但临床治疗无效,所以对该菌属细菌的药敏结果,第一代和第二代头孢菌属、头霉素和氨基糖苷类抗菌药物不需做药敏试验,或者不管体外药敏试验结果如何,均报告为耐药。

第五节　沙门菌属

沙门菌属(Salmonella)可从人和动物中分离得到,根据抗原结构,有 2500 多个血清型,其致病性具有种系特异性,例如人是伤寒、副伤寒 A、B、C 沙门菌的天然宿主;有些菌种专对动物致病,也有些对人和动物都能致病。

一、分类

沙门菌属是肠杆菌科的一个菌属,包括肠沙门菌(S.enterica)和邦戈沙门菌(S.bongori)2 个菌种,肠沙门菌又分 6 个亚种:①亚种Ⅰ为肠沙门菌肠亚种(S.enterica subsp.enterica),临床常见的伤寒、副伤寒沙门菌均属于本亚种不同血清型;②亚种Ⅱ为肠沙门菌萨拉姆亚种(S.enterica subsp.salamae);③亚种Ⅲa 为肠沙门菌亚利桑那亚种(S.enterica subsp.arizonae);④亚种Ⅲb 为肠沙门菌双相亚利桑那亚种(S.enterica subsp.diarizonae);⑤亚种Ⅳ为肠沙门菌豪顿亚种(S.enterica subsp.houtenae);⑥亚种Ⅵ为肠沙门菌因迪卡亚种(S.enterica subsp.indica)。亚种Ⅰ常常分离自人和温血动物体内;其余的亚种通常从冷血动物和环境中分离,偶尔可引起人类致病。DNA G+C 含量为 50～53mol%。

二、临床意义

沙门菌主要通过污染食品和水源经口感染,引起人类和动物的沙门菌病,出现相应的临床症状或亚临床感染,主要分为伤寒和非伤寒沙门菌感染,其中伤寒为血流感染的表现,而非伤寒沙门菌通常表现为肠道感染,引起患者腹泻、发热和腹痛;少数引起肠道外感染,可致菌血症、泌尿系统感染和中耳炎,常发生在免疫低下患者。

临床常见的伤寒和副伤寒是由伤寒沙门菌和副伤寒沙门菌引起,表现为发热、血培养或肥达反应阳性。以伤寒的发病过程为例:伤寒沙门菌随污染的食品或水经口感染,穿过小肠上皮进入黏膜下组织,被吞噬细胞吞噬,但吞噬后不被消灭反在吞噬细胞内繁殖,并随吞噬细胞经淋巴管到达肠系淋巴结,在肠系淋巴结内大量繁殖,并经胸导管进入血流(第一次菌血症)。此时患者在临床上出现发热、不适等症状。随后,细菌随血流播散至肝、脾、胆囊、肾和骨髓等实质器官中,继续大量繁殖,再次进入血流(第二次菌血症),并随血液扩散至全身各器官,患者出现持续高热、肝脾肿大、皮疹和全身(内毒素)中毒症状。胆囊中的细菌随胆汁进入肠腔,可经粪便排出,肾脏中的细菌随尿排出体外。本病潜伏期 7～20 天,典型病程 3～4 周,发病 2 周后机体可出现免疫反应,通过特异性抗体和致敏淋巴细胞消灭细菌,使疾病好转,但同时也可引起迟发性变态反应,导致肠壁孤立和集合淋巴结的坏死和溃疡,甚至造成肠穿孔而危及生命。

伤寒沙门菌感染后约 3% 患者可成为携带者,通过粪便持续排菌长达 1 年或 1 年以上。

三、生物学特性

为革兰氏阴性直杆菌,菌体大小(0.7～1.5)μm×(2.0～5.0)μm,不产生芽孢,无荚膜,除少数菌株外,一般都有周鞭毛,能运动,有时会出现无鞭毛的突变型。

培养特性为兼性厌氧,最适生长温度 35℃,最适生长 pH 为 6.8～7.8。本菌属对营养的要求不高,在普通营养琼脂平板上生长的菌落为圆形、光滑、湿润、半透明、边缘整齐的菌落,有时可出现粗糙型的菌落。在肠道选择性培养基上菌落小至中等,透明或半透明,乳糖不发酵,与志贺菌的菌落相似,有些能产生硫化氢的菌株,在 SS 琼脂平板上可形成中心黑色的菌落(图9-2)。

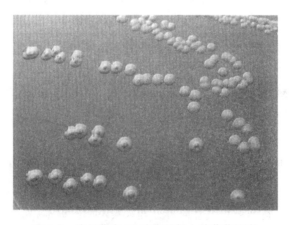

图 9-2 沙门菌在 SS 琼脂平板上的菌落形态

本菌属的抗原结构主要有 3 种,即菌体(O)抗原、鞭毛(H)抗原及表面抗原。①O 抗原:为多糖-类脂-蛋白质复合物,多糖成分决定抗原的特异性,菌体抗原比较稳定,能耐受 100℃加热。目前已知有 58 种 O 抗原,分别以阿拉伯数字顺序排列,现已排至第 67,其中有 9 种被删除,故数字是不连续的。每个沙门菌的血清型可含一种或数种 O 抗原。凡含共同抗原成分的血清型归为一个群,每个群以 O 加上阿拉伯数字及括号中大写的 26 个英文字母(A～Z)顺序编排,如 O_2 群(A),O_4 群(B),O_{50} 群(Z)等,Z 以后无英文字母标记,直接以 O 加数字表示,如 O_{51}～O_{67} 群,临床上引起人类感染的沙门菌绝大多数在 A～F 6 个菌群内。O 抗原是分群的依据。其刺激机体产生的抗体以 IgM 为主,与相应的抗血清反应时呈颗粒状凝集。②H 抗原:为不稳定的蛋白质抗原,不耐热,加热 60～70℃15 分钟便可被破坏,易被乙醇破坏。目前已知有 54 种 H 抗原。沙门菌 H 抗原有两个相,第一相特异性较高,称特异相,用小写英文字母 a、b、c 表示,直至 z,z 以后用 z 加阿拉伯数字表示,如 z1、z2、z3……z65。第二相抗原为沙门菌所共有,称非特异相,直接用 1、2、3 表示。同时有第一相和第二相 H 抗原的细菌称双相菌,仅有一相者称单相菌。H 抗原是定型的依据。其刺激机体产生的抗体以 IgG 为主,与相应的抗血清呈絮状反应。③表面抗原:包括 Vi 抗原、M 抗原和 5 抗原,均为不稳定的表面抗原。其中最有意义的是 Vi 抗原。该抗原位于菌体的最表层,新分离的伤寒及副伤寒丙型沙门菌常带有此抗原,有抗吞噬及保护细菌免受相应抗体和补体的溶菌作用。Vi 抗原存在时可干扰 O 抗原与相应抗体发生凝集,故在沙门菌血清学鉴定时需事先加热破坏 Vi 抗原。带 Vi 抗原的沙门菌亦可用 Vi 噬菌体进行分型,有助于流行病学调查和追踪传染源。

沙门菌容易发生变异,包括①S-R 变异:自临床标本初次分离的菌株一般都是光滑(S)型,经人工培养、传代后逐渐变成粗糙(R)型菌落。此时菌体表面的特异多糖抗原丧失,在生理盐水中出现自凝。②H-O 变异:是指有鞭毛的沙门菌失去鞭毛的变异。③位相变异:具有双相 H 抗原的沙门菌变成只有其中某一相 H 抗原的单相菌,称位相变异。在沙门菌血清学分型时,如遇到单相菌,特别是只有第二相(非特异相)抗原时,需反复分离和诱导出第一相(特异相)抗原方能做出鉴定。④V-W 变异:是指沙门菌失去 Vi 抗原的变异。初次分离得到的具有 Vi 抗原、O 不凝集的沙门菌称 V 型菌;Vi 抗原部分丧失、既可与 O 抗血清发生凝集又可与Ⅵ抗血清凝集者称 VW 型菌;Vi 抗原完全丧失、与 O 抗血清发生凝集而与 Vi 抗血清不凝集者称 W 型菌。V-W 变异的过程是 V 型菌经人工培养,逐渐丧失部分 Vi 抗原而成为 VW 型菌,进而丧失全部 Vi 抗原而成为 W 型菌。

本菌属的抵抗力不强,加热 60℃1 小时或 65℃15～20 分钟即被杀死。在水中能存活 2～3 周,粪便中可存活 1～2 个月。对胆盐和煌绿等染料有抵抗力。因此可用于制备沙门菌的选择培养基。

四、微生物学检验

(一)标本采集

根据疾病的类型、病情和病程的不同可分别采集不同的标本,如可采集血液、骨髓、尿液及粪便等。伤寒病原学检测原则上于发病第 1 周内,在患者寒战或高热高峰前后,并尽量在未使用抗菌药物之前及早采集血液标本。必要时可同时或短时间间隔从不同部位(如双臂)采集,发病第 2、3 周取粪便做培养,第 3 周也可取尿液培养,全病程均可作骨髓培养。血清学诊断应在病程的不同时期分别采集 2～3 份标本。

(二)分离培养和鉴定

1.分离培养

常规的肠道选择鉴别培养基能有效地分离沙门菌,常用肠道选择培养基如 MAC、SS 等。此外,在暴发流行或筛选带菌者时,在粪便中沙门菌菌量较少的情况下,可在初次分离时加用亚硒酸盐或 GN(Gram negative)增菌肉汤。

2.鉴定

(1)生化鉴定:挑选疑为沙门菌的可疑菌落(SS 上不透明或透明、无色或中央为黑色的菌落;MAC 上较小、无色透明;EMB 上无色或不透明琥珀色;XLD 上呈红色或中央为黑色的菌落)。将可疑菌落进一步利用生化反应、血清学试验等鉴定到属和种,见表 9-8。初步反应疑为沙门菌的菌株,须经全面生化反应证实和血清学分型后才能发出报告。

表 9-8　伤寒沙门菌、甲型副伤寒沙门菌和非伤寒沙门菌的生化反应

生化试验	伤寒沙门菌	甲型副伤寒沙门菌	非伤寒沙门菌
三糖铁	K/A	K/AG	K/AG
H_2S	$+^w$	$-/+^w$	+
吲哚	-	-	-
枸橼酸盐	-	-	+
脲酶	-	-	+
赖氨酸脱羧酶	+	-	+
精氨酸双水解酶	V	(+)	+
鸟氨酸脱羧酶	-	+	+
动力	+	+	+
黏液酸盐	-	-	+
丙二酸盐	-	-	-
酒石酸盐	+	-	+
KCN 生长	-	-	-
葡萄糖	A	AG	AG
乳糖	-	-	-
水杨苷	-	-	-
卫矛醇	-	AG^{2d}	AG
山梨醇	A	AG	AG
ONPG	-	-	-

沙门菌的基本生化反应特征有:乳糖阴性,TSIA 为产碱/产酸或产碱/产酸产气,H2S 阳性,脲酶阴性,吲哚阴性,动力阳性,V-P 阴性,鸟氨酸脱羧酶阳性。凡临床分离菌乳糖阳性、吲哚阳性或脲酶阳性者均不考虑为沙门菌。

(2)血清学分型:用抗血清对所分离菌种的菌体按 O 抗原、Vi 抗原、第一相和第二相 H 抗原的顺序进行凝集试验。95%以上的沙门菌临床分离株都属于 A 至 F 群,故可先用 A～F 多价 O 抗血清对沙门菌分离株进行分群。多价抗血清凝集之后再用分别代表每个 O 血清群的单价因子血清定群。

五、药敏试验的药物选择

CLSI M100-S24 推荐,对于分离于肠道内和肠道外的伤寒沙门菌,以及 A 群至 C 群的沙门菌临床需常规测试并报告氨苄西林、一种氟喹诺酮类和磺胺甲噁唑/甲氧苄啶,若为肠道外感染的沙门菌分离株,可增加测试并报告一种三代头孢菌素,假如有必要,也可测试和报告氯霉素。同时由于沙门菌属细菌对第一和第二代头孢菌素、头霉素和氨基糖苷类抗菌药物体外可能有活性,但临床治疗无效,所以对沙门菌属细菌,第一代和第二代头孢菌素、头霉素和氨基糖苷类抗菌药物不需做药敏试验,或者不管体外药敏试验结果如何,均报告为耐药,参见表9-5。

第六节　耶尔森菌属

耶尔森菌属(Yersinia)是肠杆菌科中的一属,可引起动物源性感染,通常先引起啮齿类、小动物和鸟类感染,人类通过吸血节肢动物叮咬或食用被污染食物等途径而感染。

一、分类

耶尔森菌属包括鼠疫耶尔森菌(Y.pestis)、小肠结肠炎耶尔森菌(y.enterocolitica)、假结核耶尔森菌(Y.pseudotuberculosis)、弗氏耶尔森菌(Y.frederiksenii)、中间耶尔森菌(Y.intermedia)、克氏耶尔森菌(Y. kristensenii)、奥氏耶尔森菌(Y. aldovae)、伯氏耶尔森菌(Y. bercovieri)、莫氏耶尔森菌(Y. mollaretti)、罗氏耶尔森菌(Y. rohdei)和鲁氏耶尔森菌(Y. ruckeri)11 个菌种,鼠疫耶尔森菌是引起鼠疫的高致病病原微生物,小肠结肠炎耶尔森菌、假结核耶尔森菌可因污染食物或水而引起人的获得性感染,其余 8 个菌种较少从临床标本中分离到。DNA G+C 含量为 46~50mol%。

二、临床意义

(1)鼠疫耶尔森菌是引起鼠疫的病原菌。鼠疫为一种自然疫源性疾病,对人类主要是由啮齿类动物(病鼠等)经鼠蚤为媒介传染给人,在我国传染病防治法中被列为甲类传染病,具有起病急、病程短、死亡率高、传染性强、传播迅速等特点,严重危害人类健康,曾在世界上造成多次大流行,引起大批患者死亡,造成人类重大灾害,由于世界上鼠疫自然疫源尚未全部消灭,至今仍有人间或鼠间流行,因此,必须予以重视。

鼠疫耶尔森菌有两种毒素:内毒素和鼠毒素。内毒素的毒力比其他革兰氏阴性菌低,但仍可引起典型的内毒素病理生理变化。鼠毒素对鼠类的毒性极高,主要作用于心血管系统引起不可逆性休克与死亡。该毒素存在于细胞内,细胞裂解或自溶后被释放。除毒素外,鼠疫耶尔森菌的 Fra1、VWa、Pstl、Pgm、C、F、Pu、T 等因子均与鼠疫耶尔森菌的毒力有关,称为毒力决定因子。鼠疫耶尔森菌产毒株必须具备以上因子,若缺少其中一个或数个,毒力便会下降,变成弱毒株或无毒株。

人对本菌的易感性无年龄和性别的差异,而取决于被感染的方式。人主要通过带菌鼠蚤的叮咬或与染疫动物(或人)接触感染。细菌侵入机体后出现全身中毒症状并在心血管、淋巴系统和实质器官表现出特有的出血性炎症。鼠疫是我国法定传染病中的甲类传染病。常见的临床类型有腺鼠疫、败血型鼠疫及肺鼠疫。其中肺鼠疫患者痰中带血并含有大量鼠疫耶尔森菌,死亡率极高,此型鼠疫可通过呼吸道在人与人之间直接传播,引起肺鼠疫,导致人间鼠疫大流行。

(2)小肠结肠炎耶尔森菌是人兽共患病原菌之一,可从多种动物和家畜中分离得到。主要是通过食入被污染的食物或水源或因接触带菌动物而感染。临床表现以小肠、结肠炎为多见,亦可致菌血症。临床上可出现发热、黏液或水样便等症状,易与菌痢混淆。

(3)假结核耶尔森菌引起的疾病(主要为5~15岁儿童)与小肠结肠炎耶尔森菌相似,常可从血液中分离得到。为人兽共患性疾病,鼠类等野生动物和鸟类是该菌的天然宿主,人类感染较少见。大多数人类病例为肠道感染,有时可引起肠系膜淋巴结炎,症状类似于急性或亚急性阑尾炎。

三、生物学特性

(一)鼠疫耶尔森菌

为革兰氏染色阴性直杆状或球杆状,菌体大小(0.5~0.8)μm×(1.0~3.0)μm,两端钝圆,两极浓染,有荚膜,无芽孢,无鞭毛。在内脏新鲜的压片标本中形态典型(图 9-3),可见到吞噬细胞内外均有本菌。在陈旧性病灶及腐败材料中可见到多形性的鼠疫耶尔森菌。在陈 1 日培养基中或生长在高盐琼脂生也呈多形态,如球状、棒状或哑铃状等。

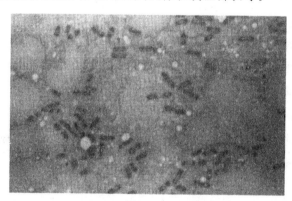

图 9-3 鼠疫耶尔森菌肝脏压片显微镜下形态

兼性厌氧,耐低温,在4~43℃均能生长,最适生长温度为25~28℃,最适 pH 为6.9~7.2。在普通琼脂培养基上可生长,但发育缓慢。在 BAP 上培养以 37℃最好,48 小时后形成柔软、黏稠的粗糙菌落。在肉汤培养基中开始混浊生长,24 小时后表现为沉淀生长,48 小时后逐渐形成菌膜,稍加摇动后菌膜呈钟乳石状下垂。当穿刺培养时,培养物表面生长呈膜状,细菌沿穿刺线呈纵树状发育。

鼠疫耶尔森菌的抗原构造复杂,已证实至少有 18 种抗原,其中比较重要的有 Fra1、VWa、Pst1 和 Pgm 四种抗原。①Fra1 抗原(F1 抗原):F1 抗原是一种糖蛋白,是鼠疫耶尔森菌的保护性抗原,37℃时,鼠疫耶尔森菌可产生大量 F1 抗原形成封套,阻止机体的补体嵌入类脂双层,同时还可以阻止巨噬细胞对其的吞噬作用,F1 抗原不耐热,100℃15 分钟即失去抗原性;但其特异性高,抗原性强,刺激机体产生相应的抗体,对人和实验动物有保护作用。②VWa:是表面抗原,其中的 V 抗原是蛋白质,而 W 抗原是类脂蛋白。vw 抗原有抗吞噬作用,与本菌的毒力和侵袭力有关。③Pst1:是一种单体多肽,为可溶性蛋白抗原,对小鼠和大鼠有剧烈毒性,故称为鼠毒素(murine toxin)。Pst1 抗原有良好的抗原性和免疫原性,可用 0.2% 甲醛脱毒成类毒素,免疫马制成抗毒素。④Pgm:具有聚集血红蛋白的能力。鼠疫耶尔森菌在跳蚤的消化道内通过表面多肽,可以聚集大量含铁的血红蛋白,当它进入哺乳动物体内后,由于自身携带了大量为其生长所需的铁元素,使其在感染早期可以迅速大量繁殖。

(二)小肠结肠炎耶尔森菌

为革兰氏阴性球杆菌,偶有两极浓染,无芽孢,无荚膜,35℃时无动力,22～25℃有动力。兼性厌氧,耐低温,在 4～40℃均能生长,最适生长温度为 20～28℃。在普通营养琼脂平板上生长良好,某些菌株在 BAP 上还可出现溶血环,在肠道选择培养基(如 MAO 和新耶尔森菌选择培养基上形成乳糖不发酵、无色、半透明、扁平较小的菌落。根据 O 抗原可分为 50 种以上血清型,但只有几种血清型与致病性有关。致病型别各地区不同,我国主要为 O9、O8、O5、O3 等。

(三)假结核耶尔森菌

为革兰氏阴性球杆菌或杆菌。标本接种 BAP 和(或)MAC 等肠道选择培养基,在 BAP 上培养 24 小时后,菌落较小(1mm),在 EMB 及 BAP 上为无色的小菌落。

四、微生物学检验

(一)鼠疫耶尔森菌

鼠疫耶尔森菌传染性极强,按照我国《人间传染的病原微生物目录》规定,鼠疫耶尔森菌属于危害程度第二类的病原微生物。实验室在进行检验前需进行鼠疫耶尔森菌的危害评估以及实验室操作风险评估,明确防护要求,并严格遵守相关规定,采取严格的防护措施并严格遵守实验室对烈性传染病的操作规程方可进行操作。进行动物接种感染试验时,必须在符合生物安全要求的动物实验室进行。

1.标本采集

根据不同临床类型分别采取淋巴结穿刺液、血液或痰标本。尸检取病变明显处组织,如心、肝、肺和淋巴结。对腐烂尸体可取骨髓或脑脊髓。

2.标本直接检查

涂片镜检为革兰氏阴性、卵圆形粗短杆菌,两端浓染,无芽孢,无鞭毛。注意本菌在慢性病灶或陈旧培养物内可呈多形态,在动物体内可形成荚膜。

3.分离培养和鉴定

(1)分离培养:营养要求不高,在 BAP 和许多肠道培养基上生长良好,但经过 24 小时培养后仅形成针尖大的菌落,比其他肠杆菌科细菌的菌落小得多。经 48 小时培养后形成直径 1～1.5mm 灰白色,有光泽,较黏稠的粗糙型菌落。未污染标本用 BAP、污染标本可用选择培养基(如甲紫溶血亚硫酸钠琼脂)分离细菌。经 28～30℃培养 24～48 小时后,挑取可疑菌落作鉴定。在肉汤培养基中培养 48 小时后形成"钟乳石"现象,有一定鉴别意义。

(2)鉴定:鼠疫耶尔森菌株在 25℃及 37℃动力均为阴性;IMViC 试验反应模式为-+--;赖

氨酸脱羧酶和鸟氨酸脱羧酶、苯丙氨酸脱氨酶、脲酶、硫化氢均为阴性;不液化明胶,分解葡萄糖产酸不产气,对大多数糖不分解。最后鉴定应根据初次分离时典型的形态和菌落特点以及其生化反应特征,并结合临床和流行病学资料进行综合分析。

(3)动物感染接种试验:用于鉴定鼠疫耶尔森菌株的致病力,或者用于培养不易获得阳性的样品(含菌量少或腐败)。常用试验动物有豚鼠和小白鼠。接种方法视被检样品而定。若检验样品新鲜、污染少可进行腹腔接种;若被检样品已污染或腐败,多用划皮接种或皮下接种。动物感染后,一般在 3~7 天死亡,死亡后迅速进行解剖,如 7 天后仍不死亡,应处死后进行检查,取病变器官及心脏血进行培养,以肝、脾阳性检出率最高。

一旦疑为本菌,应立即向疾病预防控制中心(CDC)报告,并将菌种送专业实验室作进一步的鉴定。鼠疫的确诊需要结合流行病学资料、患者的临床症状以及病原菌的鉴定才可做出最终鉴定。诊断确立后除对患者进行隔离治疗外,对疫区及有关人员须采取有效的预防隔离措施,防止疫情扩散。

(二)小肠结肠炎耶尔森菌

1.标本采集

常为粪便及食物,也可取血液、尿液等,显微镜检查为革兰氏阴性球杆菌。也可使用冷增菌方法:粪便标本可按 1:10 加入 0.15mol/L 的磷酸盐缓冲液(pH 7.4~7.8),如食物须磨碎后同样按 1:10 加入 0.15mol/L 的磷酸盐缓冲液,4℃增菌 2~3 周。

2.分离培养和鉴定

(1)分离培养:用 MAC 琼脂、新耶尔森菌分离琼脂(NyE)或耶尔森菌专用选择培养基(cefsulodin-irgasan-novobiocin,CIN)的分离效果良好,在 CIN 中培养 48 小时后,菌落为粉红色,偶尔有一圈胆盐沉淀。通常小肠结肠炎耶尔森菌不发酵乳糖。

(2)鉴定:小肠结肠炎耶尔森菌的基本生化反应特征是:TSIA 为产酸/产酸,不产气,H_2S 阴性,枸橼酸盐阴性,脲酶阳性,苯丙氨酸阴性,氧化酶阴性,吲哚阴性或阳性,鸟氨酸脱羧酶阳性;动力阳性;动力、V-P、ONPG 三个试验结果与培养温度有关,在 22~25℃ 阳性,35℃ 时阴性;绝大多数菌株不发酵乳糖和鼠李糖,能分解葡萄糖和蔗糖产酸不产气,硫化氢阴性,脲酶阳性,V-P 试验 22~25℃ 阳性,35~37℃ 阴性,鸟氨酸脱羧酶阳性。

(三)假结核耶尔森菌

假结核耶尔森菌的生化反应与鼠疫耶尔森菌相似,其基本生化反应特征是:TSIA 为产碱/产酸,不产气,H_2S 阴性,枸橼酸盐阴性,脲酶阳性,苯丙氨酸阴性,氧化酶阴性,V-P 阴性,吲哚阴性,动力 22~25℃ 阳性,35℃ 阴性;此特性可与鼠疫耶尔森菌区别。

五、药敏试验的药物选择

目前鼠疫耶尔森菌耐药不严重,临床实验室常规不需开展抗菌药物敏感试验。对感染患者应强行使用抗菌药物早期治疗,不治疗的患者死亡率可达 50% 以上。在发生严重感染时,链霉素是首选抗菌药物,其次为庆大霉素和多西环素等;一般感染或暴露后预防可使用多西环素或环丙沙星;磺胺甲噁唑/甲氧苄啶可预防鼠疫肺炎,氯霉素有效但毒性大,头孢菌素和氟喹诺酮类在动物模型中有效。

第七节　变形杆菌属、普罗威登斯菌属及摩根菌属

是一群苯丙氨酸脱氨酶阳性的细菌,属肠道的正常菌群,在环境中广泛存在,并在一定条件下引起各种感染,是引起医源性感染的重要条件致病菌。常引起菌血症、伤口、呼吸道及泌尿道等多种感染,并可引起医院内感染的暴发流行,其中变形杆菌可以引起食物中毒。上述细菌过去同属于变形杆菌族(Proteeae),自 1984 年开始成为 3 个独立的菌属。

一、变形杆菌属

变形杆菌属(Proteus)细菌是一群动力活泼、产硫化氢、可形成迁徙生长,苯丙氨酸脱氨酶和脲酶均阳性的细菌。变形杆菌目前属内有 4 个种:普通变形杆菌(P.vulgaris)、奇异变形杆菌(P.mirabilis)、产黏变形杆菌(P.myxofaciens)和潘氏变形杆菌(P.penneri)。2000 年又将原普通变形杆菌生物 3 群新命名为豪氏变形杆菌(P.hauseri)。DNA G＋C 含量为 38～41mol%。

变形杆菌为革兰氏阴性杆菌,两端钝圆,菌体大小(0.4～0.8)μm×(1.0～3.0)μm,散在排列,有明显的多形性,呈球形或丝状,有周身鞭毛,运动活泼,无芽孢,无荚膜。兼性厌氧,对营养无特殊要求,生长温度为 10～43℃。在营养琼脂和 BAP 上均可生长。普通变形杆菌和奇异变形杆菌的大多数菌株在普通琼脂平板上可蔓延成波纹状薄膜布满整个培养基表面,称为迁徙现象(图 9-4),是本属细菌的特征。此现象可被苯酚或胆盐等抑制。产黏变形杆菌能形成很黏的薄膜层,且能溶血。在肠道选择鉴别培养基上形成圆形、扁平、无色半透明、乳糖不发酵的菌落,产生硫化氢的菌种在 SS 培养基上菌落中心呈黑色,与沙门菌属十分相似。

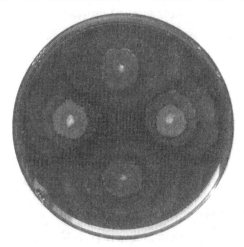

图 9-4　变形杆菌在血琼脂平板上的菌落形态

血液标本先用肉汤增菌培养,尿液、各种体液、痰、脓和分泌物等标本可接种 BAP,粪便和可疑食物(磨碎后)接种 SS 或 MAC 琼脂平板,35℃18～24 小时后挑选可疑菌落(在肠道选择

培养基上乳糖不发酵,在 SS 琼脂上产硫化氢者有黑色中心;普通变形杆菌和奇异变形杆菌在 MAC 琼脂及 EMB 琼脂上的菌落无色透明;XLD 上呈不透明黄色、中心为黑色的菌落;在 BAP 上出现迁徙现象)。

属鉴定可根据氧化酶阴性,脲酶阳性,苯丙氨酸脱氨酶阳性,在 KIA 上形成斜面产碱,底层产酸,以及培养基变黑等现象,可初步鉴定为变形杆菌属。与普罗威登斯菌属和摩根菌属的鉴别点是硫化氢阳性。

本属细菌种的鉴定是根据硫化氢阳性,苯丙氨酸脱氨酶阳性,脲酶阳性。普通变形杆菌和奇异变形杆菌的基本生化反应特征是:TSIA 为产碱/产酸、产酸/产酸产气、产碱/产酸产气、均产生硫化氢,枸橼酸盐阳或阴性,脲酶或动力均阳性。普通变形杆菌吲哚阳性,可与其他 3 种变形杆菌相鉴别,普通变形杆菌与豪氏变形杆菌的鉴别主要是七叶苷和水杨苷试验,普通变形杆菌两项均阳性而豪氏变形杆菌两项均阴性。奇异变形杆菌的特点是鸟氨酸脱羧酶阳性,产黏变形杆菌的特点是木糖发酵阴性,潘氏变形杆菌的特征是对氯霉素天然耐药。

二、普罗威登斯菌属

普罗威登斯菌属(Providencia)包括 5 个种:产碱普罗威登斯菌(P.alcali-faciens)、鲁氏普罗威登斯菌(P.rustigianii)、斯氏普罗威登斯菌(P.stuartii)、雷氏普罗威登斯菌(P.rettgeri)和亨氏普罗威登斯菌(P.heimbachae)。DNA G+C 含量为 39~42mol%。

标本接种 BAP 和(或)MAC 琼脂等肠道选择培养基,35℃培养,挑选可疑菌落(在 EMB 及 MAC 上为无色透明的菌落;XLD 上呈不透明黄色,培养时间久时可能呈红色的菌落)。将可疑菌落进一步鉴定到属和种。普罗威登斯菌的基本生化反应特征是:TSIA 为产碱/产酸或产碱/产酸产气,枸橼酸盐阳性,吲哚和动力阳性,鸟氨酸脱羧酶和 V-P 试验阴性,与变形菌属的鉴别点是硫化氢阴性;与摩根菌属的鉴别点是鸟氨酸脱羧酶阴性。普罗威登斯菌形态染色、培养与生化反应特征与变形杆菌属相似,但脲酶阴性(雷氏普罗威登菌除外),在固体琼脂平板上不出现迁徙现象。种的鉴定可依据雷氏普罗威登斯菌脲酶和阿拉伯醇阳性;斯氏普罗威登斯菌海藻糖阳性;产碱普罗威登斯菌半乳糖阴性;鲁氏普罗威登斯菌枸橼酸盐阴性,参见表 9-9。

三、摩根菌属

摩根菌属(Morganella)只有一个种摩根摩根菌(M morganii),又分为 2 个亚种,分别是摩根摩根菌摩根亚种(M morganii subsp. morganii)和摩根摩根菌西佰尼亚种(M. morganiisubsp.sibonii)。DNA G+C 含量为 50mol%。

摩根摩根菌为革兰氏阴性杆菌。标本接种 BAP 和(或)MAC 琼脂平板等肠道选择培养基,35℃培养,挑选可疑菌落(在 EMB 及 MAC 上的菌落为无色透明;XLD 上的菌落呈红色;在 BAP 上菌落为扁平状,无明显凸起),进一步鉴定到属和种。摩根摩根菌的基本生化反应特征是:TSIA 中产碱/产酸,枸橼酸盐利用和 V-P 试验均阴性,脲酶、吲哚、动力、鸟氨酸脱羧酶均阳性。本属细菌的形态染色和生化反应特征与变形杆菌相似,但无迁徙现象,枸橼酸盐利用试验阴性,硫化氢阴性和鸟氨酸脱羧酶阳性。

表 9-9　普罗威登斯菌属的种间鉴别

试验	亨巴赫普罗威登斯菌	鲁氏普罗威登斯菌	雷氏普罗威登斯菌	产碱普罗威登斯菌	斯氏普罗威登斯菌
吲哚	-	+	+	+	+
西蒙枸橼酸盐	-	V	+	+	+
脲酶动力（36℃）	V	V	+	+	V
KCN 生长	-	+	+	+	+
葡萄糖产气	-	V	-	V	-
侧金盏花醇	+	-	+	+	-
D-阿糖醇	+	-	+	+	-
半乳糖	+	+	+	-	+
肌醇	V	-	+	-	+
甘露醇	-	-	+	-	-
鼠李糖	+	-	V	-	-
覃糖	-	-	-	-	+

第八节　肠杆菌科的其他菌属

肠杆菌科其他菌属细菌临床常见的还有枸橼酸杆菌属、肠杆菌属、沙雷菌属。这些菌属细菌是医院内感染的常见病原菌，可引起泌尿道感染、呼吸道和伤口、菌血症、腹泻、肠道外感染及多菌混合感染，偶可引起脑膜炎和脑脓肿。

一、枸橼酸杆菌属

枸橼酸杆菌属（Citrobacter）目前包括弗劳地枸橼酸杆菌（C.reundii），科泽枸橼酸杆菌（C. koseri）、丙二酸盐阴性枸橼酸杆菌（C.amalonaticus）、布拉克枸橼酸杆菌（C.braakii）、雷登枸橼酸杆菌（C.rodentium）、塞德拉克枸橼酸杆菌（C.sedlakii）、沃克曼枸橼酸杆菌（C.werkmanii）、杨氏枸橼酸杆菌（C.youngae）、吉伦枸橼酸杆菌（C.gillenii）、穆利枸橼酸杆菌（C.murliniae）和法默枸橼酸杆菌（C.farmeri）等 11 个菌种。DNA G^+C 含量为 50～52mol％。

该菌属细菌为革兰氏阴性杆菌，有动力（周身鞭毛）、无芽孢、无荚膜。

兼性厌氧，营养要求不高，能在普通琼脂平板上生长良好。在 BAP 上形成灰白色、湿润、隆起、边缘整齐，直径 2～4mm 的不溶血菌落。在 MAC 上为无色透明或红色。弗劳地枸橼酸杆菌可产生硫化氢，在 SS 和 Hektoen（HE）琼脂上形成有黑色中心的菌落。

取可疑菌落（EMB 上半透明，乳糖发酵菌株产生绿色金属光泽；MAC 上无色透明或红色；

SS 上菌落中央黑色,周围透明;XLD 上呈不透明红色),将可疑菌落进一步鉴定到属和种。枸橼酸杆菌的基本生化反应特征:TSIA 中产酸/产酸产气或产碱/产酸、产气、产生硫化氢,枸橼酸盐阳性,脲酶阴性/阳性,吲哚阳性/阴性,动力阳性,VP 阴性,鸟氨酸阳性/阴性,精氨酸双水解酶阳性,赖氨酸脱羧酶阴性。本菌属的生化反应与沙门菌属(亚属 1 和 3)及爱德华菌属相似,应进一步鉴别。与沙门菌属及爱德华菌属的主要鉴别点是赖氨酸脱羧酶阴性,其他鉴别要点见表 9-10。本菌属的部分生化特性和抗原性(O 抗原)与沙门菌属相似,应注意鉴别。

表 9-10　枸橼酸杆菌属与类似菌属的鉴别

| 试验 | 枸橼酸杆菌属 | 沙门菌属 | | 爱德华菌属 |
		亚属 1	亚属 3	
ONPG	-	-	+	-
赖氨酸脱羧酶	-	+	+	+
吲哚	-/+	-	-	+
丙二酸盐	-/+	-	+	-
甘露醇	+	+	+	+
枸橼酸盐	+	+	+	+
明胶液化	-	-	+	-

　　弗劳地枸橼酸杆菌大部分菌株吲哚阴性,硫化氢多为阳性,而其他几个菌种相反。枸橼酸杆菌属的主要生化特征和种间鉴别见表 9-11。

表 9-11　枸橼酸杆菌的种间鉴别

| 菌种 | IND | ODC | MAL | 产酸 | | | |
				蔗糖	卫矛醇	蜜二糖	侧金盏
丙二酸盐阴性枸橼酸杆菌	+	+	-	-	-	-	-
布拉克枸橼酸杆菌	V	+	-	-	V	V	-
法默枸橼酸杆菌	+	+	-	+	-	+	-
弗劳地枸橼酸杆菌	V	-	-	V	-	+	-
科泽枸橼酸杆菌	+	+	+	V	V	-	+
雷登枸橼酸杆菌	-	+	-	-	-	-	-
塞德拉克枸橼酸杆菌	V	+	+	-	+	+	-
沃克曼枸橼酸杆菌	-	-	+	-	-	-	-
杨氏枸橼酸杆菌	V	-	-	V	-	-	-
吉伦枸橼酸杆菌	-	-	+	V	-	V	-
穆利枸橼酸杆菌	+	-	-	V	+	V	-

二、肠杆菌属

肠杆菌属（Enterobacter）原有 12 个种和 2 个生物型：产气肠杆菌（E.aerogenes）、阴沟肠杆菌（E.cloacae）、日勾维肠杆菌（E.gergoviae）、坂崎肠杆菌（E.sakazakii）、泰洛肠杆菌（E.tay-lorac）、聚团肠杆菌（E. agglomerans）、河生肠杆菌（E. amnigenus）、中间肠杆菌（E. intermedius）、阿氏肠杆菌（E.asburiae）、生癌肠杆菌（E.cancerogenus）、溶解肠杆菌（E.dissolvens）和超压肠杆菌（E.nimipressualis）。其中河生肠杆菌又分 2 个生物群：生物 1 群和 2 群（biogroupl,2）。后又增加霍氏肠杆菌（E.hormaechei）、神户肠杆菌（E.kobei）、梨树肠杆菌（E.pyrinus）、克沃尼肠杆菌（E.cowanii）4 个种。原属于本菌属的聚团肠杆菌（E.agglomerans）现已被划入肠杆菌科中的一个新菌属即泛菌属（Pantoea），改名为成团泛菌，泰洛肠杆菌（E.tay-lorac）重新命名为牛痛肠杆菌（E.cancerogenus）.现在泰洛肠杆菌和生癌肠杆菌两个名称都还在使用，因为它们可能是同一细菌的两个名称，但是它们有不同的代表株，不是真正意义上的同义词。目前肠杆菌属主要包括 14 个种和 2 个生物型。DNAG＋C 含量为 52～60mol％。

肠杆菌属细菌为革兰氏阴性粗短杆菌，有周身鞭毛，无芽孢，有些菌株有荚膜。

兼性厌氧，营养要求不高，在普通琼脂培养基上能够生长，形成大而湿润的黏液状菌落，在BAP 上不溶血，在肠道选择培养基上因乳糖发酵而形成红色的菌落。

标本接种 BAP 和（或）MAC 琼脂平板等肠道选择培养基，35℃培养。鉴定时挑选可疑菌落（EMB 及 MAC 上稍大而黏稠的菌落；在 EMB 上有时有金属光泽；阴沟肠杆菌在 EMB 上为大型粉红色；在 MAC 上呈粉红色或红色的菌落；SS 上如果生长，为白色或乳白色、不透明黏稠状的菌落；XLD 上呈不透明黄色的菌落）。将可疑菌落进一步鉴定到属和种。

肠杆菌属的基本生化反应特征：TSIA 为产酸/产酸或产气，枸橼酸盐阳性，脲酶阳性，吲哚阴性，动力阳性，鸟氨酸脱羧酶阳性，IMViC 试验为--＋＋。大肠埃希菌 IMViC 试验结果为＋＋--；肺炎克雷伯菌 IMViC 试验结果为--＋＋，但肺炎克雷伯菌的动力和鸟氨酸脱羧酶均阴性。本菌属的部分生化特性及产气肠杆菌的荚膜抗原与肺炎克雷伯菌相似，应注意鉴别。

三、沙雷菌属

沙雷菌属（Serratia）细菌主要包括：黏质沙雷菌（S.marcescens）、液化沙雷菌复合群（S.liquefaciens complex）、深红沙雷菌（S.rubidaea）、气味沙雷菌（S.oderifera）、普城沙雷菌（S.plymuthica）、无花果沙雷菌（S.jlcaria）、居泉沙雷菌（S.fonticola）、嗜虫沙雷菌（S.entomophila）。其中从黏质沙雷菌中又分出黏质沙雷菌黏质亚种和黏质沙雷菌黏质亚种生物 1 群；气味沙雷菌又分生物 1 群和生物 2 群；从液化沙雷菌群中进一步分出变形斑病沙雷菌（S.proteamaculans）和格氏沙雷菌（S.grimesii）。DNA G＋C 含量为 52～60mol％。

沙雷菌属细菌为革兰氏阴性小杆菌，有周身鞭毛，能运动，气味沙雷菌有微荚膜，其余菌种无荚膜、无芽孢。黏质沙雷菌是细菌中最小者，可用于检查除菌滤器的除菌效果。

兼性厌氧，营养要求不高，在普通琼脂平板上能生长，形成不透明，白色或红色、粉红色的菌落。色素的产生在室温中更为明显。所产生的两种不同色素是：灵菌红素和吡羧酸。灵菌红素是非水溶性色素，不扩散，而吡羧酸是一种水溶性、能扩散的粉红色色素。

标本接种 BAP 和（或）MAC 琼脂平板等肠道选择培养基，35℃培养，挑选可疑菌落（与肠杆菌属相似，即在 EMB 及 MAC 上稍大而黏稠的菌落；在 EMB 上有时有金属光泽；在 MAC 上粉红色或红色的菌落；SS 上如果生长，为白色或乳白色、不透明黏稠状的菌落；XLD 上呈不透明黄色的菌落）。将可疑菌落进一步鉴定到属和种。

本菌属的特征是 3 种水解酶即脂酶、明胶酶和 DNA 酶均阳性，有些菌种产生灵红菌素。黏质沙雷菌对多黏菌素和头孢菌素 B 的固有耐药性可作为辅助鉴别特征。沙雷菌的基本生化反应特征是：TSIA 为产碱/产酸或产酸/产酸，枸橼酸盐阳性，脲酶阳性/弱阳性，吲哚阴性，动力阳性，鸟氨酸脱羧酶阳性（深红沙雷菌为阴性），丙二酸盐利用试验阴性（深红沙雷菌为阳性）。根据能产生马铃薯霉烂味的是气味沙雷菌，可进一步分为两个生物群，生物 1 群：鸟氨酸脱羧酶、蔗糖和棉子糖均阳性，可从痰中分离；生物 2 群：上述 3 个反应均阴性，可从血液及脑脊液中分离。

第十章 弧菌属检验、气单胞菌属检验

本章描述的一群革兰氏阴性杆菌在分类上分属于不同科,但在形态上均为直或微弯曲、运动活泼的革兰氏阴性杆菌,氧化酶阳性。

第一节 弧菌属

弧菌科(Vibrionaceae)包括弧菌属(Vibrio)、异单胞菌属(Allomonas)、肠弧菌属(Enterovibrio)和发光杆菌属(Photobacterium)等。原先隶属于弧菌科的气单胞菌属已独立成为气单胞菌科;邻单胞菌属已归入肠杆菌科。

弧菌属是一群直或弯曲的革兰氏阴性细菌,具有一端单一鞭毛、运动迅速。兼性厌氧,无严格的营养要求,发酵葡萄糖,氧化酶阳性。弧菌科细菌通常见于淡水或海水中,偶见于鱼或人体标本。

一、霍乱弧菌

(一)分类

弧菌属共有 36 个种,有 12 个种与人类感染有关,其中以霍乱弧菌和副溶血弧菌最为重要,分别引起霍乱和食物中毒。与人类感染有关的弧菌属细菌有 O_1 群霍乱弧菌(V.cholerae O_1 group)、O_{139} 群霍乱弧菌(V.cholerae O_{139} group)、非 O_1 群霍乱弧菌(V.cholerae non-0, group)、副溶血弧菌(V.parahaemolyticus)、拟态弧菌(V.mimicus)、河弧菌(V.fluvialis)、创伤弧菌(V. vulnificus)、溶藻弧菌(V. alginolyticus)、少女弧菌(V. damsela)、麦氏弧菌(V. metschnikovii)、辛辛那提弧菌(V.cincinnatiensis)、弗尼斯弧菌(V.furnissii)。主要引起人类胃肠炎、肠道外感染、伤口感染和菌血症等。霍乱弧菌(V.cholerae)是烈肠道传染病霍乱的病原体。根据 O 抗原的不同,目前至少将霍乱弧菌分成 155 个血清群,按阿拉伯数字 1、2、3、4……进行编码。其中 O_1 群、O_{139} 群引起霍乱。

O_1 群有古典(Classical)和埃尔托(El-Tor)两种生物型,El-Tor 生物型能产生不耐热溶血素和血凝素,不耐热溶血素具有溶血活性、细胞毒、心脏毒和致死毒性,El-Tor 生物型的溶血特性可发生变异;血凝素能凝集鸡红细胞,凝集现象能被 D-甘露糖抑制。O_1 群霍乱弧菌的 O 抗原由 A、B、C 三种抗原因子组成,通过不同组合可形成三个型别,由 AB 组成小川型(Ogawa),AC 组成稻叶型(Inaba),ABC 组成彦岛型(Hikojima)。彦岛型的抗原性不稳定,各型之间可以相互转换。以小川型和稻叶型为常见流行型别。

O_{139} 血清群与 O_1 群抗血清无交叉反应,但可与 O_{22} 血清群和 O_{155} 血清群产生交叉反应,遗传学特征和毒力基因与 O_1 群相似。其余非 O_1/非 O_{139} 血清群可引起人类的胃肠炎,不引起霍乱流行,以往也称不凝集弧菌或非霍乱弧菌。

(二)临床意义

在自然情况下,人类是霍乱弧菌的易感者。自 1817 年以来,已发生七次世界性的霍乱大流行,均由霍乱弧菌的 O1 群引起,前六次病原均为霍乱弧菌的古典生物型,第七次为埃尔托生物型。自 1992 年 10 月起分离到新的血清群 O_{139},现在世界各地均有其流行或散发病例报告。

霍乱在较差的卫生环境中容易爆发流行,霍乱弧菌一般通过粪—口途径在人群中传播。正常情况下,胃液中的胃酸可消灭食物中的霍乱弧菌。但在胃酸降低时,或摄入大量的霍乱弧菌时,霍乱弧菌可以从胃进入肠道,通过鞭毛运动穿过肠黏膜表面的黏液层,由菌毛的作用定植于肠黏膜上皮细胞表面繁殖,产生由染色体介导的对热不稳定的霍乱毒素(choleratoxin,CT),霍乱毒素是由 A 亚单位和 B 亚单位构成的多聚体蛋白,A 亚单位由两部分构成:A1 是腺苷二磷酸核糖基转移酶,是腺苷二磷酸核糖转移到结合于膜上的 Gs 蛋白上,Gs 蛋白激活腺苷酸环化酶,细胞内 cAMP 水平增高,导致肠腔内离子和水过度分泌;A2 可辅助细菌进入细胞。B 亚单位是由 5 个相同的单体组成,可以和小肠黏膜上皮细胞神经节苷脂受体结合。霍乱毒素与肠黏膜上皮细胞结合,导致细胞快速向细胞外分泌水和电解质,使肠腔内水、钠潴留,导致呕吐和剧烈腹泻,出现霍乱特征性的"米泔水"样便。剧烈的腹泻可导致患者出现体液丢失,进而缺水、电解质紊乱,如果不及时进行治疗可导致患者死亡。因为这种毒素依赖性的疾病不需要细菌穿过黏膜屏障,因此,霍乱患者痢疾样粪便中的炎症细胞显著缺乏。霍乱弧菌的 O_1 群和 O_{139} 群的致病机制(产生毒素致病)和过程是一样的,而非 O_1 群/非 O_{139} 群弧菌菌株不产生毒素,因此不能引起霍乱,但可引起非流行性的腹泻和肠道外感染。

(三)生物学特性

兼性厌氧,营养要求不高。生长繁殖的温度范围广(18～37℃),耐碱不耐酸,在 pH 8.8～9.0 的碱性蛋白胨水或碱性琼脂平板生长良好,初次分离霍乱弧菌常用碱性蛋白胨水增菌。霍乱弧菌可在无盐环境中生长。触酶、氧化酶均阳性,能发酵单糖、双糖和醇糖,产酸不产气;不分解阿拉伯糖;还原硝酸盐,吲哚阳性。对弧菌抑制剂 O/129 敏感。

弧菌氧化酶阳性并发酵葡萄糖。根据前一个表型特征可将各种弧菌与肠杆菌科内成员区分,依据后者可与假单胞菌属和其他非发酵革兰氏阴性杆菌相区别。一旦发现某菌具有发酵葡萄糖且氧化酶阳性的特性,则必须鉴别其属于弧菌、气单胞菌抑或邻单胞菌,鉴别特征见表 10-1。

(四)微生物学检验

1.检验程序

粪便或呕吐物接种碱性蛋白胨水增菌,接种 4 号琼脂平板,出现黑色菌落,氧化酶阳性,进行霍乱弧菌血清学凝集试验,血清凝集试验阳性(多价与单价)上报疾控部门予以确认复核。

2.标本采集和运送

霍乱是烈性传染病,凡在流行季节和地区有腹泻症状的患者均应快速准确做出病原学诊断。在发病早期,尽量在使用抗菌药物之前采集标本。可取患者"米泔水"样便,亦可采取呕吐物或尸体肠内容物,在腹泻的急性期也可采取肛拭子,标本应避免接触消毒液。采取的标本最好就地接种碱性蛋白胨水增菌,不能及时接种者(转运时间超过 1 小时)可用棉签挑取标本或将肛拭子直接插入卡,布(Cary-Blair)运送培养基中,而甘油盐水缓冲液不适合弧菌的运送(因甘油对弧菌有毒性)。送检标本装在密封、不易破碎的容器中,置室温由专人输送。

3.标本直接检查

(1)涂片染色镜检:取标本直接涂片 2 张。干后用甲醇或乙醇固定,复红染色。油镜观察有无革兰氏阴性直或微弯曲的杆菌(图 10-1)。

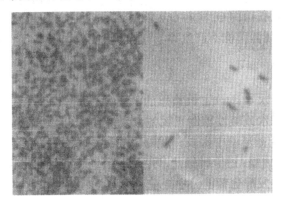

图 10-1　霍乱弧菌

表 10-1　对人致病的弧菌、气单胞菌和邻单胞菌的各种特征

特征	霍乱弧菌、拟态弧菌	其他弧菌	气单胞菌	邻单胞菌
在营养肉汤或营养琼脂上生长:				
0% NaCl	+	-	+	+
6% NaCl	+	+	-	-
对 O/129 的敏感性:				
10g	+[a]	+/-		+/-
150g	+[a]	+		+/-
氨苄青霉素(10g)敏感性	+/-	+[b]		-
葡萄糖产气	-	-[a]	+/-	
黏丝试验	+	+[b]		-
糖代谢:				
m-纤维糖	-	-[d]	-	+
L-阿拉伯糖		-/+	+/-	

（2）动力和制动试验：直接取"米泔水"样便，制成悬滴（或压滴）标本后，在暗视野或相差显微镜下直接观察有无呈特征性快速流星样运动的细菌。同法重新制备另一标本涂片，在悬液中加入 1 滴不含防腐剂的霍乱多价诊断血清（效价≥1：64）。可见最初呈快速流星样运动的细菌停止运动并发生凝集，则为制动试验阳性。可初步推定存在霍乱弧菌。

（3）快速诊断：通过直接荧光抗体染色和抗 O_1 群或 O_{139} 群抗原的单克隆抗体凝集试验，能够快速诊断霍乱弧菌感染。

（4）霍乱毒素的测定：粪便标本中霍乱毒素（CT）可采用 ELISA 法检测，或采用商品化的乳胶凝集试验测定，有较高的灵敏度和特异性。但我国很少应用。

4.分离培养和鉴定

将标本直接接种于碱性蛋白胨水（pH 8.4），或将运送培养基的表层接种于碱性蛋白胨水中，35℃ 5～8 小时后，转种硫代硫酸盐.枸橼酸盐-胆盐-蔗糖（thiosulfate citrate bile salts-sucrose，TCBS）琼脂、4 号琼脂或庆大霉素琼脂平板，35℃ 18～24 小时观察菌落形态。在 TCBS 琼脂上形成黄色菌落（分解蔗糖产酸），4 号琼脂或庆大霉素琼脂平板上呈灰黑色中心的菌落（还原培养基中的碲离子为灰黑色的金属碲），均为可疑菌落。应使用 O_1 群和 O_{139} 群霍乱弧菌多价和单价抗血清进行凝集。结合菌落特征和菌体形态，做出初步报告。

将血清凝集确定的菌落进一步纯培养，依据全面生化反应（表 10-2）、血清学分群及分型进行最后鉴定。符合霍乱弧菌的菌株尚需区分古典生物型和 El-Tor 生物型（表 10-3）。对病原性弧菌的主要鉴定试验为赖氨酸脱羧酶、鸟氨酸脱羧酶和精氨酸双水解酶。霍乱弧菌和拟态弧菌可在无盐普通肉汤和普通琼脂平板上生长，而其他弧菌不能。其他弧菌的鉴别（表 10-5）。

表 10-2　霍乱弧菌主要生化和生理特征

生化反应	结果	生化反应	结果
氧化酶	+	乳糖	V
吲哚	+	麦芽糖	+
枸橼酸盐	+	甘露醇	+
ONPG	+	蔗糖	+
脲酶	-	水杨酸	
明胶液化	+	纤维二糖	
动力	+	NaCl 生长试验	
精氨酸双水解酶	-	0% NaCP	+
鸟氨酸脱羧酶	+	3% NaCP	+
赖氨酸脱羧酶	+	6% NaCP	V
葡萄糖	+	8% NaCl	-
分解葡萄糖产气	-	10% NaCl	-
阿拉伯糖	-	TCBS上菌落	黄色

表 10-3　霍乱弧菌古典生物型和 El-Tor 生物型的区别

特征	古典生物型	El-Tor 生物型
羊红细胞溶血	-	V
鸡红细胞凝集	-	+
V-P 试验	-	+
多黏菌素 B 敏感试验	+	-
Ⅳ组噬菌体裂解	+	-
Ⅴ组噬菌体裂解	-	+

霍乱弧菌的鉴定试验

(1)霍乱红试验:霍乱弧菌有色氨酸酶和硝酸盐还原能力。当将霍乱弧菌培养于含硝酸盐的蛋白胨水中时,可分解培养基中的色氨酸产生吲哚。同时,还原硝酸盐成为亚硝酸盐,两种产物结合成亚硝酸吲哚。滴加浓硫酸后呈现蔷薇色,是为霍乱红试验阳性。霍乱弧菌和其他弧菌均有此种反应。

(2)黏丝试验:将 0.5% 去氧胆酸钠水溶液与霍乱弧菌混匀成浓悬液。1 分钟内悬液由混变清,并变黏稠,以接种环挑取时有黏丝形成。弧菌属细菌除副溶血性弧菌部分菌株外,均有此反应。

(3)O/129 敏感试验:O_1 群和非 O_1 群霍乱弧菌对 O/129(2,4-diamino-6,7-diisopropylp-teridine,2,4 二氨基-6,7-二异丙基蝶啶)10μg 及 150μg 的纸片敏感。但已有对 O/129 耐药的菌株出现。用此试验作鉴定时需特别谨慎。应结合其他试验结果,如耐盐生长试验等综合考虑。

(4)耐盐培养试验:霍乱弧菌能在不含氯化钠和含 3% 氯化钠培养基中生长。氯化钠浓度高于 6% 则不生长。

鸡红细胞凝集试验、多黏菌素 B 敏感试验和第Ⅳ、Ⅴ组噬菌体裂解试验等用于区别古典和 El-Tor 生物型。

二、副溶血弧菌

副溶血弧菌(Vibrio parahaemolyticus)为弧菌属的细菌。具有嗜盐性(halophilic)。存在于近海的海水、海底的沉淀物、鱼虾类和贝壳及盐渍加工的海产品中。主要引起食物中毒和急性腹泻,也可引起伤口感染和菌血症。该菌于 1950 年首次在日本大阪发生食物中毒的暴发流行。是我国沿海地区及海岛食物中毒的最常见病原菌。

副溶血弧菌可引起胃肠炎,临床表现有恶心、呕吐、腹痛、低热及寒战等。腹泻呈水样便,偶尔血性,恢复较快,病程 2~3 天,通常为自限性。

副溶血弧菌通过菌毛的黏附,产生耐热直接溶血素(thermostable direct hemolysin,TDH)而致病,该毒素能耐受 100℃ 10 分钟不被破坏。动物实验表明该毒素具有:①溶血毒性,TDH 对人和兔红细胞的溶血性较高,对马红细胞不溶血;②细胞毒性,对多种培养细胞如

Hela 细胞、FL 细胞、L 细胞及鼠心肌细胞有细胞毒性;③心脏毒性,可导致心电图异常表现如 ST-T 改变、房室传导阻滞、室颤或心搏骤停及心肌损伤;④肠毒性,使肠黏膜毛细血管通透性 增高,肠液分泌亢进。另一致病因子为耐热直接溶血素相关溶血素(thermostable directhemo-lysin related hemolysin,TRH),生物学特性与 TDH 相似。

(一)生物学特性

副溶血弧菌与霍乱弧菌区别在于嗜盐性,该菌培养基以含 3% 氯化钠为宜,无盐不能生 长。在血平板(含羊、兔、马等血液)上不溶血或只产生 α 溶血;在含高盐(7%)的人 O 型血或 兔血、以 D-甘露醇为碳源的 Wagatsuma 琼脂平板上可产生 β 浴血,称为神奈川现象 (Kanagawa phenomenon,KP)。

(二)微生物学检验

1.检验程序

粪便或呕吐物等标本接种选择培养基,取菌落进行氧化酶试验、O-F 试验(氧化-发酵试 验),该菌氧化酶阳性、O-F 试验发酵型,进一步做生化试验鉴定(弧菌科编码)。

2.标本采集与运送

可采集患者粪便、肛拭子或可疑食物。应及时接种,或置碱性蛋白胨水或卡-布运送培养 基中送检。

3.分离培养和鉴定

将标本接种于含 1% 或 3% NaCl 的碱性蛋白胨水中进行选择性增菌,再转种 TCBS 甲板 或嗜盐菌选择平板。也可直接将标本接种 TCBS 平板或嗜盐菌选择平板培养。该菌在碱性胨 水中经 6~9 小时增菌可形成菌膜,在 TCBS 琼脂平板上形成 0.5~2.0mm 大小、蔗糖不发酵 而呈蓝绿色的菌落。

在嗜盐性选择平板上,可形成较大、圆形、隆起、稍浑浊、半透明或不透明、无黏性的菌落。 在 SS 平板上形成扁平、无色半透明、蜡滴状的菌落,有辛辣味,不易刮下。48 小时后菌落牢固 黏着在培养基上,部分菌株不能生长。麦康凯、伊红亚甲蓝和中国蓝琼脂平板不能用于本菌的 初次分离。

副溶血弧菌常见的生化生理特征(表 10-4)。

(1)主要生化特性:氧化酶阳性,O/129(150μg)敏感,发酵葡萄糖、麦芽糖、甘露醇产酸,不 发酵蔗糖、乳糖。吲哚试验阳性。大部分菌株脲酶阴性、V-P 阴性。赖氨酸脱羧酶、鸟氨酸脱 羧酶阳性,精氨酸双水解酶阴性。

(2)NaCl 生长试验:该菌在不含 NaCl 和含 10% NaCl 的蛋白胨水中不生长,在含 3% 和 6% NaCl 蛋白胨水中生长。

(3)神奈川现象阳性:从腹泻患者体内分离的副溶血弧菌菌株 95% 以上在我姜(wagatsu-ma)琼脂(人血琼脂)上产生 β 溶血现象。在血琼脂平板上不溶血或只产生 α 溶血。

表 10-4　副溶血弧菌的生化生理特征

生化反应	结果	生化反应	结果
氧化酶	+	葡萄糖	+
吲哚	+	阿拉伯糖	+/-
V-P	-	乳糖	-
枸橼酸盐	-	麦芽糖	+
ONPG	-	D-甘露醇	+
脲酶	+/-	蔗糖	-
明胶液化	+	水杨苷	-
动力	+	纤维二糖	-
多黏菌素 B 敏感性	+/-	NaCl 生长试验	
精氨酸双水解酶	-	0% NaCl	-
鸟氨酸	+	3% NaCl	+
赖氨酸	+	7% NaCl	+
O/129　10μg	-	10% NaCl	-
O/129　150μg	+		

(4)毒素测定:可用免疫学方法测定 TDH 和 TRH。也可用基因探针和 PCR 方法直接测定毒素基因。

(三)药敏试验的药物选择

①培养基:纸片扩散法:M-H 琼脂;肉汤稀释法:调节阳离子的 M-H 肉汤。②接种物:直接菌落悬液法(0.85%生理盐水),相当于 0.5 麦氏标准。

35℃培养 16~20 小时。常规质量控制(QC)推荐:大肠埃希菌 ATCC 25922,大肠埃希菌 ATCC 35218(监控 β 内酰胺/β-内酰胺酶抑制剂复合物)。

药物选择:氨苄西林-舒巴坦、阿莫西林-克拉维酸、哌拉西林-三唑巴坦、头孢唑啉、头孢吡肟、头孢噻肟、头孢他啶、亚胺培南、美罗培南、氯霉素、四环素、环丙沙星(ciprofloxacin)、氧氟沙星、阿米卡星、庆大霉素、磺胺甲基异噁唑。

三、其他弧菌

除霍乱弧菌和副溶血弧菌外,以下弧菌也对人类致病,其主要生理生化特征(表 10-5)如下。

(一)拟态弧菌(V.mimicus)

过去认为是蔗糖不发酵的霍乱弧菌,后经核酸同源性测定发现是一个新种。其特征和引起的疾病与非 O₁ 群霍乱弧菌相似,包括与几种非 O1 群霍乱弧菌的 O 抗原有交叉反应。通常引起胃肠炎,偶尔可见伤口感染或菌血症。少数菌株可产生 CT、TDH 等毒素,但不引起暴发流行。

表 10-5　其他弧菌的生化生理特征

特征	拟态弧菌	创伤弧菌	溶藻弧菌	河弧菌	弗尼斯弧菌	少女弧菌	麦氏弧菌
氧化酶	+	+	+	+	+	+	-
V-P	-	-	+	-	-	+	+
精氨酸双水解酶	-	-	-	+	+	+	+/-
鸟氨酸脱羧酶	+	+/-	+/-	-	-	-	-
赖氨酸脱羧酶	+	+	+	-	-	+/-	-/+
阿拉伯糖	-	-	-	+	+	-	-
乳糖	-/+	+/-	-	-	-	-	+/-
甘露醇	+	-/+	+	+	+	-	+
蔗糖 O/129 敏感性							
10μg	+	+	-	-	+	-	+
150μg	+	+	+	+	+	+	+
NaCl 生长试验							
0% NaCl	+	-	-	-	-	-	-
3% NaCl	+	+	+	+	+	+	+
6% NaCI	+/-	+/-	+	+/-	+/-	+	+
8% NaCl	-	-	+	-	-	-	+/-
10% NaCI	-	-	+/-	-	-	-	-

(二)创伤弧菌(V.vulnificus)

在致病性弧菌中该菌引起的疾病最为严重,其脓毒症病程进展非常快,往往是致死性的。感染通常发生在气温较高的季节,生食牡蛎是该菌引起全身性感染的主要原因。好发于青年人,特别是有潜存肝损害的患者。

(三)溶藻弧菌(V.alginolyticus)

最常见于在海水中游泳导致外耳、中耳感染的患者,也可感染接触海水的伤口。本菌是弧菌属细菌中耐盐性最强的致病菌,大约 70% 的菌株可在 NaCl 浓度高达 10% 的条件下生长。

(四)河弧菌(V.fluvialis)

在环境中的分布与其他弧菌相同,1981 年被命名,最早从腹泻患者中分离到,随后在世界各地都有引起腹泻的报道。

(五)弗尼斯弧菌(V.furnissii)

存在于海水中,很少从粪便中分离到。最近有报告从腹泻患者中分离到,有一定的临床意义。

(六)其他弧菌

麦氏弧菌(v.metschnikovii)是氧化酶阴性的弧菌,引起个别患者的菌血症和霍乱样肠炎。可以从海产品、鸟类、河水以及污水中分离到。麦氏弧菌只需微量的钠盐即可生长。辛辛那提弧菌(V.cincinnatiensis)有引起菌血症和脑膜炎的报告。卡佳丽弧菌(V.carchariae)有引起伤口感染的报告。

从临床标本中分离到的病原性弧菌都应认为具有临床意义,特别是从粪便标本中分离到霍乱弧菌 O_1 群、O_{139} 群电话通知临床医师,并需根据我国《传染病防治法》的有关规定及时作传染病报告,消毒处理并将菌种一起报送到各级法定部门。

第二节　气单胞菌属

气单胞菌属(Aeromonas)是氧化酶阳性,具有端鞭毛的革兰氏阴性直杆菌,为兼性厌氧菌。气单胞菌属属于气单胞菌目、气单胞菌科;可依据氧化酶阳性、对 O/129 敏感等将其与其他肠杆菌科细菌鉴别。

一、分类

气单胞菌属含有 20 多个种,其中亲水气单胞菌(A..hydrophila)有五个亚种,包括亲水气单胞菌亲水亚种（A. hydrophila subsp. hydrophila）、亲水气单胞菌无气亚种（A, hydrophilasubsp.anaerogenes)、A.hydrophila subsp.dhakensis、A.hydrophila subsp.proteolytica、A.hydrophilasubsp.ranae。杀鲑气单胞菌(A.salmonicida)也有五个亚种,而斑点气单胞菌(A.punctata)有两个亚种。与人类疾病有关的主要是亲水气单胞菌、豚鼠气单胞菌(A.caviae)、简达气单胞菌(A.jandaei)、舒伯特气单胞菌(A.schubertii)、易损气单胞菌(A.trota)和威隆气单胞菌(A.veronii)等,后者包括威隆气单胞菌威隆生物变种(A.veronii subsp.Veronii)和威隆气单胞菌温和生物变种(A.veronii subsp.sobria)。

二、临床意义

气单胞菌为水中的常居菌。引起的感染类型与弧菌属细菌相似,气单胞菌引起的胃肠炎尤其多见于儿童,是夏季腹泻的常见病原菌。临床症状从较温和的腹泻到严重的痢疾样腹泻(血样便),在成年人表现为慢性化。致腹泻的气单胞菌可产生肠毒素,此肠毒素不耐热,加热60℃30 分钟即可失去活性。肠毒素分为细胞溶解性、细胞毒性和细胞兴奋性三种,前两种能溶解兔红细胞,后者可用中国地鼠卵巢(CHO)细胞毒性试验检出。气单胞菌致病并非单一的致病因子,而是由多种致病因子协同作用的结果。侵袭和黏附因子是菌体进入和定植于宿主体内的前提条件;菌体表面成分保护细菌在体内增殖、扩散;多种胞外毒素因子等的协同作用使机体最终受损,导致疾病的发生。

肠道外感染主要为伤口感染和菌血症,由亲水气单胞菌和威隆气单胞菌引起。90％以上的菌血症由亲水气单胞菌和威隆气单胞菌所引起,通常发生在免疫低下的人群。

三、生物学特性

气单胞菌为革兰氏阴性直杆菌、球杆菌或丝状菌,极端单鞭毛,动力阳性,来自人类菌种(嗜温菌)在 10～42℃生长;来自鱼类或环境菌种(嗜冷菌)在 22～25℃生长。氧化酶、触酶、硝酸盐还原阳性,发酵葡萄糖等糖类产酸产气,O/129 耐药。

四、微生物学检验

1.检验程序

粪便或呕吐物等标本接种分离或鉴别培养基,取菌落做氧化酶试验、O-F 试验(氧化-发酵试验),氧化酶阳性、O-F 试验发酵,用弧菌科生化反应(弧菌科编码)进一步鉴定。

2.标本采集

腹泻患者采取粪便或肛拭子,肠道外感染采集血液、脓液等。

3.分离培养和鉴定

急性腹泻患者的粪便及脓液标本等可直接接种。气单胞菌营养要求不高,在普通培养基上可生长,但在 TCBS 上不生长。初次分离常用血琼脂平板、麦康凯平板,35℃培养。除豚鼠气单胞菌外,大多数致病性菌株在血琼脂平板中有 β 溶血现象,菌落较大(直径 2mm 左右)、圆形、凸起、不透明。也可使用 CIN(cefsulodin-irgasan-novobiocin,CIN)琼脂平板分离,含菌量较少的标本可用碱性胨水进行增菌培养。

本属细菌氧化酶和触酶阳性,发酵葡萄糖和其他碳水化合物,产酸或产酸产气,还原硝酸盐,对 O/129 耐药。在无盐培养基上生长可与弧菌属相鉴别(表 10-1)。

临床常见的亲水气单胞菌和豚鼠气单胞菌均能发酵阿拉伯糖而其他气单胞菌均不能,前者 V-P 和赖氨酸脱羧酶试验阳性,而后者均为阴性。威隆气单胞菌威隆生物型的特点是鸟氨酸脱羧酶和赖氨酸脱羧酶均阳性。

五、药敏试验的药物选择

①培养基:纸片扩散法:M-H 琼脂;肉汤稀释法:调节阳离子的 M～H 肉汤。②接种物:直接菌落悬液法,相当于 0.5 麦氏标准。

35℃培养 16～18 小时。常规质量控制(QC)推荐:大肠埃希菌 ATCC 25922,大肠埃希菌 ATCC 35218(监控 β-内酰胺/β-内酰胺酶抑制剂复合物)。

药物选择:氨苄西林-舒巴坦、阿莫西林-克拉维酸、哌拉西林-三唑巴坦、头孢唑啉、头孢吡肟、头孢噻肟、头孢他啶、亚胺培南、美罗培南及厄他培南。

第十一章 弯曲菌属检验、螺杆菌属检验

第一节 弯曲菌属

弯曲菌属(Campylobacter)是一类弯曲呈逗点状、S形或海鸥展翅形的革兰氏阴性细菌，广泛分布于温血动物，常定居于家禽及野鸟的肠道内。

一、分类

弯曲菌属属于弯曲菌目、弯曲菌科，至少有 30 个种和亚种。对人致病的有空肠弯曲菌空肠亚种(C.jejuni subsp, Jejuni)、空肠弯曲菌多伊尔亚种(C.jejuni subsp.doylei)、大肠弯曲菌(C.coli)、胎儿弯曲菌胎儿亚种(C.fetus subsp.fetus)、胎儿弯曲菌性病亚种(C.fetus subsp.venerealis)、简明弯曲菌(C.concisus)、曲形弯曲菌(C.curvus)、昭和弯曲菌(C.showae)、纤细弯曲菌(C.gracilis)、红嘴鸥弯曲菌(C.lari)、豚肠弯曲菌豚肠亚种(C.hyointestinalis subsp, hyointestinalis)、乌普萨拉弯曲菌(C.upsaliensis)、痰液弯曲菌痰液生物变种(C.sputorum biovar sputorum)等，其中空肠弯曲菌和大肠弯曲菌常见，并与人类感染有关。

二、临床意义

弯曲菌属细菌多引起人类肠道感染，此感染常呈自限性，一般不需进行抗菌药物治疗。也可引起肠道外感染，特别易感于艾滋病和其他免疫缺陷患者。空肠弯曲菌是腹泻最常见的病原菌，一般通过污染食物、牛奶和水而经口传播或与动物直接接触感染，被感染的人和动物粪便中的活菌可污染环境。

弯曲菌能在肠道内定植和感染肠黏膜其动力起重要作用。空肠弯曲菌感染可以导致小肠和大肠出现急性肠炎，但致病机制尚未清楚。此外，空肠弯曲菌感染后可引发吉兰.巴雷综合征(Guillain-Barre syndrome，一种急性外周神经脱髓鞘炎症性疾病)和反应性关节炎。

简明弯曲菌、曲形弯曲菌、直肠弯曲菌、昭和弯曲菌、纤细弯曲菌和胎儿弯曲菌性病亚种主要引起肠外感染，可致牙周疾病、头、颈和内脏的深部感染和败血症等。

三、生物学特性

本属细菌呈逗点状、S形或海鸥展翅形的革兰氏阴性细菌，在不利环境下可变球形，见图11-1。一端或两端有单鞭毛，运动活泼。微需氧，最适生长温度为 42℃，也有少数菌为 25℃。营养要求高，需在含血液或血清的培养基中生长，并且生长速度较缓慢。初分离时可出现扁平粗糙型和细小光滑型两种菌落。不分解糖类，氧化酶阳性。对冷热均敏感，培养物在室温可存活 2～40 周、干燥环境中存活 3 小时。56℃5 分钟即被杀死。

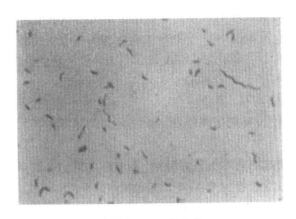

图 11-1 空肠弯曲菌

四、微生物学检验

(一)检验程序

弯曲菌属检验程序见图 11-2。

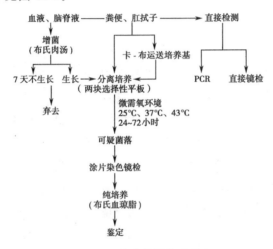

图 11-2 弯曲菌属检验程序

(二)标本采集

最常见的标本是粪便(包括肛拭子)和血液。标本采集后应立即送检,若在 2 小时内不能送检,粪便标本应接种于 Cary-Blair 运送培养基,置于 4℃保存。标本在 4℃可保存 3 周。

(三)标本直接检查

1.直接显微镜检查

粪便与肛拭子可直接镜检,查找革兰氏阴性呈弧形、S 形、"海鸥展翅形"或螺旋形的小杆菌;或用暗视野或相差显微镜观察,检查有无"投镖样"或"螺旋样"运动的细菌。

2.核酸检测

可用 PCR 方法检测粪便中弯曲菌的核酸。

(四)分离培养和鉴定

1.分离培养

应侧重于空肠和大肠弯曲菌的检查,能否检出弯曲菌的关键是选择性培养基的筛选和最佳培养条件的给予。粪便或肛拭子等标本可直接接种于弯曲菌选择平板,如:改良的Skirrow's 培养基、Campy-BAP 等,血液标本先接种于布氏肉汤培养基,35℃增菌后转种分离培养基,微需氧环境培养。弯曲菌生长所需氧浓度为 5%~10%;最佳气体环境为含 5%O_2、10% CO_2 及 85% N_2。空肠和大肠弯曲菌最适生长温度为 42℃,一般培养 72 小时后观察菌落;胎儿弯曲菌最适生长温度是 37℃,一般培养至少 72 小时到 7 天后观察菌落;故临床标本需要分别置于 37℃ 和 42℃ 中培养,以防漏检。

弯曲菌有特别的菌落特征,如菌落细小,可表现为粉红灰色、灰白或黄灰色、轻微黏液样外观,有些菌落沿接种线有拖尾样外观。依据使用的培养基不同,其他类型的菌落也经常观察到。

2.鉴定

弯曲菌属的细菌均不分解糖类,不能在 3.5% NaCl 条件下生长,不能在空气环境中培养。鉴定要点如下:

(1)革兰氏染色阴性;菌体弯曲或呈 S 形、海鸥展翅形;氧化酶和触酶阳性;不同菌生长温度(37℃、42℃)试验结果不同。

(2)在形态、培养等条件符合的基础上,凡马尿酸盐水解试验阳性、在 42℃ 条件下生长、氧化酶阳性且与镜检形态相符者,即可报告为空肠弯曲菌空肠亚种。

(3)醋酸吲哚水解试验:空肠和大肠弯曲菌为阳性,胎儿弯曲菌为阴性。

(4)通常空肠弯曲菌对萘啶酸敏感、对头孢噻吩耐药,而胎儿弯曲菌对萘啶酸耐药、对头孢噻吩敏感。但近年出现了对萘啶酸耐药的空肠弯曲菌。

(五)其他检验方法

1.免疫学方法

用特异性抗体包被的乳胶颗粒,可用于鉴定空肠和大肠弯曲菌。也可采用酶免疫方法测定粪便中弯曲菌抗原和血清中弯曲菌抗体。检测抗原常用于临床诊断,检测抗体常用于流行病学调查。

2.分子生物学方法

DNA 探针杂交和 PCR 扩增法已用于弯曲菌菌种的分类研究中。

第二节　螺杆菌属

螺杆菌属(llelicobacter)细菌形态与弯曲菌属细菌类似,是一类弯曲呈逗点状、S 形、螺旋形或海鸥展翅形的革兰氏阴性菌,绝大多数本属细菌定植于哺乳动物的胃或肠道。

1983 年 Marshall 和 Warren 首先用微需氧技术从慢性胃炎、消化性溃疡患者的胃黏膜分离出弯曲状细菌(即幽门螺杆菌),并证明该细菌感染胃部会导致胃炎、胃溃疡和十二指肠溃疡,由此获得了 2005 年诺贝尔生理学和医学奖。

一、分类

螺杆菌属属于弯曲菌目的螺杆菌科,幽门螺杆菌最初因形态、分离培养方法与弯曲菌属细菌相似,又仅从胃活检标本中分离获得,故被称为幽门弯曲菌(Campylobacter pylori)。随着对该菌的深入研究,发现该菌在很多方面与弯曲菌不同,遂在 1989 年建立一个新属,即螺杆菌属,幽门弯曲菌也改称为幽门螺杆菌(llelicobacter pylori,Hp)。

本属至少有 34 种细菌,大部分定居于哺乳动物的胃或肠道,有 9 个种可从人体分离到,其中能引起人类疾病的主要有 3 种,即幽门螺杆菌(H.pylori)、H.fennelliae 和 H.cinaedi。本章主要叙述幽门螺杆菌。

幽门螺杆菌根据其毒力因子空泡毒素(vacuolating cytotoxin A,VacA)和细胞毒素相关基因 A 蛋白(cytotoxin-associated gene A,CagA)的差异分为Ⅰ型和Ⅱ型。Ⅰ型菌株因携带 cag 致病岛(cag pathogenicity island,cag-PAI)而毒性较强,与多种胃肠道疾病的发生关系更为密切。

二、临床意义

幽门螺杆菌为人类胃部疾病的重要致病菌之一,其感染在世界范围内流行,全球感染率达 50%,其中发展中国家感染率高达 80%～90% 以上,近年来,我国人群感染率呈上升趋势,达到 60% 以上。幽门螺杆菌感染率存在明显的地区差异,与经济条件、生活习惯及所从事的职业有关。在感染者中有 15%～30% 的感染者可发展为胃炎、胃溃疡及胃癌等胃部疾病。1994 年世界卫生组织国际癌症研究机构将其列为Ⅰ类致癌原。

幽门螺杆菌主要通过其特殊结构、毒力因子等损伤胃黏膜细胞而致病。已知毒力因子主要包括:细胞毒素相关基因 A 蛋白(CagA)、空泡毒素(VacA)、外膜炎性蛋白、黏附素、脂多糖等。所致疾病包括:功能性消化不良、慢性胃炎、消化性溃疡、胃癌及胃淋巴瘤等。此外,还与血管性疾病(冠心病)、自身免疫性疾病(自身免疫性甲状腺炎)及皮肤病(血管神经性水肿)等的发生有一定关系。

幽门螺杆菌的致病机制尚未十分清楚,可能与下列因素有关:①特殊的螺旋状形态和端鞭毛有助于穿过胃黏膜表面的黏液层与胃黏膜细胞接触;②具有高活性的胞外脲酶分解尿素,产氨中和菌体周围的胃酸,在菌体周围形成一个碱性微环境,有助于细菌定植;③空泡毒素(VacA)在体外能诱导多种哺乳动物细胞胞质发生空泡变性,在体内导致小鼠胃黏膜细胞损伤和溃疡形成;④可将其产生的细胞毒素相关基因 A 蛋白(CagA)通过Ⅳ型分泌系统注入胃黏膜细胞中,影响胃黏膜细胞基因表达,进而诱导黏膜细胞产生多种细胞因子,吸引炎症细胞释放多种炎症因子致胃组织损伤。研究表明 Cag A 蛋白的存在与消化道溃疡以及胃癌的发生密切相关。

三、生物学特性

幽门螺杆菌的大小为$(0.2\sim0.5)\mu m\times(0.5\sim5.0)\mu m$。形态呈逗点状、S形、螺旋形或海鸥展翅形(图11-3);在陈旧培养物的涂片中有时可呈球杆状通常表明细菌处于休眠状态,在体外难以传代培养,但在体内若环境适宜可转化为螺旋形的繁殖体。革兰氏染色阴性,无芽孢,有带鞘鞭毛。营养要求高,常规培养基不能培养;微需氧;最佳生长温度35~37℃。生长速度缓慢,培养3天可见细小、针尖状、半透明菌落。生化反应不活泼,不分解糖类;氧化酶和过氧化氢酶阳性;尿素酶丰富,大多数种有很强的尿素酶活性,是鉴定本菌的主要依据之一。

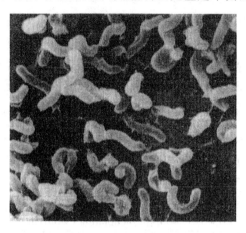

图 11-3　幽门螺杆菌

四、微生物学检验

(一)检验程序

螺杆菌属检验程序见图11-4。

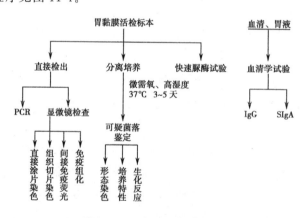

图 11-4　幽杆菌属检验程序

(二)标本采集与处理

经胃镜用活检钳于近幽门部、胃窦部或病变邻近处采取多位点标本。立即送实验室处理或放入转运培养基如Stuart's转运培养基内(防止干燥),4℃中保存不超过24小时,组织标本也可放入含20％甘油的半胱氨酸Brucella肉汤中-70℃冷冻保存。受检者术前停服铋剂或抗菌药物一周。活检组织标本应切碎并研磨均匀。

(三)标本直接检查

1.直接显微镜检查

①将活检组织切碎并研磨均匀,涂片或悬滴,置相差或暗视野显微镜下观察,幽门螺杆菌呈典型的"投镖样"运动;②直接涂片染色镜检:将活检黏膜组织在玻片上涂抹后,经革兰氏染色或单染色后镜检,如发现典型形态的细菌即可诊断。③组织切片染色镜检:组织块固定、切片经 Warthin-Starry(W-S)银染色、吉姆萨染色后镜检,以 W-S 银染效果最好;④免疫组化:可检出胃黏膜组织切片中的完整菌体、破碎菌体或抗原成分;⑤间接免疫荧光法(ⅡF)。

2.快速脲酶试验

将研碎的活检组织放入装有尿素培养基的瓶内,35℃培养 2 小时,幽门螺杆菌产生的高活性脲酶可将尿素分解,使培养基由黄色变为红色。幽门螺杆菌的脲酶活性也可以通过^{13}C 或^{14}C 标记尿素呼吸试验进行检测。

3.核酸检测

采用 PCR 法检测幽门螺杆菌核酸。

4.粪便标本抗原检测

采用酶联免疫吸附试验直接检测粪便标本中的抗原。适用于不能进行^{13}C 或^{14}C 标记尿素呼吸试验或胃镜检查的患者。

(四)分离培养和鉴定

1.分离培养

常用含 5%～10%羊血或小牛血清的哥伦比亚琼脂培养基进行培养。接种后的平板放入35℃、微需氧(5% O_2、10% CO_2、85% N_2)、湿润的环境中培养,培养 72～96 小时可见针尖状、圆形、半透明的菌落。

2.鉴定

主要根据生长培养特点、菌落特征、典型的菌体形态和染色性、氧化酶和触酶均阳性、脲酶强阳性、对萘啶酸耐药、头孢噻吩敏感等进行鉴定。幽门螺杆菌的主要鉴定特征见表 11-1。

表 11-1 幽门螺杆菌的生物学特征

鉴定试验	结果	鉴定试验	结果
脲酶(快速)	+	头孢噻吩敏感	+
氧化酶	+	萘啶酸敏感	-
触酶	+	42℃生长	V
硫化氢产生	-	37℃生长	+
G+Cmol%	37	25℃生长	
形态	弧形或螺形	醋酸吲哚酚水解	-
硝酸盐还原	V		
马尿酸水解	-		

(五)抗体检测

采用 ELISA、间接免疫荧光法等免疫学方法检测患者血清中幽门螺杆菌抗体,可帮助临床诊断或流行病学调查。

五、药敏试验的药物选择

因幽门螺杆菌生长速度较慢,并且在体外对很多药物均敏感,故临床一般不做药物敏感试验,多采用抗生素联合应用的治疗方法。

第十二章　非发酵菌检验

第一节　概述

非发酵菌(non-fermentation)是一大群需氧或兼性厌氧、无芽孢、不发酵葡萄糖或仅以氧化形式利用葡萄糖的革兰氏阴性杆菌或球杆菌。广泛存在于人体体表、开放体腔以及医院相关的外环境中,多为条件致病菌。除不动杆菌属和嗜麦芽窄食单胞菌等少数菌种外,其他菌种氧化酶均为阳性。近年来,由非发酵菌引起的临床感染日益增多,部分菌株呈现多重耐药和泛耐药,引起临床医学及检验医学的重视。

分类学上,非发酵菌分别属于不同的科、属和种。与人类疾病相关的非发酵菌主要包括以下菌属:假单胞菌属(Pseudomonas)、窄食单胞菌属(Stenotrophomonas)、不动杆菌属(Acinetobacter)、伯克霍尔德菌属(Burkholderia)、产碱杆菌属(Alcaligenes)、无色杆菌属(Achromobacter)、莫拉菌属(Moraxella)、伊丽莎白菌属(Elizabethkingia)和金黄杆菌属(Chryseobacterium)等。铜绿假单胞菌(P.aeruginosa)、鲍曼不动杆菌(A.baumannii)和嗜麦芽窄食单胞菌(S.maltophilia)是临床最常见的分离菌。

非发酵菌的生化鉴定较为复杂,一般先进行初步分群(菌属),然后再进行属种鉴定。初步分群的常用试验主要有:氧化酶试验、葡萄糖氧化发酵试验(O-F 试验)、吲哚试验、动力观察等(表 12-1)。

表 12-1　常见非发酵菌的初步分群鉴定

细菌分类	菌落色素	氧化酶	葡萄糖 O-F 试验	动力	吲哚试验
假单胞菌属	不定	+	O/-	+/-	-
窄食单胞菌属	淡黄色至黄绿色	-	O	+/-	-
伯克霍尔德菌属	黄色、紫色、棕色	+/-	O	+/-	-
产碱杆菌属	无色	+	-	+	-
无色杆菌属	无色、淡灰色、浅棕色	+	O	+/-	-
伊丽莎白菌属	黄色、金黄色、无色	+	-/O	-	+
金黄杆菌属	金黄色、无色	+	-/O	-	+
莫拉菌属	无色	+/-	-	-	-
不动杆菌属	无色	-	-	-	-

第二节　假单胞菌属

一、分类

假单胞菌属(Pseudomonas)为严格需氧、无芽孢、无荚膜、有鞭毛的革兰氏阴性直或微弯曲杆菌,模式菌种为铜绿假单胞菌,DNA G^+C 含量为 $58\sim70mol\%$。

根据 rRNA-DNA 同源性,假单胞菌属最初被划分为 rRNA Ⅰ-rRNAV 5 个群。目前,假单胞菌属仅包含 rRNA Ⅰ 群,临床常见菌种主要包括:铜绿假单胞菌(P.aeruginosa)、荧光假单胞菌(P.lluorescens)、恶臭假单胞菌(P.putida)、斯氏假单胞菌(P.stutzeri)、门多萨假单胞菌(P.mendocina)、产碱假单胞菌(P.alcaligenes)和假产碱假单胞菌(P.pseudoalcaligenes)等。

假单胞菌属的分类和命名变化主要包括:①浅黄假单胞菌(P.luteola)和栖稻假单胞菌(P.oryzihabitans)最初被分类为金色单胞菌属(Chryseomonas)和黄色单胞菌属(Flavimonas),后经 16S rRNA 序列分析划归到假单胞菌属。②rRNAⅡ-rRNAV 群重新分类为新的菌属,主要包括:伯克霍尔德菌属(Burkholderia)、窄食单胞菌属(Stenotrophomonas)、罗尔斯通菌属(Ralstonia)、食酸菌属(Acidovorax)、短波单胞菌属(Brevundimonas)、代夫特菌属(Delftia)和丛毛单胞菌属(Comamonas)等(表 12-2)。

表 12-2　常见假单胞菌的分类和命名变化

假单胞菌群	从前命名的种名	目前命名的种名
rRNA Ⅰ群	浅黄金色单胞菌(C.luteola)	浅黄假单胞菌(P.luteola)
	栖稻黄色单胞菌(F.oryzihabitans)	栖稻假单胞菌(P.oryzihabitans)
rRNAⅡ群	洋葱假单胞菌(P.cepacia)	洋葱伯克霍尔德菌(B.cepacia)
	唐菖蒲假单胞菌(P.gladioli)	唐菖蒲伯克霍尔德菌(B.gladioli)
	鼻疽假单胞菌(P.mallei)	鼻疽伯克霍尔德菌(B.mallei)
	假鼻疽假单胞菌(P.peseudomallei)	假鼻疽伯克霍尔德菌(B.peseudomallei)
	皮氏假单胞菌(P.pickettii)	皮氏罗尔斯通菌(R.pickettii)
rRNAⅢ群	敏捷假单胞菌(P.facilis)	敏捷食酸菌(A..facilis)
	德氏假单胞菌(P.delajieldii)	德氏食酸菌(A.delaieldii)
	食酸假单胞菌(P.acidovorans)	食酸代夫特菌(D.acidovorans)
	土生假单胞菌(P.terr igena)	土生丛毛单胞菌(C.terrigena)
rRNAⅣ群	缺陷假单胞菌(P.diminuta)	缺陷短波单胞菌(B.diminula)
	泡囊假单胞菌(P.vesicularis)	泡囊短波单胞菌(P.vesicularis)
rRNAV群	嗜麦芽假单胞菌(P.maltophilia)	嗜麦芽窄食单胞菌(S.maltophilia)

二、临床意义

假单胞菌属分布广泛，土壤、水和空气中均有存在，大多为条件致病菌。在非发酵菌感染中，假单胞菌属细菌所占比例高达 70%～80%，其中又以铜绿假单胞菌感染最为常见。

铜绿假单胞菌含有多种毒力因子，包括黏附素、内毒素、外毒素、多糖荚膜样物质、绿脓菌素（pyocyanin）及侵袭性酶类等，在细菌的侵入、扩散和感染中发挥重要作用。临床上，铜绿假单胞菌可引起伤口和创面感染、呼吸道感染、泌尿道感染及败血症等。重度感染可发生在局部组织损伤或抵抗力下降人群中，如烧伤，长期卧床者，呼吸机使用者，应用广谱抗生素、激素、抗肿瘤药物及免疫抑制剂等药物的患者，以及早产儿，囊性纤维化患者，艾滋病和老年患者等。对于烧伤患者的伤口感染，应特别注意防范脓毒症的发生，以降低感染后的死亡率。

除铜绿假单胞菌外，其他假单胞菌导致感染的情况不多见。但需要注意荧光假单胞菌的血流感染，特别是近期输注过血液制品后出现的血流感染，因该菌能在 4℃ 生长，与血液制品的污染关系密切。

三、生物学特性

假单胞菌属的细菌为革兰氏阴性、直或微弯曲杆菌，菌体大小为（0.5～1.0）μm×（1.5～5.0）μm，两端钝圆，散在排列（图 12-1）。无芽孢，无荚膜，有端鞭毛或丛鞭毛，在暗视野显微镜或相差显微镜下观察可见运动活泼，大多数菌株有菌毛，黏液型细菌有由藻酸盐组成的类似荚膜的外膜结构。

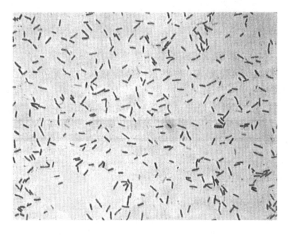

图 12-1　铜绿假单胞菌的革兰氏染色特征

绝大多数细菌为严格需氧代谢，生长温度范围广，最适生长温度 30～37℃，少数细菌能在 4℃ 或 42℃ 生长，其中在 4℃ 不生长而在 42℃ 生长是铜绿假单胞菌的一个特点。在血琼脂平板上不同的菌株可形成灰白色至灰绿色、大小不一、扁平或凸起、光滑或粗糙、边缘规则或不规则的多种形态的菌落，常有 β 溶血环。普通琼脂平板和麦康凯琼脂平板均能生长，其中在麦康凯琼脂平板上为乳糖不发酵菌落。生长中可产生各种水溶性色素：铜绿假单胞菌产生大量水溶性绿脓菌荧光素和绿脓素，两者结合后会产生一种亮绿色，弥散于整个培养基中；除此两种色素外还可产生水溶性的红脓素或褐色至黑褐色的黑脓素（图 12-2）。其他常见假单胞菌产生的色素见表 12-3。

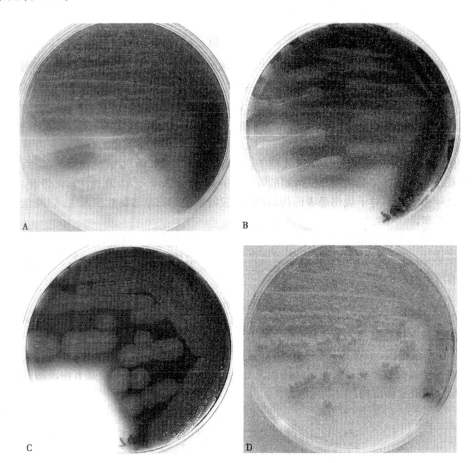

图 12-2　铜绿假单菌产生的系列色素

表 12-3　其他常见假单胞菌及相关菌种的菌落颜色和色素

细菌	颜色	色素
恶臭假单胞菌	黄绿色	荧光素
荧光假单胞菌	黄绿色	荧光素
斯氏假单胞菌	黄色	未定名黄色素
洋葱伯克霍尔德菌	黄色、紫色	未定名黄色素、紫色素
腐败希瓦菌	淡红褐色	未定名色素
浅黄假单胞菌	深黄色	黄色素

四、微生物学检验

(一)检验程序

临床常见非发酵菌检验程序(图 12-3)。

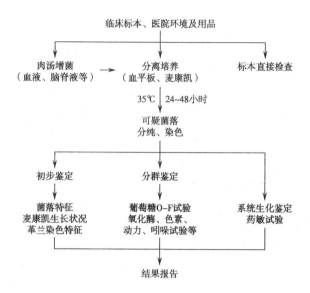

图 12-3　临床常见非发酵菌检验程序

（二）标本采集

假单胞菌属对外界环境的抵抗力较强,对标本的采集、运送和储存无特殊要求。按疾病和检验目的,可分别采取不同类型的标本,如血液、脑脊液、胸(腹)水、脓液、分泌物、痰、尿液、十二指肠引流液及粪便等。医院内感染监测可采集医院病区或手术室的空气、水、地面、门把手、诊疗器械、日常生活用品等标本。

（三）分离培养和鉴定

假单胞菌属细菌对营养要求不高,能在血琼脂平板和普通琼脂平板上生长良好。对于有混合菌群的标本,可接种弱选择培养基,如麦康凯琼脂平板。

假单胞菌属细菌的鉴定特征是:革兰氏阴性杆菌,动力阳性,氧化酶阳性(浅黄假单胞菌和栖稻假单胞菌除外),触酶阳性,葡萄糖 O-F 试验为氧化型,可将硝酸盐转化为亚硝酸盐或氮气,某些菌株具有特征明显的菌落形态或色素。假单胞菌属与其他常见非发酵菌的属间鉴别见表 12-1。

典型的铜绿假单胞菌具有特殊气味(生姜味)和菌落特征(金属或珍珠般光泽、粗糙、产色、有时极其黏稠),临床可结合革兰氏染色和氧化酶试验进行初步鉴定。

（四）分型

1.噬菌体分型

常用噬菌体有 24 种,可分型率达 90%。

2.血清分型

根据细菌的菌体抗原和鞭毛抗原进行分型,相对于抗生素分型、噬菌体分型、细菌素分型等分型技术,其重复性好、实用性和分型能力更强,在临床中应用较为广泛。但缺点在于:①粗糙型铜绿假单胞菌细胞壁脂多糖不溶于水,不能用于分型;②黏液型铜绿假单胞菌可能发生自凝或根本不凝集。因此,血清分型只适合光滑型铜绿假单胞菌。

3.核糖体分型

是一种以 PCR 技术为基础的、针对细菌核糖体 rRNA 基因进行分型的技术,其方法相对简单、操作快速,但分型能力相对较差。

4.PFGE 分型

是一种针对细菌基因组 DNA 进行酶切和片段分析的指纹图谱技术,其分型能力强,重复性好,适用于铜绿假单胞菌感染的分子流行病学溯源研究,但操作较为复杂,且需要特殊的脉冲场电场设备和相应的指纹图谱分析软件。

五、药敏试验的药物选择

根据 CLSI M100-S24 推荐,其他假单胞菌药敏试验的药物选择见表 12-4。

表 12-4　非肠杆菌科细菌药敏试验的药物选择

药物分组	药物名称
A 组	哌拉西林、头孢他啶、庆大霉素、妥布霉素
B 组	替卡西林/克拉维酸、哌拉西林/他唑巴坦、头孢吡肟、氨曲南、亚胺培南、美罗培南、阿米卡星、环丙沙星、左氧氟沙星、复方磺胺甲噁唑
C 组	头孢噻肟、头孢曲松、氯霉素
O 组	美洛西林、替卡西林、羧苄西林、头孢哌酮、头孢唑肟、拉氧头孢、多黏菌素 B、黏菌素、奈替米星、多西环素、米诺环素、加替沙星
U 组	四环素、氧氟沙星、诺氟沙星、磺胺药

近年来,铜绿假单胞菌对抗生素的耐药性呈上升趋势,临床用药最好参考药敏试验的结果。由于该菌在抗生素治疗的过程中可产生诱导性耐药,因此,对于初代敏感的菌株,在治疗 3~4 天后有必要重复检测其药敏结果。另外,铜绿假单胞菌对氨苄西林、阿莫西林、头孢噻肟、厄他培南、四环素及复方磺胺甲噁唑等抗生素固有耐药,如体外药敏试验的结果显示上述抗生素敏感,则应将相应抗生素结果修改为耐药。

第三节　窄食单胞菌属

一、分类

窄食单胞菌属(Stenotrophomonas)最初分类为假单胞菌属 rRNAV 群,现隶属于黄单胞菌科(Xanthomonadaceae),模式菌种是嗜麦芽窄食单胞菌(S.maltophilia),DNA G+C 含量为 66.1~67.7mol%。

二、临床意义

嗜麦芽窄食单胞菌是条件致病菌,广泛分布于自然界的水、土壤和植物中,也是医院环境中的常见微生物。在非发酵菌引起的感染中,嗜麦芽窄食单胞菌仅次于铜绿假单胞菌和鲍曼不动杆菌,居临床分离率的第三位,可引起的感染包括:菌血症、脑膜炎、附睾炎、尿道炎、关节炎、心脏内膜炎、滑膜炎、胆管炎、眼内膜炎、角膜炎、腹膜炎、软组织感染及皮肤黏膜感染等。嗜麦芽窄食单胞菌常从呼吸道标本中分离,但通常为定植,其感染引起的肺炎并不多见。临床上该菌定植和感染的危险因素主要有:广谱抗生素治疗、化疗、机械呼吸、导管插入及粒细胞减少等。

三、生物学特性

嗜麦芽窄食单胞菌是革兰氏阴性、直或微弯曲杆菌,菌体大小$(0.7～1.8)\mu m×(0.4～0.7)\mu m$,单个或成对排列,有 2 根或多根极端丛鞭毛,有动力,无芽孢。

该菌为专性需氧,营养要求不高,可在普通琼脂平板、血琼脂平板和麦康凯琼脂平板上生长,最适生长温度 30～37℃,4℃不生长,近半数菌株 42℃生长。细菌在血琼脂平板上 35℃培养 18～24 小时,形成圆形、光滑、湿润、浅黄色菌落;培养 48 小时菌落增大,可呈黄色、绿色或灰白色,菌落中心可有变透明的趋势,称为"猫眼"现象(图 12-4)。

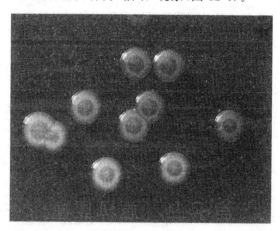

图 12-4　嗜麦芽窄食单胞菌血琼脂平板上 96 小时的菌落形态特征

四、微生物学检验

(一)检验程序

嗜麦芽窄食单胞菌检验程序见图 12-3。

(二)标本采集

可按疾病和检验目的,分别采取不同类型的标本。

(三)分离培养和鉴定

嗜麦芽窄食单胞菌对营养要求不高。除血液标本应先增菌外,其他标本可直接接种于血琼脂平板及麦康凯琼脂平板,麦康凯琼脂平板上为无色菌落。葡萄糖 O-F 试验为氧化型,氧化酶阴性,可利用葡萄糖和麦芽糖,氧化分解麦芽糖较为迅速。液化明胶,赖氨酸脱羧酶和硝酸盐还原试验阳性,精氨酸双水解酶、鸟氨酸脱羧酶、枸橼酸盐和尿素试验均为阴性。

五、药敏试验的药物选择

嗜麦芽窄食单胞菌对碳青霉烯类、青霉素、头孢菌素类、氨基糖苷类等多种抗生素表现为固有耐药(表 12-4)。根据 CLSI MlOO-S24 推荐,嗜麦芽窄食单胞菌药敏试验可选择的药物不多,且仅头孢他啶、米诺环素和复方磺胺甲噁唑存在 K-B 法药敏试验的折点(表 12-5)。

表 12-5　嗜麦芽窄食单胞菌药敏试验的药物选择

药物分组	药物名称
A 组	复方磺胺甲噁唑
B 组	头孢他啶、氯霉素、左氧氟沙星、米诺环素、替卡西林/克拉维酸

第四节　不动杆菌属

一、分类

不动杆菌最初归类为奈瑟菌科,现分类为莫拉菌科。根据 DNA-DNA 杂交的同源性,不动杆菌属(Acinetobacter)可分为 25 个基因种(genomospecies),至少有 19 种不动杆菌的生化反应和生长试验已被公布,但只有 16 个命名的细菌种。临床常见菌种有:醋酸钙不动杆菌(A. calcoaceticus)、鲍曼不动杆菌(A.baumannii)、洛菲不动杆菌(A.lwoffii)、溶血不动杆菌(A. haemolyticus)、琼氏不动杆菌(A.junii)和约翰逊不动杆菌(A.johnsonii)。模式菌种为醋酸钙不动杆菌,DNA G+C 含量为 38~46.5mol%。

二、临床意义

不动杆菌属细菌广泛存在于自然界和医院环境,并能够在人体皮肤表面、潮湿的环境中、甚至干燥的物体表面上生存。该菌可分离于血液、尿液、脓液、呼吸道分泌物及脑脊液等标本中,其临床分离率仅次于假单胞菌属。近年来,鲍曼不动杆菌感染呈上升趋势,并不断出现多重耐药和泛耐药菌株。

三、生物学特性

不动杆菌属细菌为革兰氏阴性球杆菌,常成双排列,菌体大小 $2.0\mu m \times 1.2\mu m$,无鞭毛,无动力,无芽孢(图 12-5)。专性需氧菌,对营养要求一般,在普通琼脂平板上生长良好,最适生长温度为 35℃,部分菌株可在 42℃生长。能在麦康凯琼脂平板上生长,但在 SS 琼脂平板上只有部分菌株生长。在血琼脂平板上 35℃培养 18~24 小时,大多数可形成灰白色、圆形、光滑、边缘整齐、直径 2~3mm 的菌落。洛菲不动杆菌菌落小,直径为 1~1.5.mm。溶血不动杆菌在血琼脂平板上可呈 β 溶血。

四、微生物学检验

(一)检验程序

不动杆菌属细菌检验程序见图 12-3。

(二)标本采集

按疾病和检验目的,可分别采取不同类型的标本。对疑为菌血症或脑膜炎的患者可采集血液、脑脊液进行增菌培养。医院内感染监测可采集医院病区或手术室的空气、水、地面、门把手、诊疗器械、被单及日常生活用品等标本。

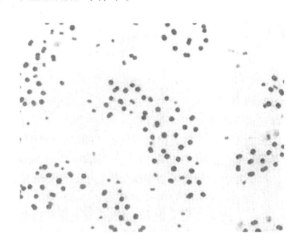

图 12-5　鲍曼不动杆菌的革兰氏染色形态特征

(三)标本直接检查

脑脊液、痰、脓汁等标本涂片染色镜检,不动杆菌为革兰氏阴性球杆菌,常成双排列,黏液型菌株有荚膜。

(四)分离培养和鉴定

不动杆菌对营养要求不高,在血琼脂平板和麦康凯琼脂平板上生长良好。麦康凯琼脂平板上为无色菌落或浅粉红色菌落。氧化酶阴性,可与莫拉菌属和奈瑟菌属相鉴别。

五、药敏试验的药物选择

根据 CLSI M1OO-S24 推荐,不动杆菌属药敏试验的药物选择见表 12-6。另外,鲍曼不动杆菌对氨苄西林、一、二代头孢菌素和一代喹诺酮类抗生素固有耐药,如体外药敏试验的结果显示上述药物为敏感,则应根据其鉴定结果修正为耐药。

表 12-6　不动杆菌属药敏试验的药物选择

药物分组	药物名称
A 组	氨苄西林/舒巴坦、头孢他啶、亚胺培南、美罗培南、庆大霉素、妥布霉素、环丙沙星、左氧氟沙星
B 组	哌拉西林、哌拉西林/他唑巴坦、替卡西林/克拉维酸、头孢吡肟、头孢噻肟、头孢曲松、阿米卡星、四环素、多西环素、米诺环素、复方磺胺甲噁唑
O 组	美洛西林、替卡西林、多黏菌素 B、黏菌素、奈替米星、加替沙星

第五节　伯克霍尔德菌属

一、分类

伯克霍尔德菌属(Burkholderia)最初分类为假单胞菌属 rRNAⅡ群,现分类为伯克霍尔德菌科(Burkholderiaceae)。与人类或动物疾病有关的主要包括洋葱伯克霍尔德菌(B.cepacia)、唐菖蒲伯克霍尔德菌(B.gladioli)、鼻疽伯克霍尔德菌(B.mallei)和类鼻疽伯克霍尔德菌(B.pseudomallei)四个种。模式菌种为洋葱伯克霍尔德菌,DNA G+C 含量为 59~69.5mol%。

二、临床意义

伯克霍尔德菌属广泛分布于自然界的水、土壤和植物中,是医院内感染的常见病原菌之一。洋葱伯克霍尔德菌常存在于医院的自来水、体温表、喷雾器和导尿管,可引起菌血症、尿路感染、化脓性关节炎、脑膜炎和呼吸道感染,也是囊性纤维化和慢性肉芽肿患者呼吸道感染的条件致病菌。唐菖蒲伯克霍尔德菌可引起慢性肉芽肿患者和免疫损伤患者的感染,是肺泡纤维化患者肺病加重的因素。

鼻疽伯克霍尔德菌和类鼻疽伯克霍尔德菌被认为是潜在的生物恐怖性细菌,可引起马、驴、骡、猫等动物的鼻疽(Malleus)和类鼻疽病(Melioidosis)。人可通过伤口、损伤的皮肤、黏膜和呼吸道感染,临床感染包括脓毒症、网状内皮组织脓肿以及皮肤、软组织、关节和骨的脓肿等。由于该菌能在吞噬细胞内存活,故引起的慢性感染症状与结核分枝杆菌感染相似。急性患者有高热、多器官衰竭等全身症状,细菌入血,可形成菌血症及内脏脓肿。有文献显示,对于高浓度菌血症(血液中菌量大于 100CFU/ml)的急性脓毒症患者,其病死率可达 90%。目前,由鼻疽伯克霍尔德菌引起人的鼻疽病已较少见。类鼻疽伯克霍尔德菌引起的类鼻疽病多发于东南亚和澳大利亚北部,亦可见于其他热带和亚热带地区,我国以海南省较为常见。近年来,我国公民前往东南亚的旅行者增多,需警惕输入性的旅行者感染。

三、生物学特性

伯克霍尔德菌为革兰氏阴性、直或微弯曲杆菌,大小(1~5)μm×(0.5~1.0)μm,无芽孢和荚膜。除鼻疽伯克霍尔德菌外,均有一个或多个极端鞭毛,有动力。

洋葱伯克霍尔德菌对营养要求不高,在血琼脂平板 35℃培养 24~48 小时,可形成中等大小、不透明、湿润、突起的菌落。部分菌株(特别是肺泡纤维化患者的呼吸道分离株)生长缓慢,需要培养 3 天才能在选择培养基上出现可见菌落。大部分菌株可产生黄色色素(图12-6)。

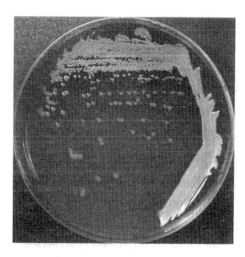

图 12-6　洋葱伯克霍尔德菌血琼脂平板 48 小时菌落形态

　　鼻疽伯克霍尔德菌对营养要求相对较高,在普通琼脂平板上发育不良且生长缓慢,但能在血琼脂平板上生长良好。

　　类鼻疽伯克霍尔德菌对营养要求不高,菌落可呈平滑、黏液状、干燥或皱褶状。培养 1～2 天,呈小而光滑的菌落,随培养时间的延长,菌落变干燥、发皱,形成类似于"车轮胎样"菌落(图 12-7),有强烈的土腥味。

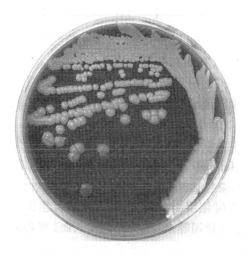

图 12-7　类鼻疽伯克霍尔德菌血琼脂平板培养 5 天的菌落形态

四、微生物学检验

(一)检验程序

　　伯克霍尔德菌属检验程序见图 12-3。目前,鼻疽伯克霍尔德菌和类鼻疽伯克霍尔德菌未列入我国《人间传染的病原微生物目录》,但如怀疑为此两种细菌,应在 BSL-2 实验室中进行操作,并采取严格的防护措施。

(二)标本采集

　　按疾病和检验目的,可分别采取不同类型的标本,菌血症取血液标本进行增菌培养。对于可疑的鼻疽病或类鼻疽病,可根据实际情况,分别采取皮肤溃疡部位的脓液、鼻液和肺灌洗液。

(三)分离培养和鉴定

伯克霍尔德菌属细菌最适生长温度为30～37℃,营养要求不高,在普通琼脂平板和麦康凯琼脂平板上生长良好。主要鉴定特征是:革兰氏阴性杆菌,氧化酶、触酶阳性,可利用葡萄糖(非发酵型),分解硝酸盐产亚硝酸盐或氮气。

五、药敏试验的药物选择

洋葱伯克霍尔德菌对多种抗生素表现为固有耐药,根据CLSI M100-S24的推荐,对于洋葱伯克霍尔德菌,目前K-B法药敏试验仅复方磺胺甲噁唑、头孢他啶、美罗培南和米诺环素四种抗生素有折点。其药敏试验的药物选择见表12-7。

表12-7 洋葱伯克霍尔德菌药敏试验的药物选择

药物分组	药物名称
A组	复方磺胺甲噁唑
B组	头孢他啶、氯霉素、左氧氟沙星、美罗培南、米诺环素、替卡西林/克拉维酸

第六节 产碱杆菌属和无色杆菌属

一、分类

产碱杆菌属和无色杆菌属均属于产碱杆菌科,二者亲缘关系密切,生物学特性相似。与临床相关的主要有:粪产碱杆菌(A.faecalis)、脱硝无色杆菌(A.denitrificans)、皮乔特无色杆菌(A.piechaudii)和木糖氧化无色杆菌(A.xylosoxidans),其中粪产碱杆菌是临床常见的分离菌种。模式菌种分别是粪产碱杆菌和木糖氧化无色杆菌。产碱杆菌属G+C含量为56～60mol%,无色杆菌属G+C含量为65～68mol%。

二、临床意义

产碱杆菌属和无色杆菌属在自然界分布广泛,可在水、土壤、人体及动物肠道中分离出,是人体的正常菌群,也是医院内感染的病原菌之一。其中粪产碱杆菌最为常见,多发于抵抗力低下患者,呼吸道、尿液、血液及脑脊液中均能分离出。脱硝无色杆菌有尿液、血液及脑脊液中分离的报道。木糖氧化无色杆菌可在呼吸道插管儿童和囊性纤维化患者的呼吸道定植,引起患者肺部症状的加重和恶化。

三、生物学特性

产碱杆菌属和无色杆菌属为革兰氏阴性杆菌,大小为(0.5～1.0)μm×(1.0～2.5)μm,常单个散在,周鞭毛、有动力、无芽孢,多数菌株无荚膜。

产碱杆菌属和无色杆菌属细菌多为专性需氧菌,少数菌株能以硝酸盐或亚硝酸盐作为电子受氢体进行厌氧呼吸。血琼脂平板上不溶血、不产生色素,菌落为浅灰色、扁平、突起。大多数粪产碱杆菌可形成薄的、边缘不规则、扩散性菌落(图12-8)。

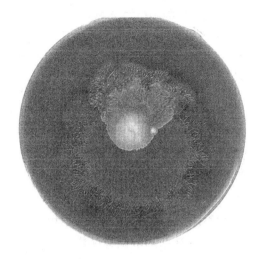

图 12-8　粪产碱杆菌在血琼脂平板 48 小时的扩展型菌落

由于不发酵糖类,产碱杆菌属和无色杆菌属在麦康凯琼脂平板、中国蓝琼脂平板及 SS 琼脂平板上均为无色透明菌落(图 12-9)。肉汤中培养 24 小时呈均匀混浊,表面可形成菌膜,管底可形成沉淀,在含蛋白胨的肉汤中产氨,使溶液呈碱性。

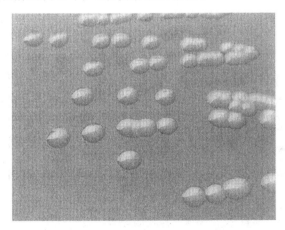

图 12-9　木糖氧化无色杆菌中国蓝平板 72 小时的菌落形态

四、微生物学检验

(一)检验程序

产碱杆菌属和无色杆菌属检验程序见图 12-3。

(二)标本采集

按疾病和检验目的,可分别采取不同类型的标本,菌血症取血液标本进行增菌培养。

(三)分离培养和鉴定

产碱杆菌属和无色杆菌属对营养要求不高,对于血液增菌培养阳性和其他感染采集的标本,可接种血琼脂平板和麦康凯琼脂平板。麦康凯琼脂平板为无色菌落,氧化酶及触酶均为阳性,葡萄糖 O-F 为产碱型,吲哚阴性,脲酶阴性,不液化明胶。粪产碱杆菌和部分无色杆菌的主要区别见表 12-8。

表 12-8　临床常见产碱杆菌和无色杆菌的主要区别

试验	粪产碱杆菌	木糖氧化无色杆菌	脱硝无色杆菌	皮乔特无色杆菌
硝酸盐还原	-	+	+	+
亚硝酸盐还原	+	+	+	-
丙二酸盐同化	-	+	+	+
木糖同化	-	+	-	-

五、药敏试验的药物选择

根据 CLSI M100-S24 推荐,产碱杆菌和无色杆菌的药敏试验可参考非肠杆菌科细菌药敏标准。

第七节　莫拉菌属

一、分类

莫拉菌属隶属于莫拉菌科(Moraxellaceae),医学上重要的莫拉菌有:卡他莫拉菌(M catarrhaks)、腔隙莫拉菌(M.lacunata)、非液化莫拉菌(M.nonliquefaciens)、奥斯陆莫拉菌(M osloensis)、亚特兰大莫拉菌(M.atlantae)、狗莫拉菌(M canis)和林肯莫拉菌(M lincolnii)等。莫拉菌属的分类与名称变化主要有:尿道莫拉菌(M urethralis)重新分类为尿道寡源菌(Oligella urethralis),苯丙酮酸莫拉菌(M phenylpyruvica)分类为苯丙酮酸嗜冷杆菌(Psychrobacter phenylpyruvica)。模式菌种为腔隙莫拉菌,DNA G+C 含量为 40~47.5mol%。

本节主要介绍卡他莫拉菌(见第八章第四节)以外的其他莫拉菌属细菌。

二、临床意义

莫拉菌属可寄居于人体皮肤和黏膜,引起眼结膜炎、气管炎、肺炎、脑膜炎、脑脓肿、心包炎、心内膜炎及泌尿生殖系统炎症。近年来,非液化莫拉菌引起脑膜炎及婴幼儿菌血症者日益增多,应引起高度重视。

三、生物学特性

莫拉菌属为革兰氏阴性球杆菌,菌体大小约 $2.0\mu m \times 1.2\mu m$,呈双链状排列,具有多形性(图 12-10),L 型诱导可呈细长杆状。

莫拉菌属为需氧菌,对营养要求较高,部分菌株能在普通琼脂平板和麦康凯琼脂平板生长,但在 SS 琼脂平板上不能生长。最适生长温度为 32~35℃。莫拉菌属在血琼脂平板上生长良好,24~48 小时后形成中等大小、无色、圆形、凸起、光滑、湿润、不溶血的菌落。

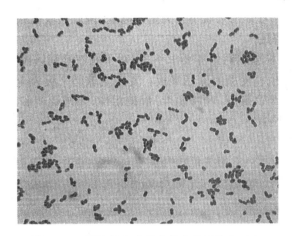

图 12-10 亚特兰大莫拉菌的革兰氏染色形态

四、微生物学检验

(一)检验程序

莫拉菌属检验程序见图 12-3。

(二)标本采集

按疾病和检验目的,可分别采取不同类型的标本,血液和脑脊液标本需进行增菌培养。

(三)标本直接检查

标本直接镜检为革兰氏阴性球杆菌,显微镜下不易与不动杆菌区别。

(四)分离培养和鉴定

莫拉菌属细菌对营养要求相对较高,首次培养最好使用加入兔血或其他动物血清的脑心浸液琼脂或 5% 兔血琼脂平板。氧化酶阳性,触酶阳性,无动力,不分解任何糖类,吲哚试验阴性。

与不动杆菌属的鉴别:莫拉菌属氧化酶阳性,不动杆菌属氧化酶阴性。

与奈瑟菌属的鉴别:莫拉菌为球杆形,L 型诱导试验可呈细长杆状,而奈瑟菌属为球状,不能诱导成杆状。卡他莫拉菌和奈瑟菌属可通过生化反应进行鉴别。

五、药敏试验的药物选择

莫拉菌属对头孢类、四环素类、喹诺酮类及氨基糖苷类药物均敏感,且多数菌种对青霉素类敏感。但对于脑炎、脑膜炎和脑脓肿患者,应注意药物是否能通过血脑屏障。

第八节 伊丽莎白菌属和金黄杆菌属

一、分类

伊丽莎白菌属(Elizabethkingia)和金黄杆菌属(Chyyseobacterium)为氧化酶阳性、Ⅱ引哚阳性的非发酵菌,两者均属于黄杆菌科(Flavobacteriaceae),且均由黄杆菌属(Flavobacterium)重新分类而来,模式菌株分别为脑膜败血性伊丽莎白菌和黏金黄杆菌。伊丽莎白菌属 DNAG$^+$C 含量为 35～38.2mol％,金黄杆菌属 DNA G$^+$C 含量为 33～38mol％。

伊丽莎白菌属和金黄杆菌属的分类和命名变化如下:

(1)黏黄杆菌(F.gleum)、产吲哚金黄杆菌(F.indologenes)、吲哚黄杆菌(Findoltheticum)、大比目鱼黄杆菌(F.balustinum)和大菱鲆金黄杆菌(F.scopthalmum)重新分类为金黄杆菌属(Chryseobacterium),黏金黄杆菌(C.gleum)被指定为该属的模式菌种。

(2)脑膜败血性黄杆菌(F.meningosepticum)经两次重新分类,先分类为金黄杆菌属,后又分类为伊丽莎白菌属,更名为脑膜败血性伊丽莎白菌(E.meningosepticum)。

(3)2007 年,CDC Ⅱ2-e 和 CDC Ⅱ2-h 群的部分菌株分类为人型金黄杆菌(C.hominis)。2009 年,新发现和命名人金黄杆菌(C.anthropi)。

二、临床意义

伊丽莎白菌属和金黄杆菌属细菌存在于水、土壤、植物中,也发现于食品、牛奶和蔬菜中,健康人的口腔黏膜、上呼吸道和皮肤中亦有检出,为条件致病菌。脑膜败血性伊丽莎白菌和产吲哚金黄杆菌是医院内感染的常见菌。脑膜败血性伊丽莎白菌可引起新生儿脑膜炎、成人肺炎和败血症等。产吲哚金黄杆菌可在患有严重基础疾病的住院患者中引起败血症,可能与留置导管、插管以及住院期间的居住设施等有关。

三、生物学特性

伊丽莎白菌属和金黄杆菌属细菌为革兰氏阴性杆菌,菌体大小 0.5μm×(1.0～3.0)μm,无鞭毛、无荚膜、无芽孢、菌体细长。

伊丽莎白菌属和金黄杆菌属细菌为需氧菌,对营养要求较低,能在普通琼脂和血琼脂平板上生长良好,最适生长温度为 35℃。部分菌株能在麦康凯琼脂平板上生长,但在 SS 琼脂平板上不生长。在血琼脂平板上培养 24 小时,脑膜败血性伊丽莎白菌形成直径 1.0～1.5mm,光滑、圆形、突起、边缘整齐的菌落,菌落色素可变,呈灰白色、淡黄色或深黄色(图 12-11)。产吲哚金黄杆菌为直径 1.0～1.5mm,光滑、圆形、突起、边缘整齐、有光泽的黄色菌落(图 12-12),某些菌株在血琼脂平板上有 β 溶血。

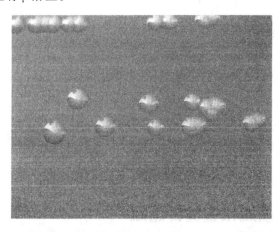

图 12-11　脑膜败血性伊丽落白菌血琼脂平板 48 小时的菌落形态

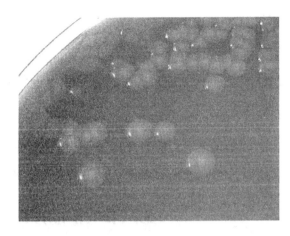

图 12-12 产吲哚金黄杆菌血琼脂平板 48 小时的菌落形态

四、微生物学检验

(一)检验程序

伊丽莎白菌属和金黄杆菌属检验程序见图 12-3。

(二)标本采集

按疾病和检验目的,可分别采取不同类型的标本,如血液、脑脊液、痰液、分泌物等。

五、药敏试验的药物选择

根据 CLSI MlOO-S24 推荐,伊丽莎白菌属和金黄杆菌属细菌的药敏试验可参考非肠杆菌科细菌的药敏标准(表 12-6)。

临床常见的革兰氏阴性杆菌主要是肠杆菌科细菌和非发酵菌。此外,还有一些对营养要求苛刻的革兰氏阴性杆菌,如嗜血杆菌属、鲍特菌属及军团菌属;引起人畜共患病的革兰氏阴性杆菌,如布鲁菌等。

第十三章　其他革兰氏阴性杆菌检验

第一节　嗜血杆菌属

嗜血杆菌属(llaemophilus)细菌对营养要求高,人工培养时必须供给新鲜血液或血液成分才能生长,故名。该属中最常见的细菌是流感嗜血杆菌(H.influenzae),俗称流感杆菌,于1892年流行性感冒世界大流行时从流感患者鼻咽部分离,当时误认为是流行性感冒的病原体,因此得名。

一、分类

嗜血杆菌属隶属于巴斯德菌科(Pasteurellaceae),有21个种,与临床有关的主要有流感嗜血杆菌(H inlfluenzae)、副流感嗜血杆菌(H. parainfluenzae)、溶血性嗜血杆菌(Hhaemolyticus)、副溶血嗜血杆菌(H.parahaemolyticus)、杜克雷嗜血杆菌(H.ducreyi)、埃及嗜血杆菌(H. aegyptius)、嗜沫嗜血杆菌(H. aphrophilus)、副嗜沫嗜血杆菌(H. paraphrophilus)、迟缓嗜血杆菌(H.segnis)。本菌属细菌 DNA G+C 含量为 37~45mol%。

依据对吲哚、脲酶、鸟氨酸脱羧酶的反应不同,将流感嗜血杆菌分为 8 个生物型(生化型)、副流感嗜血杆菌分为 7 个生物型(表 13-1)。有荚膜的流感嗜血杆菌根据荚膜多糖抗原的不同分为 a、b、c、d、e、f6 个血清型,其中 b 型常引起侵袭性感染。

表 13-1　流感嗜血杆菌和副流感嗜血杆菌生物型的区分

流感嗜血杆菌	吲哚	脲酶	鸟氨酸脱羧酶	副流感嗜血杆菌	吲哚	脲酶	鸟氨酸脱羧酶
生物型 Ⅰ	+	+	+	生物型 Ⅰ	-	-	+
生物型 Ⅱ	+	+	-	生物型 Ⅱ	-	+	+
生物型 Ⅲ	-	+	-	生物型 Ⅲ	-	+	-
生物型 Ⅳ	-	+	+	生物型 Ⅳ	+	+	+
生物型 Ⅴ	+	-	+	生物型 Ⅴ	+	+	+
生物型 Ⅵ	-	-	+	生物型 Ⅵ	+	+	-
生物型 Ⅶ	+	-	-	生物型 Ⅶ	+	-	+
生物型 Ⅷ	-	-	-				

二、临床意义

大多数嗜血杆菌寄居于正常人上呼吸道,少数寄居于胃肠道和泌尿生殖道。流感嗜血杆菌在人群上呼吸道的定植率为 50%,多为无荚膜株;从 3%~5% 的儿童体内可分离出有荚膜株(b型)。无荚膜株可引起继发性感染,如在流感、麻疹、百日咳及结核病后期可致慢性支气管炎、鼻窦炎、中耳炎等,常伴有菌血症,成人及免疫力低下者多见。b型株主要致病物质有荚膜、菌毛、内毒素及IgA蛋白酶,可引起原发性化脓性感染(外源性)。几种主要嗜血杆菌在人体的寄居部位及所致疾病见表13-2。

表13-2 几种主要嗜血杆菌在人体的寄居部位及所致疾病

菌名	常栖部位及所致疾病
流感嗜血杆菌	上呼吸道菌群,引起原发感染及继发感染,如脑膜炎、鼻炎、心包炎、关节炎及鼻窦炎等
副流感嗜血杆菌	口腔、阴道正常菌群,偶尔引起菌血症、心内膜炎及尿道炎
溶血嗜血杆菌	鼻咽部正常菌群,引起儿童上呼吸道感染
副溶血嗜血杆菌	口腔、咽部正常菌群,偶尔引起咽炎、化脓性口腔炎及心内膜炎
杜克雷嗜血杆菌	性传播病菌,引起外阴脓肿、溃疡及软下疳等
埃及嗜血杆菌	黏液脓性结膜炎和菌血症性巴西紫癜热
嗜沫嗜血杆菌	咽部正常菌群,牙菌斑中常见菌,偶尔引起菌血症、脑脓肿
副嗜沫嗜血杆菌	咽部及阴道正常菌群,偶尔引起亚急性细菌性心内膜炎、菌血症、脑脓肿及脑膜炎

三、生物学特性

本菌为革兰氏阴性球杆菌,大小为$(0.3\sim0.5)\mu m \times (1.0\sim1.5)\mu m$(图13-1)。在感染早期病灶标本中,呈一致的球杆状;在恢复期病灶或长期人工培养物中可呈球杆状、长杆状或丝状等多种形态。无芽孢,无鞭毛,多数菌株有菌毛,有毒株有荚膜,在陈旧培养物中荚膜易消失。

需氧或兼性厌氧,5%~10% CO_2可促其生长。营养要求高,有些菌株因氧化还原系统不完善,需要X因子(正铁血红素)和(或)V因子(烟酰胺腺嘌呤二核苷酸)。X因子为存在于血红蛋白中的一种血红素,耐高温,是细菌合成过氧化物酶、过氧化氢酶和细胞色素氧化酶的辅基,这些酶类是氧化还原反应传递电子的重要物质。V因子为维生素B类物质,血液中所含的V因子通常处于抑制状态,将血液加热80~90℃10分钟才能释放出来,血液加热后成为巧克力色。因此,大多数菌株能在巧克力色琼脂平板上生长,有的菌株在血琼脂平板不能生长。最适生长温度为35℃,最适pH 7.6~7.8。菌落小而透明,有荚膜的流感嗜血杆菌形成光滑型菌落(图13-2)。在液体培养基中,有荚膜的菌株呈均匀浑浊生长,无荚膜菌株呈颗粒状沉淀生长。

当流感嗜血杆菌与金黄色葡萄球菌共同培养于血琼脂平板时,由于金黄色葡萄球菌能合成V因子并释放于培养基中,在金黄色葡萄球菌菌落周围的流感嗜血杆菌菌落较大,远离者则较小,此现象称为"卫星现象"(satellite phenomenon)(图13-3)。

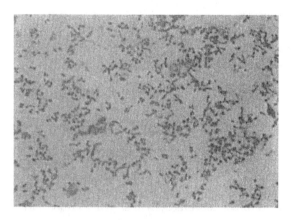

图 13-1 流感嗜血杆菌光镜下形态

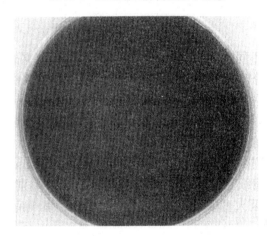

图 13-2 流感嗜血杆菌在巧克力色琼脂平板上的菌落

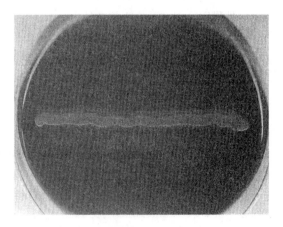

图 13-3 流感嗜血杆菌的"卫星现象"

抵抗力较弱,加热 56℃ 30 分钟可被杀死,对常用消毒剂敏感,在干燥的痰中 48 小时即死亡,在人工培养基上也易死亡,每隔 4~5 天应转种一次。室温保存比在 4℃ 或 35℃ 下时间更长。

四、微生物学检验

(一)检验程序

流感嗜血杆菌检验程序见图 13-4。

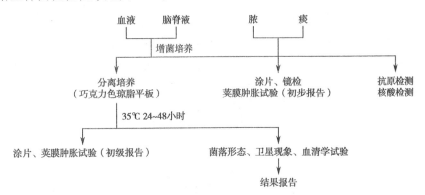

图 13-4 流感嗜血杆菌检验程序

(二)标本采集

根据感染部位采集血液、脑脊液、脓液、痰液、尿液、鼻咽分泌物及生殖道分泌物等标本。本菌不耐干燥,不易存活,标本采集后应注意保湿并及时送检。如鼻咽拭子标本可用肉汤湿润,防止干燥。

(三)标本直接检查

1.显微镜检查

痰、脑脊液、脓性分泌物标本均可涂片染色检查,如发现革兰氏阴性球杆菌有助于诊断。

2.抗原检测

当在脑脊液标本中发现可疑菌时,可用流感嗜血杆菌荚膜多糖多价抗体做荚膜肿胀试验快速鉴定。采用乳胶凝集试验,即用荚膜多糖的特异性抗体,检测流感嗜血杆菌荚膜多糖抗原,可对其进行分型鉴定。

3.核酸检测

用 PCR 技术检测生殖器溃疡标本中杜克雷嗜血杆菌及脓液标本中的流感嗜血杆菌。

(四)分离培养和鉴定

因嗜血杆菌对 X 因子和(或)V 因子的需要不同,可将标本接种于血琼脂平板和巧克力色琼脂平板,在 5% CO_2 环境下培养。痰、鼻咽分泌物及脓液标本杂菌较多,可在培养基中加入万古霉素、杆菌肽等抗生素抑制革兰氏阳性菌生长,提高检出率。

对于属内种间的鉴别,可利用其对 X 因子和 V 因子的需要不同初步区别。如将待检菌株制成 0.5 麦氏标准菌液,在 M-H 琼脂平板上均匀涂布,将含有 X 因子、V 因子、X 因子+V 因子的纸片贴于接种好的平板上,同一平板上同时接种 X、V 纸片时中心距离应大于 24mm,35℃ 5%~10% CO_2 环境培养 18~24 小时,观察纸片周围细菌的生长情况进行初步鉴别;进一步鉴别可通过生化试验。该属细菌大多数能发酵葡萄糖、不发酵乳糖、触酶阳性。

五、药敏试验的药物选择

参照 CLSI 标准,对流感嗜血杆菌和副流感嗜血杆菌,纸片扩散法药敏试验需使用含 X 因子和 V 因子的嗜血杆菌专用药敏培养基(Haemophilus test medium,HTM)。杜克雷嗜血杆菌在菌悬液中有自凝集,导致接种密度的标准化难以实现,E-test 药敏试验可能更适合。

目前,流感嗜血杆菌对氨苄西林、氯霉素普遍耐药,其耐药机制主要是产生 β-内酰胺酶及氯霉素乙酰转移酶。β-内酰胺酶检测通常采用头孢硝噻吩法,若为阳性,提示对氨苄西林、阿莫西林耐药;若为阴性,药敏试验首选氨苄西林、阿莫西林,次选磺胺及增效剂、第二代、三代头孢菌素、红霉素及氨曲南。对脑膜炎、菌血症等危及生命的感染常规报告氨苄西林、三代头孢、氯霉素及美罗培南的测试结果。

第二节　鲍特菌属

鲍特菌属(Bordetella)是一类革兰氏阴性小杆菌,其中百日咳鲍特菌主要感染未进行免疫接种的幼儿,疾病全程常为 3 个月,故名百日咳。我国儿童普遍接种百日咳菌苗,取得了良好的预防效果。近年来发现许多 AIDS 患者感染此菌,引起严重上呼吸道疾病。

一、分类

鲍特菌属隶属于产碱杆菌科(Bogoriellaceae),该属至少有 22 个种,其中百日咳鲍特菌(B.pertussis)、副百日咳鲍特菌(B.parapertussis)、支气管败血鲍特菌(B.bronchiseptica)与人类关系密切,前两者的唯一宿主是人,后者可存在于多种动物体内,偶尔与人类感染有关。本菌属细菌 DNA G+C 含量为 66～70mol%。

二、临床意义

百日咳鲍特菌俗称百日咳杆菌,是百日咳的主要致病菌。百日咳属于呼吸道传染病,传染性强,在婴幼儿中病死率高。临床表现以阵发性痉挛性咳嗽和痉咳终止时出现鸡鸣样吸气吼声为特征,儿童多见,病程达 2～3 个月,分为卡他期、痉挛期及恢复期,其中卡他期传染性强。主要致病物质是菌毛和外毒素。细菌通过呼吸道侵入机体,以菌毛黏附在气管和支气管上皮细胞,迅速繁殖并释放外毒素。毒素主要有:①百日咳毒素(pertussis toxin,PT)是主要的毒力因子,可增强菌体的黏附作用,干扰宿主的免疫效应细胞的活性,与阵发性咳嗽、支气管痉挛有关;②丝状血细胞凝集素(filamentous hemagglutinin,FNA)使菌体与上皮细胞的黏附更牢;③气管细胞毒素引起纤毛损伤,抑制细胞 DNA 合成,导致细胞脱落;④腺苷酸环化酶毒素使细胞内环磷酸腺苷含量增多而抑制宿主细胞功能;⑤皮肤坏死毒素能引起外周血管收缩、白细胞渗出或出血,导致局部组织缺血坏死。

副百日咳鲍特菌也可引起百日咳及急性呼吸道感染,但症状轻。支气管败血鲍特菌主要感染猪,偶尔感染人体,引起轻度百日咳。

机体隐性感染、病后及预防接种可获得较持久的免疫力。

三、生物学特性

本属细菌为革兰氏阴性小杆菌，两端浓染，大小为$(0.2\sim0.5)\mu m\times(0.5\sim2.0)\mu m$，单个或成双排列（图 13-5），陈旧培养物可呈多形性。有菌毛，无芽孢，光滑型菌株有荚膜，支气管败血鲍特菌和鸟鲍特菌有鞭毛。

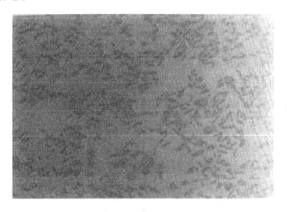

图 13-5　百日咳鲍特菌光镜下形态

专性需氧，营养要求高。副百日咳鲍特菌需要血琼脂平板和巧克力色琼脂平板。百日咳鲍特菌对营养要求最复杂，血琼脂平板和巧克力色琼脂平板上均不能生长，常用含有血液、甘油、马铃薯等成分的鲍.金（Bordet-Gengou，B-G）培养基以及添加 10% 去纤维的马血木炭一头孢氨苄血琼脂（CCBA）培养基。最适生长温度为 35℃，最适 pH 6.8～7.0。生长缓慢，平均代时 2.3～5 小时，培养 3～4 天形成菌落。在 CCBA 琼脂平板上形成光滑、有光泽、水银样菌落（图 13-6）。在 B-G 培养基平板上菌落细小、稍突起，有光泽，半透明，出现不明显溶血环。新分离菌株有荚膜，毒力强，形成光滑型菌落，称为 I 相菌。人工培养后，荚膜和菌毛消失，菌落粗糙，成为无毒株，称为 IV 相菌，II 相、III 相为过渡相。

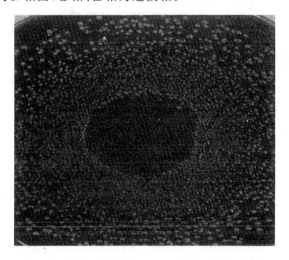

图 13-6　百日咳鲍特在 CCBA 琼脂平板上的菌落

菌体抗原（O 抗原）为本菌属的共同抗原，荚膜表面抗原（K 抗原）由多种凝集因子组成，其中因子 7 为百日咳鲍特菌、副百日咳鲍特菌及支气管败血鲍特菌共有，某些因子具有种特异性(表 13-3),可用于种间鉴定。

表 13-3　三种鲍特菌 K 抗原的凝集因子

菌种	种特异性凝集因子	凝集因子组成
百日咳鲍特菌	1	1,2,3,3,4,5,6,7
副百日咳鲍特菌	14	7,8,9,11,14
支气管败血鲍特菌	12	7,8,9,10,11,12

抵抗力弱,对紫外线敏感,日光照射 1 小时可死亡,但在 0~10℃ 的低温下仍可存活。

四、微生物学检验

(一)检验程序

鲍特菌检验程序见图 13-7。

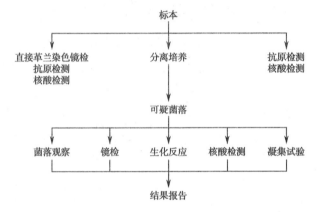

图 13-7　鲍特菌检验程序

(二)标本采集

发病早期采集婴幼儿、儿童、青少年及成人的鼻咽拭子、鼻咽抽吸物及痰液,常用咳碟法或鼻咽拭子法。百日咳鲍特菌及副百日咳鲍特菌较脆弱,故鼻咽拭子、鼻咽抽吸物及痰液应于采集后 4 小时内室温运送至实验室进行分离培养。鼻咽拭子标本需要用酪蛋白水解物肉汤转运培养基。

(三)标本直接检查

1.显微镜检查

标本直接涂片革兰氏染色镜检的阳性率较低,仅供参考。

2.抗原检测

采用直接荧光抗体试验,用荧光素标记的多克隆种特异性抗百日咳鲍特菌和副百日咳鲍特菌抗体直接检测标本,可快速诊断。但鲍特菌与其他细菌之间存在交叉反应,假阳性率较高。

3.核酸检测

采用 PCR 方法,通过检测百日咳鲍特菌重复插入序列 IS481、副百日咳鲍特菌重复插入序列 IS1001 以及腺苷酸环化酶毒素基因进行鉴定,可快速诊断百日咳。

(四)分离培养和鉴定

常用 B-G 培养基和 CCBA 培养基进行鲍特菌的分离培养。B-G 琼脂最好在使用前新鲜配制。鲍特菌生长缓慢,应在培养基中加入抗生素(如头孢氨苄)抑制非病原菌的过度生长。该菌生长要有足够的湿度,可用允许气体交换的封口膜封住平板。副百日咳鲍特菌培养 2～3 天形成菌落,百日咳鲍特菌 3～4 天形成菌落。无菌落生长的标本至少要培养 7 天,方可判定为阴性。对可疑菌落通过氧化酶试验初步鉴别,阳性者疑为百日咳鲍特菌或支气管败血鲍特菌,阴性者疑为副百日咳鲍特菌,进一步鉴定可用其他生化反应(表 13-4)。

表 13-4 几种鲍特菌的鉴别特性

菌种	血琼脂平板生长	氧化酶	脲酶	枸盐酸盐利用	硝酸还原
百日咳鲍特菌	-	+	-	-	-
副百日咳鲍特菌	+	-	+	+	-
支气管败血鲍特菌	+	+	+	+	+
鸟鲍特菌	+	+	-	-	-
欣氏鲍特菌	+	+	+	+	-
霍氏鲍特菌	+	-	-	-	-

(五)血清学检测

可采用 ELISA 法检测百日咳患者血清中的 FHA 抗体和 PT 抗体(IgG、IgA),其中 IgA 不受疫苗接种的影响,主要出现在感染后的免疫应答中,对诊断更有价值。

五、药敏试验的药物选择

鲍特菌营养要求高、生长缓慢,目前体外抗生素敏感试验尚无统一标准。百日咳鲍特菌对红霉素敏感,为临床治疗首选,磺胺增效剂作为次选。

第三节 军团菌属

军团菌属(Legionelta)是一类革兰氏阴性杆菌。1976 年在美国费城召开退伍军人大会期间,暴发了一种不明原因的肺炎,称军团病,次年分离出该病的病原菌,故名。近年来,军团菌导致医院内感染的报道增多。

一、分类

军团菌属隶属于军团菌科,该科仅有一个属。该属不断有新种发现,现已命名的有 50 多种,从人体标本中分离出 19 种,对人致病的主要是嗜肺军团菌(L.pneumophila)。本菌属细菌 DNA G^+C 含量为 39～43mol％。

二、临床意义

军团菌引起以肺为主的全身感染,统称军团病,85％以上由嗜肺军团菌引起,多发于免疫力低下人群。嗜肺军团菌为胞内寄生菌,主要致病物质包括菌毛、侵袭性酶类和内毒素。该菌主要污染供水系统、空调冷却水、呼吸机等,形成带菌气溶胶,通过空气传播,自呼吸道侵入机体,到肺泡或终末细支气管部位,通过菌毛黏附于上皮细胞,侵入巨噬细胞和中性粒细胞中繁殖,产生蛋白酶、磷酸酯酶、脱氧核糖核酸酶等,导致炎症反应,引起军团病。该病分三种类型:①肺炎型:又称军团菌肺炎,起病急,以肺炎症状为主,伴有多器官损伤,救治不及时可导致死亡;②肺外感染型:感染从肺部播散,导致脑、肾、肝等多脏器感染;③流感样型:又称庞蒂亚克热,其名得于首次被确定的地点,为轻度感染,主要表现为急性发热,病程呈自限性。

细胞免疫在机体抗感染免疫中起主要作用。

至今尚无有效的军团菌疫苗。加强水源的管理,尤其是医院人工输水管道系统和设施的消毒处理,是预防军团菌传播的重要措施。

三、生物学特性

本菌为革兰氏阴性杆菌(图 13-8),着色淡。用 Giemsa 染色,菌体呈红色;用镀银染色法,菌体呈黑褐色。菌体大小为 $(0.3 \sim 0.4)\mu m \times (2 \sim 3)\mu m$,形态易变,在肺组织中为两端钝圆或圆锥状,在人工培养物中呈长丝状或多形性。有端鞭毛,有菌毛,无荚膜,无芽孢。

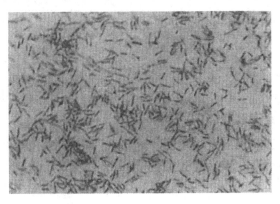

图 13-8　嗜肺军团菌光镜下形态

专性需氧,2.5％～5％ CO_2 可促其生长(但高浓度 CO_2 有抑制作用)。营养要求苛刻,在普通培养基、血琼脂平板、巧克力色琼脂平板均不生长。初次分离时需 L-胱氨酸、铁离子等,常用活性炭-酵母浸出液琼脂(buffered charcoal yeast extract agar,BCYE)培养基。最适生长温度 35℃,最适 pH 值 6.9～7.0。生长缓慢,培养 3～5 天可见菌落(初分离时需 4～10 天)(图 13-9),继续培养,菌落直径可增大到 4～5mm。菌落圆形、凸起、灰白色、有光泽,某些在紫外线照射下可发出荧光,在富含 L-酪氨酸-苯丙氨酸琼脂平板上产生棕色水溶性色素。

有 O 抗原和 H 抗原。H 抗原无特异性,O 抗原有特异性,嗜肺军团菌根据 O 抗原的不同分为 15 个血清型,我国常见的是 1 型和 6 型。

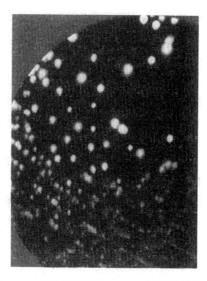

图 13-9 嗜肺军团菌在 BCYE 平板上的菌落

嗜肺军团菌生存能力强,在蒸馏水中可生存 100 天以上,在自来水中可存活 1 年左右。对紫外线敏感。对大多数消毒剂敏感,在 1%甲醛溶液、70%乙醇或 0.125%戊二醛溶液中 1 分钟死亡;但对氯和酸有一定抵抗力,如在有游离氯的水中,大肠埃希菌不到 1 分钟可被杀死,而杀死 90%嗜肺军团菌则需 40 分钟,依此特点处理标本可去除标本中的杂菌。

四、微生物学检验

军团菌以气溶胶播散,操作应在三级生物安全实验室中进行。

(一)检验程序

军团菌检验程序见图 13-10。

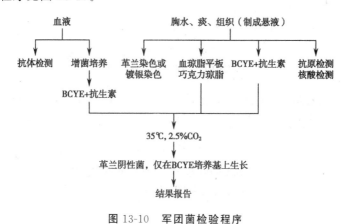

图 13-10 军团菌检验程序

(二)标本采集

可采集痰、下呼吸道分泌物、支气管灌洗液、胸腔积液、血液等标本。病理组织标本,如肺活检材料、尸体标本及实验动物的肝、脾等标本需制成悬液,再进行涂片和分离培养。采集标本时注意避免气溶胶形成,最好用无菌防漏容器收集,并及时送检。

（三）标本直接检查

1.显微镜检查

标本直接涂片革兰氏染色镜检的意义不大。活检组织标本可用镀银染色法。

2.抗原检测

嗜肺军团菌种特异性 O 抗原的单克隆抗体与其他军团菌及非军团菌无交叉反应,对可疑菌株用荧光标记抗体进行鉴定。

3.核酸检测

用 PCR 方法检测军团菌 rRNA,可快速鉴定。

（四）分离培养和鉴定

痰标本接种前可加热处理(60℃ 2 分钟)或酸处理,如用 pH 2.2 的 0.2mol/L KCL-HCL 缓冲液制成 10% 的痰溶液,室温放置 5 分钟,可减少杂菌污染。胸腔积液需离心后再接种。标本接种选择性 BCYE 培养基(头孢菌素、多黏菌素 B、万古霉素等对军团菌无抑制作用),置 2.5% CO_2 培养箱中培养 24 小时后,用显微镜观察可提早发现菌落,3～5 天后见典型菌落。有的菌种生长较慢,需观察 7～14 天。可疑菌落革兰氏染色镜检,若为革兰氏阴性杆菌,着色浅,形态有显著多形性者,可怀疑为军团菌。

军团菌生化反应不活泼,不发酵糖类,硝酸盐还原、尿素酶试验均阴性,多数菌种能产生 β-内酰胺酶和液化明胶。生化试验一般很少用于该属细菌的鉴定。嗜肺军团菌除血清型 4 和 15 外均具有极强的马尿酸盐水解能力,其他军团菌则为阴性,故马尿酸水解试验可用于致病性嗜肺军团菌的鉴定。

（五）血清学检测

军团菌抗体检测对可疑病例的诊断有意义,因某些可疑患者无肺部感染症状,或卜呼吸道未产生足量分泌物。常用直接荧光抗体试验或 ELISA 技术检测患者血清中军团菌 IgM 和 IgG 抗体。军团菌属细菌之间、军团菌与其他属细菌之间有交叉抗原,军团菌多克隆抗体与某些细菌(如荧光假单胞菌、铜绿假单胞菌、脆弱拟杆菌、百日咳杆菌等)可产生交叉反应,故血清学检测只作为辅助性、回顾性诊断。

五、药敏试验的药物选择

目前军团菌体外药敏试验尚无统一标准,且体外药敏试验结果与临床治疗效果往往不一致,因此对军团菌一般不做常规药敏试验。临床治疗常用抗菌药物有大环内酯类、利福平、喹诺酮类等药物,目前尚未发现对这些药物耐药的菌株。

第四节　布鲁菌属

布鲁菌属(Brucella),由美国医师 David Bruce 首先分离,故名。该属细菌易感染家畜和动物,人类接触带菌动物或食用病畜及其制品而感染,为人畜共患病原菌。

一、分类

布鲁菌属隶属于布鲁菌科(Brzicellaceae)，只有一个种，包括 6 个生物变种：羊布鲁菌(B. melitensis，又称马尔他布鲁菌)、牛布鲁菌(B.abortus，又称流产布鲁菌)、猪布鲁菌(B.suis)、犬布鲁菌(B.canis)、绵羊布鲁菌(B.ovis)、森林鼠布鲁菌(B.neotomaes)。每个生物变种都有其最适动物宿主，其中前 4 个变种可同时感染人。在我国流行的主要是羊布鲁菌、牛布鲁菌和猪布鲁菌，以羊布鲁菌最常见。本菌属细菌 DNA G^+C 含量为 $56\sim58mol\%$。

二、临床意义

布鲁菌可引起家畜睾丸炎、乳腺炎以及母畜死胎和流产。人类主要通过接触病畜或接触被污染的畜产品，经皮肤、消化道、呼吸道或眼结膜感染，引起以长期发热、多汗、关节痛及全身乏力、疼痛为主要症状的布鲁菌病。布鲁菌是兼性胞内寄生菌，主要致病物质有荚膜、侵袭性酶和内毒素。侵袭力强，如透明质酸酶和触酶，使菌体易于通过完整皮肤、黏膜进入宿主体内并易扩散；菌体被吞噬细胞吞噬，荚膜保护菌体不被消化，成为胞内寄生菌。感染后菌体首先在淋巴结中增殖，进入血液形成菌血症；随后细菌进入肝脏、脾、骨髓和淋巴结等脏器细胞内增殖，再次入血，如此反复形成的菌血症，内毒素发挥毒性作用，使患者的热型呈波浪形，临床上称波浪热。除上述症状外，布鲁病还包括肝损伤、骨关节损伤、睾丸炎、流产、中枢神经系统受损等。本病较难根治，易转为慢性。感染布鲁菌后，患者布鲁菌素皮肤试验常呈阳性，因此认为布鲁菌的致病与迟发型超敏反应有关。

机体抗感染免疫一般认为是有菌免疫，以细胞免疫为主，抗体发挥调理作用。

免疫接种和切断传播途径是控制和消灭家畜布鲁菌病的主要预防措施。免疫接种以畜群为主，牧场、屠宰场工作人员及相关职业的人群也应接种。用冻干减毒活疫苗进行皮上划痕法接种，免疫有效期约 1 年。

三、生物学特性

本菌为革兰氏阴性球杆菌，菌体大小$(0.5\sim0.7)\mu m\times(0.6\sim1.5)\mu m$，分散存在，呈细沙状，偶见聚集成小团状。革兰氏染色时碱性复红着色弱，可延长染色时间至 3 分钟(图 13-11)。也可采用改良 Ziehl-Neelsen 染色法(菌体红色，背景蓝色)或柯兹洛夫斯基染色法(菌体鲜红色，背景绿色)。无鞭毛、无芽孢，有毒株有微荚膜。

专性需氧，营养要求高，多数菌株培养时需要多种氨基酸、硫胺素、烟酸和生物素等，可在普通培养基中加入血清或肝浸液进行培养；某些菌株初次分离培养需 $5\%\sim10\%$ 的 CO_2。最适生长温度为 35℃。最适 pH 6.6～6.8。本菌生长缓慢，培养 2～3 天出现菌落，4～5 天后菌落直径达 2～3mm，菌落无色、半透明、圆形、表面光滑、边缘整齐、中央稍凸起、无溶血(图 13-12)，人工传代后可变为粗造型。

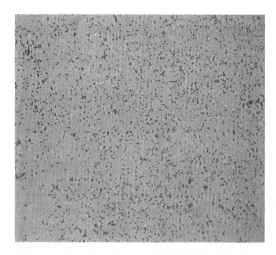

图 13-11　羊布鲁菌光镜下形态

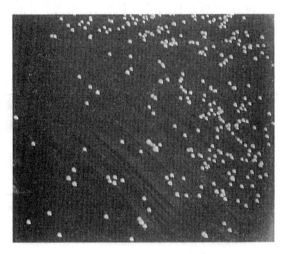

图 13-12　羊布鲁菌在血琼脂平板上的菌落

抗原结构复杂,主要有牛布鲁菌抗原(B.Abortus antigen,A 抗原)和羊布鲁菌抗原(B. melitensis antigen,M 抗原),两者在不同生物变种中的比例不同,如牛布鲁菌 A∶M 约为 20 ∶1、羊布鲁菌 A∶M 约为 1∶20、猪布鲁菌 A∶M 为 2∶1。可利用抗 A 或抗 M 血清做凝集试验进行鉴别。

布鲁菌抵抗力弱,对日光、热、常用消毒剂等均敏感。湿热 60℃20 分钟、日光直接照射 20 分钟死亡,在常用浓度的来苏溶液中数分钟即死亡。在自然界环境中的存活能力强,如在病畜脏器、分泌物及食物中能存活数周至数月,在水中可存活 4 个月,在土壤、皮毛和乳制品中可存活数周至数月。

四、微生物学检验

(一)检验程序

布鲁菌检验程序见图 13-13。

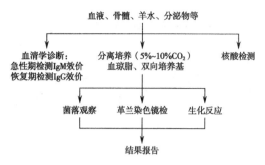

图 13-13　布鲁菌检验程序

(二)标本采集

采集患者血、骨髓、乳汁、尿液等标本。流产动物可取子宫分泌物、羊水,病畜取肝、脾、骨髓等标本。

(三)分离培养和鉴定

将标本接种于双相肝浸液培养基,初次分离需提供 $5\%\sim10\%$ CO_2,约在 4 天后形成菌落;若标本培养 30 天时仍无菌落形成,可报告为阴性。依据菌落特征、革兰氏染色特性、对 CO_2 的需求及生化特征进行鉴别,如能发酵葡萄糖,氧化酶和触酶阳性,还原硝酸盐为亚硝酸盐,大多数能分解尿素、产生 H_2S。

(四)血清学检测

感染 1 周后,患者血清中出现布鲁菌 IgM 抗体,可用试管凝集试验检测布鲁菌 IgM 抗体效价,效价≥1:160～1:320 为阳性。感染 2～3 周后,患者血清中出现 IgG 抗体,可用补体结合试验检测,一般以效价≥1:10 为阳性诊断标准。此外,布鲁菌 IgG 抗体效价检测对诊断慢性布鲁病意义较大。

五、药敏试验的药 A 选择

布鲁菌营养条件苛刻、培养时间长,药敏试验一般不作为临床常规检测,需要时应采用稀释法。布鲁菌是兼性胞内寄生菌,临床治疗需用渗透力强的药物,一般采用利福平与多西环素或四环素与利福平联合治疗。

需氧革兰氏阳性杆菌种类繁多,本章主要阐述产生芽孢的炭疽芽孢杆菌、蜡样芽孢杆菌和不产生芽孢的棒状杆菌、产单核细胞李斯特菌、红斑丹毒丝菌及阴道加特纳菌等。这类细菌广泛存在于自然界的水和土壤中,多为人或动物的正常菌群,少数具有致病性。

第十四章　需氧革兰氏阳性杆菌检验

第一节　棒状杆菌属

　　棒状杆菌属(Corynebacterium)是一群革兰氏阳性杆菌,菌体形态特征是在其一端或两端常呈棒状膨大,故名棒状杆菌。根据细胞壁结构和血清学分析,证实棒状杆菌属与分枝杆菌属、诺卡菌属具有共同成分,如细胞壁的多糖均有阿拉伯糖和半乳糖,脂质中均含有短链分枝菌酸等。白喉棒状杆菌(C.diphtheriae)为本属中的主要致病菌,为本节重点介绍内容。

一、分类

　　棒状杆菌属归属放线菌目、棒状杆菌科,种类繁多,目前分为81个种、11个亚种。主要有白喉棒状杆菌、假白喉棒状杆菌(C.pseudodiphtheriticum)、干燥棒状杆菌(Cxerosis)、化脓棒状杆菌(C.pyogenes)、溃疡棒状杆菌(C.ulcerans)、假结核棒状杆菌(C.pseudotuberculosis)、杰氏棒状杆菌(C.jeikeium)、马氏棒状杆菌(C.matruchotii)、微小棒状杆菌(C.minutissimum)及类真菌棒状杆菌(C.mycetoides)。导致人类疾病的主要是白喉棒状杆菌,其他多为条件致病菌,因其形态与白喉棒状杆菌相似,故统称为类白喉棒状杆菌(C.diphtheroides)。棒状杆菌属的 DNA G+C 含量为 $52\sim68\text{mol}\%$,白喉棒状杆菌 DNA G+C 含量为 $57\sim60\text{mol}\%$ 。

二、临床意义

　　白喉棒状杆菌是人类急性呼吸道传染病白喉的病原菌,因患者咽喉部可出现灰白色假膜(pseudomembrane),故名白喉。传染源为患者及带菌者,细菌主要存在于白喉患者及带菌者的鼻腔、咽喉部及气管黏膜,几乎呈纯培养状态,偶可见于皮肤、结膜、女性阴道及浅表部位的创伤感染中。细菌随飞沫或污染的物品传播,人群普遍易感,但有明显的年龄差异,$2\sim4$ 岁儿童发病率最高。

　　白喉毒素是白喉棒状杆菌的主要致病物质,为一种具有强烈细胞毒作用的蛋白质。完整的白喉毒素是一种酶原,经蛋白酶降解后分解成 A、B 两个多肽片段,A 片段为毒性中心,B 片段是与细胞表面受体结合的部位,但白喉毒素的细胞毒作用依赖于其结构完整性,即 A、B 片段同时存在。并非所有的白喉棒状杆菌都能产生白喉毒素,只有带毒素基因(tox$^+$)B 棒状杆菌噬菌体(corynephage p)的溶原性菌株才能产生白喉毒素。

　　感染的白喉棒状杆菌在鼻咽黏膜处繁殖并产生白喉毒素,引起局部炎症,细菌一般不侵入血流,但其产生的大量白喉毒素可被吸收入血,造成毒血症引起全身中毒症状。细菌和毒素可使局部黏膜上皮细胞产生炎性渗出和坏死反应,渗出液中纤维蛋白将炎性细胞、黏膜坏死组织及菌体凝结在一起,形成灰白色膜状物,称为假膜。假膜与黏膜紧密相连,不易拭去,若假膜延伸至喉内或脱落于气管内,可致呼吸道阻塞、呼吸困难,甚至窒息,成为白喉早期致死的主要原因。白喉毒素对组织有选择性亲和力,能迅速与易感靶细胞结合,最易受侵犯的是心肌及外周神经,尤以支配腭肌、咽肌的神经受害较多,故临床上白喉患者常有心肌炎和软腭麻痹等症状。毒素也常侵犯肝、肾、肾上腺等组织,引起严重病变。白喉患者病后可获终身免疫,以体液免疫为主。

类白喉棒状杆菌多为人或动物的正常菌群,存在于鼻腔、咽喉部、外耳道、眼结膜、外阴和皮肤等处,该类细菌一般无致病性或仅能与其他细菌一起引起混合感染。近年来,由于大量使用免疫抑制剂和现代化检查手段,使这些细菌成为条件致病菌,常引起医院内感染,如菌血症、心内膜炎、肺炎及咽炎等。

三、生物学特性

白喉棒状杆菌革兰氏染色阳性,菌体大小、长短不一,直或微弯,一端或两端膨大呈棒状,细菌常排列呈 V、L 等字母形,无荚膜、鞭毛及芽孢。用亚甲蓝短时间染色菌体着色不均匀,出现深染的颗粒;用 Neisser 或 Albert 等法染色时,这些颗粒与菌体颜色不同,称为异染颗粒(metachromatic granules),其主要成分是核糖核酸和多偏磷酸盐,在鉴定时有重要意义(图14-1)。但细菌衰老时异染颗粒因被消耗而不明显。

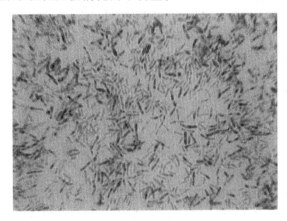

图 14-1　白喉棒状菌的形态及异染颗粒

本菌为需氧或兼性厌氧菌。在血琼脂平板上长出直径为 1~2mm、灰白色、不透明的 S 型菌落,轻型菌落周围有狭窄的 β 溶血环。在吕氏血清斜面上生长迅速,形成细小、灰白色、有光泽的圆形菌落,涂片染色异染颗粒明显。分离培养时常用选择鉴别培养基,即含 0.03% ~ 0.04% 亚碲酸钾的血琼脂平板,亚碲酸钾能抑制杂菌,而白喉棒状杆菌能吸收亚碲酸钾使其还原为有色的元素碲,使菌落呈现黑色或灰黑色(图14-2)。其菌落可分为三型:①轻型,为溶血、小、黑色、光泽、凸起的菌落;②重型,为不溶血、大、灰色、不规则、有条纹的菌落;③中间型,为不溶血的小菌落,外形在重型和轻型之间。这三种型别在液体培养基中生长亦不同,重型倾向菌膜生长;轻型混浊生长,中间型有沉淀颗粒,其主要区别点见表14-1。但菌落型别与临床表现的严重程度关系不大。

图 14-2 白喉棒状杆菌在亚硝酸钾血琼脂平板上的菌落

表 14-1 轻型、中间型、重型白喉棒状杆菌的区别

特性	轻型	中间型	重型
亚碲酸钾血平板上菌落形态	黑色,表面光滑,有光泽,边缘整齐,菌落较小	灰黑,表面光滑或微细颗粒状,边缘较整齐	灰色,表面有条纹,边缘不整齐,无光泽
菌落周围溶血圈	有狭窄溶血环	不溶血	不溶血
液体培养	均匀混浊,有沉淀	微细颗粒状,混浊,沉淀少或无	有菌膜及粗大颗粒沉淀,液体澄清
淀粉及糖原发酵	-	-	＋
血清型	≥40 型	可能有 4 型	≥13 型
动物致病性	对豚鼠有毒力,但从带菌者分离的菌株常无毒力	对豚鼠有毒力	对豚鼠有毒力

四、微生物学检验

(一)检验程序

白喉棒状杆菌检验程序见图 14-3。

(二)标本采集

用无菌长棉拭子,从疑为假膜的边缘采集分泌物,未见假膜者或带菌者可采集鼻咽部或扁桃体黏膜上的分泌物。如做培养,应在使用抗菌药物前采集标本。如不能立即送检,应将标本浸于无菌生理盐水或 15％甘油盐水中保存。标本应采集双份。

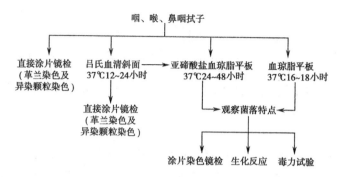

图 14-3　白喉棒状杆菌检验程序

(三)标本直接检查

将标本直接涂在两张载玻片上,分别做革兰氏染色和异染颗粒染色。镜检如发现革兰氏阳性棒状杆菌,形态典型且有明显异染颗粒,可做出"直接涂片检出形似白喉棒状杆菌"的初步报告,为临床早期诊断提供依据。因其形态与其他棒状杆菌相似,故需在培养鉴定后做出最终报告。

(四)分离培养和鉴定

1.分离培养

将标本接种于吕氏血清斜面、血琼脂平板及亚碲酸钾血琼脂平板,均置 35℃ 培养。如不能及时接种,应将标本用灭菌马血清保存,以保持细菌活力。用培养物涂片染色镜检,根据形态及菌落特征可做出快速诊断。血琼脂平板上菌落应与从上呼吸道易分离到的溶血性链球菌进行鉴别。

2.生化试验

棒状杆菌属内菌种鉴定的主要生化反应见表 14-2。

表 14-2　棒状杆菌属的主要生化反应

菌种	葡萄糖	半乳糖	甘露糖	麦芽糖	蔗糖	水杨素	七叶苷	尿素	甲基红	硝酸盐
白喉棒状杆菌	+	+	+	+	-	+	-	-	+	+
假结核棒状杆菌	+	+	+	+	d	-	-	+	+	d
干燥棒状杆菌	+	+	+	-	+	+	-	-	-	+
假白喉棒状杆菌	-	-	-	-	-	-	-	+	-	+
微小棒状杆菌	+	NA	NA	+	+	NA	NA	-	-	-
类真菌棒状杆菌	+	-	d	-	NA	NA	-	-	-	-
马氏棒状杆菌	+	-	+	+	+	+	+	NA	-	+

注:+:90%以上的菌株阳性;-:90%以上的菌株阴性;d:11%～89%菌株阳性;NA:资料未提供

3.自动化鉴定

已有商品化试剂用于棒状杆菌属鉴定,如 API 快速棒状杆菌试条、Minitek 系统等。

4.毒力试验

通过上述方法检出的白喉棒状杆菌,有时并不是产毒的致病菌株,因此在做实验室诊断报告之前,必须做体外法和体内法毒力试验,以确定细菌是否产生毒素。体外法可用双向琼脂扩散法做琼脂平板毒力试验(Elek 平板)、SPA 协同凝集试验、对流电泳;体内法可用豚鼠做毒素中和试验。

5.免疫力检测

锡克试验(Schick test)是用于调查人群对白喉棒状杆菌是否有免疫力的皮肤试验,其原理为毒素抗毒素中和反应。锡克试验可用于流行病学调查及疫苗接种后免疫效果的观察,目前临床上使用较少。

五、药敏试验的药物选择

棒状杆菌属菌株对糖肽类抗生素有较高敏感性,主要有万古霉素、替考拉宁。多数菌株对 B 内酰胺类抗生素、氨基糖苷类、大环内酯类、喹诺酮类及四环素类高度耐药,且为多重耐药。对红霉素敏感性低,可能与携带 ermCd 基因有关;对喹诺酮类抗生素高耐药性可能与 gyrA 基因的突变有关。

第二节　炭疽芽孢杆菌

炭疽芽孢杆菌(B.anthracis)是需氧芽孢杆菌属(Bacillus)中致病力最强的革兰氏阳性大肠杆菌。本菌属包括 48 个种,其中炭疽芽孢杆菌、蜡样芽孢杆菌(B.cereus)、蕈状芽孢杆菌(B.mycoiates)、巨大芽孢杆菌(B.megaterium)和苏云金芽孢杆菌(B.thuringiensis)等 5 个种与医学有关。芽孢杆菌属的 DNA G+C 含量为 32～62mol%,炭疽芽孢杆菌的 DNA G+C 含量为 32.2～33.9mol%。

一、临床意义

炭疽是由炭疽芽孢杆菌引起的人畜共患的急性传染病,曾对人类健康造成极大的危害。目前,炭疽仍在世界各地散发,多见于发展中国家,尤以非洲较为严重。据世界卫生组织统计,全球每年有 2 万～10 万炭疽病例发生。炭疽常在牧区暴发流行,牛、羊等食草动物发病率最高。该病有明显的职业性和地区性,一直被列为世界五大兽疫之一。恐怖分子常利用炭疽芽孢杆菌制造"生物恐怖"危害人类,2001 年 9 月发生在美国的"炭疽恐怖事件"引起了全球的广泛关注。2001 年以后,各国均采取了相应的紧急防治措施,我国卫计委也于 2005 年颁布了"全国炭疽监测方案"。

人可通过接触或摄食病畜(牛、羊等)及畜产品而感染,在恐怖事件中,也有因吸入干燥菌粉或气溶胶而感染的报道,人一般不会作为传染源。荚膜和炭疽毒素是炭疽芽孢杆菌的主要致病物质,均由质粒编码,当质粒丢失后细菌就成为减毒株或无毒株。炭疽毒素具有抗吞噬作用和免疫原性,系由保护性抗原(protective antigen,PA)、致死因子(lethal factor,LF)和水肿因子(edema factor,EF)三种蛋白质形成的复合物,单独皆无致病性,仅当 PA 与 EF 结合构成水肿毒素(edema toxin,ET)、PA 与 LF 结合构成致死毒素(lethal toxin,LT)后才显现出致病性。ET 具腺苷环化酶活性,并是 IL-6 诱导剂,LT 选择性溶解巨噬细胞。实验证明,LT 的致病作用大于 ET。炭疽毒素的结构为 A、B 模式,PA 为结合亚单位(B),是与靶细胞受体结合的部位,LF 和 EF 则为效应亚单位(A)。

人类感染炭疽芽孢杆菌后皮肤炭疽最多见,其次为肠炭疽、肺炭疽等。三种炭疽均可并发败血症,甚至炭疽性脑膜炎,病死率为 2.96%～12.97%。炭疽患者病后可获得持久免疫力,再次感染罕见,病后免疫与产生特异性抗体和增强吞噬细胞的吞噬功能有关。

二、生物学特性

炭疽芽孢杆菌为致病菌中最大的革兰氏阳性杆菌。为(5～10)μm×(1～3)μm,两端平切,无鞭毛。取自病人或病畜的新鲜标本直接涂片时,常单个存在或呈短链。经培养后则形成长链,呈竹节状排列。细菌在有氧条件下可形成芽孢,芽孢小于菌体、椭圆形、位于菌体中央。有毒菌株可有明显的荚膜。炭疽芽孢杆菌的形态见图 14-4。

本菌为需氧或兼性厌氧菌,营养要求不高,最适生长温度为 30～35℃。无毒菌株在普通琼脂培养基上形成灰色、扁平、干燥、粗糙型菌落,低倍镜下观察菌落边缘呈卷发状。在血琼脂平板上 35℃ 培养 12～15 小时菌落周围不溶血,24 小时后有轻度溶血。在肉汤培养基中由于形成长链而呈絮状沉淀生长。在明胶培养基中 35℃ 培养 18～24 小时,由于细菌沿穿刺线向四周扩散生长,使明胶表面液化成漏斗状。有毒菌株在 NaHCO₃ 血琼脂平板上置 5% CO₂ 环境中 35℃ 培养 24～48 小时可产生荚膜,变为黏液型菌,用接种针挑取时呈黏丝状。

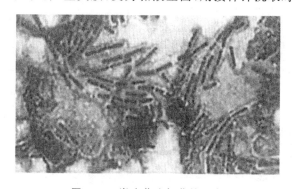

图 14-4　炭疽芽孢杆菌的形态

炭疽芽孢杆菌的抗原可分为两类,炭疽毒素和细菌性抗原。细菌性抗原包括①菌体多糖抗原:由 D-葡萄糖胺、D-半乳糖及醋酸所组成,与毒力无关,耐热、耐腐败。病畜腐败脏器或毛皮虽经长时间煮沸仍可与相应免疫血清发生沉淀反应(Ascoli 热沉淀反应)。此抗原特异性不强,能与其他需氧芽孢杆菌、14 型肺炎链球菌的多糖抗原及人类 A 血型抗原发生交叉反应。②荚膜多肽抗原:由质粒 pXO₂(95.3kb)编码而成,其化学本质为 D-谷氨酸 1,多肽,与细菌毒力有关,具有抗吞噬作用,有助于细菌在体内定殖、繁殖和扩散,故称为侵袭因子。以高效价抗荚膜多肽血清与细菌做荚膜肿胀试验,对临床实验室鉴定有一定意义。③芽孢抗原:芽孢的外膜、中层及皮质层共同组成芽孢特异性抗原,具有免疫原性和血清学诊断价值。

本菌芽孢的抵抗力很强,煮沸10分钟或干热140℃3小时、高压蒸汽灭菌121.3℃15分钟才能杀灭。在干燥土壤或皮毛中常温下可存活数十年,牧场一旦污染,传染性可持续数十年之久。芽孢对化学消毒剂的抵抗力不一,对碘及氧化剂较敏感,1:2500碘液10分钟、3% H_2O_2 1小时、4%高锰酸钾15分钟及0.5%过氧乙酸10分钟即可杀死。

三、微生物学检验

(一)检验程序

炭疽芽孢杆菌检验程序见图14-5。

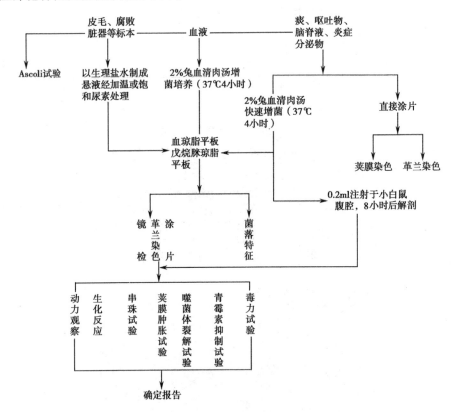

图14-5 炭疽芽孢杆菌检验程序

(二)标本的采集与处理

皮肤炭疽取病灶深部标本或用无菌注射器抽取深部分泌物,肺炭疽取痰或血液,肠炭疽取粪便或呕吐物,脑、血炭疽取脑脊液或血液;死于菌血症的动物,严禁宰杀、解剖,可在消毒皮肤后割取耳、舌尖,采取少量血液,局限性病灶可取病变组织或附近淋巴结;疑似炭疽芽孢杆菌污染的物品,如皮革、兽毛、谷物、羽毛、土壤、昆虫及污水等,固体标本取10～20g,液体标本取50～100ml。

新鲜渗出液、血液和脏器(用无菌操作技术制成悬液),可直接接种于肉汤中增菌培养,或在固体培养基上画线分离培养;污染的固体标本可加10倍量生理盐水充分浸泡,振荡10～15分钟,静置10分钟,取上层悬液置65℃水浴30分钟或85℃5分钟,将非芽孢菌杀死,保留芽孢活性,再行增菌或分离培养;脑脊液经3000r/min离心30分钟,取沉渣分离培养;污水等标本

3000r/min 离心 30 分钟,弃上清后加 0.5%洗涤剂振荡 10~15 分钟,再次离心取沉淀物,进行增菌或分离培养。

(三)标本直接检查

1.直接显微镜检查

将可疑材料涂片,组织脏器做压印片,干燥后固定,做革兰氏染色、俄尔特荚膜染色和芽孢染色。新鲜材料中发现革兰氏阳性大肠杆菌、两端平切、竹节状排列,并有明显荚膜,有时呈S、T、O 形排列,可作初步报告。培养后涂片可见芽孢,芽孢为卵圆形,位于菌体中央,不膨出菌体,可形成长链。在含有血清或牛乳的培养基培养后可见荚膜。

2.荚膜荧光抗体染色

在固定好的涂片或印片上,滴加抗炭疽荚膜荧光抗体,置 37℃染色 30 分钟,按试剂盒说明浸泡、冲洗,晾干后置荧光显微镜下可见链状大杆菌,周围有绿色荧光荚膜者为阳性。

3.核酸检测

从 pXO$_1$ 质粒中提取编码 PA 的 1.9kb 的 DNA 片段,经 PCR 扩增,制备^{32}P 标记的核苷酸探针,用原位杂交处理法检测标本中的相应基因片段。该探针特异性强,重复性好,可弥补常规检查法的不足。

(四)分离培养和鉴定

1.分离培养

将处理后的标本接种血琼脂平板,35℃培养 18~24 小时观察菌落特征。污染标本经处理后可接种于喷他脒多黏菌素 B 等选择培养基,用此培养基培养时间稍长,菌落稍小。为了提高检出率,可选用 2%兔血清肉汤增菌后取菌膜或絮状沉淀物再做分离培养。

2.生化试验

炭疽芽孢杆菌能分解葡萄糖、麦芽糖、蔗糖及蕈糖,产酸不产气,有些菌株迟缓发酵甘油和水杨酸;不发酵鼠李糖、半乳糖等其他糖类;能还原硝酸盐为亚硝酸盐;V-P 试验不定;不产生吲哚和硫化氢,不利用枸橼酸盐,不分解尿素;在牛乳中生长 2~4 灭牛乳凝固,然后缓慢胨化;卵磷脂酶弱阳性、触酶阳性。

3.噬菌体裂解试验

取 35℃ 4~6 小时待检肉汤培养物一接种环,涂布于普通琼脂平板,干后将 AP631 炭疽噬菌体滴于平板中央或划一直线,干后置 35℃培养 18 小时,出现噬菌斑或噬菌条带者为阳性。每份标本应做 2~3 个同样的试验,同时滴种肉汤液作为阴性对照。

4.串珠试验

将待检菌接种于含青霉素 0.05~0.5U/ml 的培养基上,35℃培养 6 小时后,炭疽芽孢杆菌可发生形态变化,显微镜下可见大而均匀的圆球状菌体,成串珠样排列,为串珠试验阳性,类炭疽杆菌无此现象。

5.青霉素抑制试验

将待检菌分别接种于含青霉素 5、10、100U/ml 的普通琼脂平板,35℃培养 24 小时,炭疽芽孢杆菌一般在含 5U/ml 的青霉素平板上仍能生长,在含 10、100U/ml 青霉素的平板上受到抑制而不生长。

6.串珠和青霉素抑制联合试验

将待检菌新鲜肉汤培养物 0.1ml 滴于预温的兔血琼脂平板上,用 L 形玻棒均匀涂布,干后用青霉素纸片(1U/片)贴于平板,35℃培养 1~2 小时,置低倍镜下观察,可见纸片周围有一无菌生长的抑菌环,其外周由于青霉素浓度低,菌体细胞壁受损而成为串珠。平板 35℃继续培养 8~12 小时,测量抑菌环直径。

7.荚膜肿胀试验

取洁净载玻片一张,两侧各加待检菌 1~2 接种环,于一侧加高效价炭疽荚膜多肽抗血清,另一侧加正常兔血清各 1~2 接种环,混匀;再于两侧各加 1% 亚甲蓝(美蓝)水溶液 1 接种环,混匀;分别加盖玻片,置湿盒中室温放置 5~10 分钟后镜检。若试验侧在蓝色细菌周围见厚薄不等、边界清晰的无色环状物而对照侧无此现象,为荚膜肿胀试验阳性;试验侧与对照侧均不产生无色环状物则为荚膜肿胀试验阴性。

8.重碳酸盐生长毒力试验

将待检菌接种于含 0.5% $NaHCO_3$ 和 10% 马血清的琼脂平板上,置 10% CO_2 环境 35℃培养 24~48 小时,有毒株形成荚膜,菌落呈黏液型,无毒株不形成荚膜,呈粗糙型菌落。

9.动物毒力试验

取培养后菌落接种于肉汤培养基,35℃培养 24 小时,吸取 0.1ml 培养液注射小鼠皮下,小鼠于 72~96 小时发病并死亡。解剖见接种部位呈胶样水肿,肝、脾肿大、出血,血液呈黑色且不凝固,取心血、肝、脾涂片染色镜检及分离培养,可检出炭疽芽孢杆菌。如将肉汤培养液 0.2ml 注射家兔或豚鼠皮下,动物于 2~4 天死亡,解剖所见同小鼠。蜡样芽孢杆菌对家兔和豚鼠无致病力。

10.属内鉴定

需氧芽孢杆菌属常见菌种的鉴定见表 14-3。

表 14-3　需氧芽孢杆菌属常见菌种的鉴定

生化试验	炭疽芽胞杆菌	枯草芽胞杆菌	蜡样芽胞杆菌	苏云金芽孢杆菌	蕈状芽胞杆菌	巨大芽胞杆菌
荚膜	+	-	-	-	-	-
动力	-	+	+	+	-	+
厌氧生长	+	-	+	+	+	-
NO_3-NO_2	+	+	+	+	+	d
卵磷脂酶	+	-	+	+	+	-
V-P	+	+	+	+	+	-
甘露醇	-	+	-	-	-	+

生化试验	炭疽芽 胞杆菌	枯草芽 胞杆菌	蜡样芽 胞杆菌	苏云金 芽孢杆菌	蕈状芽 胞杆菌	巨大芽 胞杆菌
溶血反应	+	+	+	+	+	
青霉素抑菌	+	-	-	-	-	-
噬菌体裂解	+	-	-	-	-	-
串珠试验	+	-	-	-	-	-

注：＋：90％以上菌株阳性；－：90％以上菌株阴性；d:11％～89％菌株阳性

四、药敏试验的药物选择

炭疽芽孢杆菌对青霉素类、喹诺酮类、四环素类、氨基糖苷类、大环内酯类、糖肽类、四环素类及林可霉素类等多种抗生素均敏感。临床药敏试验的常规首选抗生素主要有青霉素、庆大霉素、环丙沙星、氧氟沙星、强力霉素、红霉素、多西环素、克林霉素、万古霉素及磺胺嘧啶等。迄今为止仅发现极个别炭疽芽孢杆菌对青霉素耐药，但机制不明。美国疾病控制中心建议采用环丙沙星或多西环素两者之一加另外 1～2 种敏感药物治疗炭疽芽孢杆菌感染。

第三节 蜡样芽孢杆菌

蜡样芽孢杆菌(B.cereus)隶属于需氧芽孢杆菌属，在普通琼脂平板上能形成芽孢，因其菌落表面粗糙似白蜡状，故名。

一、临床意义

蜡样芽孢杆菌在自然界分布广泛，常存在于土壤、灰尘和污水中，植物和许多生熟食品中常见，包括肉、乳制品、蔬菜、鱼、土豆、糊、酱油、布丁、炒米饭以及各种甜点等。在我国主要与受污染的米饭或淀粉类制品有关。

本菌引起的食物中毒夏秋季最为多见，其食物中毒有两型，一类为腹泻型，由不耐热的肠毒素引起，进食后 6～15 小时发病，临床表现为腹痛、腹泻和里急后重，偶有呕吐或发热，通常在 24 小时恢复正常，与产气荚膜梭菌引起的食物中毒类似；另一类为呕吐型，由耐热的肠毒素引起，进餐后 0.5～6 小时发病，主要临床表现为恶心、呕吐，仅部分患者有腹泻，病程不超过 24 小时，类似葡萄球菌所致食物中毒。近年来发现蜡样芽孢杆菌还可引起外伤后全眼球炎、心内膜炎和败血症等。

二、生物学特性

蜡样芽孢杆菌为革兰氏阳性大肠杆菌，为$(1～1.2)\mu m \times (3～5)\mu m$，菌体两端较钝圆，多数呈链状排列。生长 6 小时后即形成椭圆形芽孢，位于菌体中心或次极端，不大于菌体，引起食物中毒的菌株多为周毛菌，有动力，不形成荚膜(图 14-6)。

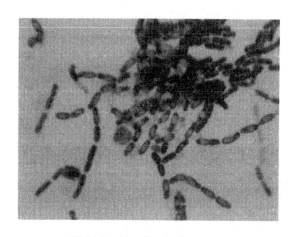

图 14-6　蜡样芽孢杆菌的形态

本菌为需氧或兼性厌氧菌,营养要求不高,最适生长温度 35℃,最适 pH 70～7.4。在普通琼脂平板上形成的菌落较大、灰白色、圆形突起、表面粗糙有蜡光、不透明,似毛玻璃状或白蜡状。在血琼脂平板上很快形成明显的 β 溶血环(图 14-7)。在肉汤中混浊生长,形成菌膜,管底有散在沉淀。在卵黄琼脂上生长迅速,培养 3 小时后虽未见菌落,但能见到卵磷脂酶作用后形成的白色混浊环,即乳光反应或卵黄反应。

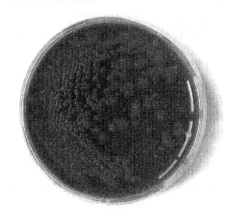

图 14-7　蜡样芽孢杆菌在血琼脂平板上菌落

本菌的芽孢能耐受 100℃ 30 分钟,干热 120℃经 60 分钟方能杀死芽孢。

三、微生物学检验

(一)检验程序

蜡样芽孢杆菌检验程序见图 14-8。

(二)标本采集

采取可疑食物或收集腹泻物和呕吐物进行检验。除进行本菌的分离培养外,必须做活菌计数,因暴露于空气中的食品,在一定程度上都受本菌污染,故不能因分离出蜡样芽孢杆菌就认为是引起食物中毒的病原菌。

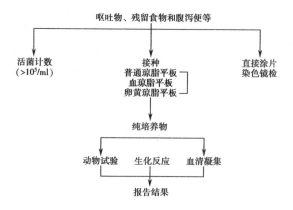

图 14-8　蜡样芽孢杆菌检验程序

(三)分离培养与鉴定

1.活菌计数

将残余食物用生理盐水稀释成 $10^{-1} \sim 10^{-3}$,可采用以下两种方法计数。①涂布法:取各种稀释液 0.1ml 分别接种于卵黄琼脂平板上,用 L 形玻棒涂布均匀,置 35℃培养 12 小时,菌落呈蜡样光泽,易于识别。②倾注平板法:取各种稀释液 0.1ml 注入空的无菌平皿,将溶化冷至 $45 \sim 50$℃的营养琼脂适量倾入并立即混匀,冷凝后置 35℃培养 $24 \sim 48$ 小时,每个稀释度做两个平皿。

计数时选择菌落在 $30 \sim 300$ 个之间的平板作为菌落总数测定的标准。将所计平板上的菌落平均数乘以稀释倍数,即为每毫升样品所含活菌数。一般认为蜡样芽孢杆菌 $> 10^5$ 个/g 或 $> 10^5$ 个/ml 时,即有发生食物中毒的可能。

2.分离培养和鉴定

(1)分离培养:将可疑食物标本置于无菌研钵中,加适量生理盐水研磨,画线接种于普通琼脂平板和血琼脂平板。若为呕吐物,则直接画线接种,35℃培养 $18 \sim 24$ 小时,观察细菌生长情况,如发现似蜡样菌落,可进一步纯培养后再进行生化试验鉴定和药物敏感试验。

(2)生化试验:能分解葡萄糖、麦芽糖、蔗糖、水杨素及果糖等,能胨化牛乳,液化明胶。V-P 试验阳性,卵磷脂酶阳性。但多次传代后生化特性常可改变。

(3)鉴定:根据形态、菌落、生化反应等特点可做出初步鉴定。确定为蜡样芽孢杆菌后可继续进行生化、血清学和噬菌体分型鉴定。

3.与类似菌鉴定

见表14-3,动力阳性可排除炭疽芽孢杆菌和蕈状芽孢杆菌;溶血、不分解甘露醇,可排除巨大芽孢杆菌;淀粉酶试验阴性和青霉素酶试验阳性,可排除苏云金芽孢杆菌。

四、药敏试验的药物选择

绝大多数蜡样芽孢杆菌对氨基糖苷类、糖肽类、喹诺酮类、四环素类、氯霉素类及林可霉素类等抗生素敏感,临床药敏试验首选药物主要有氯霉素、克林霉素、万古霉素、四环素、红霉素、庆大霉素、环丙沙星及亚胺培南等。对青霉素类、头孢类等抗生素耐药,如氨苄西林、青霉素、头孢唑啉等。

第四节　产单核细胞李斯特菌

产单核细胞李斯特菌(L.monocytogenes)隶属于李斯特菌科的李斯特菌属(Listeria)。本属还包括去硝化李斯特菌(L.denitrificans)、格氏李斯特菌(L.gr ayi)、无害李斯特菌(L.innoc-ua)、伊氏李斯特菌(L.ivanovii)、默氏李斯特菌(L.murrayi)等菌种,仅产单核细胞李斯特菌对人和动物致病。

一、临床意义

产单核细胞李斯特菌广泛分布于自然界,水、土壤、人和动物粪便中均可存在,常伴随 EB 病毒引起传染性单核细胞增多症,也可引起脑膜炎、菌血症等。近年来在发达国家常因污染奶制品引起食物中毒。健康带菌者是本病的主要传染源,传播途径主要为粪-口传播,也可通过胎盘和产道感染新生儿;与病畜接触可致眼和皮肤的局部感染。本菌的致病物质主要是溶血素和菌体表面成分,是典型的胞内寄生菌,机体主要通过细胞免疫清除细菌。

本菌尚能引起鱼类、鸟类和哺乳动物疾病,如牛、绵羊的脑膜炎,家兔感染本菌后可使单核细胞数增高。

二、生物学特性

产单核细胞李斯特菌为革兰氏阳性短小杆菌,为$(1\sim2)\mu m\times(0.4\sim0.5)\mu m$,通常成双排列,偶尔可见双球状。有鞭毛,在 $18\sim20$℃时有动力,在 37℃时动力缓慢;不产生芽孢;一般不形成荚膜,在含血清的葡萄糖蛋白胨水中能形成黏多糖荚膜。

本菌为兼性厌氧菌,营养要求不高,在普通琼脂培养基上能生长,但在含有血液、血清、腹水的培养基上生长更好。最适生长温度为 $30\sim37$℃,因能在 4℃生长,故可进行冷增菌。在血琼脂平板上 35℃培养 $18\sim24$ 小时,形成 $1\sim2$mm 大小、灰白色、狭窄 β 溶血环的菌落。在萘啶酸选择性琼脂平板上形成细密湿润、边缘整齐的蓝色圆形小菌落。在肉汤中均匀混浊生长,表面有薄膜形成。在半固体培养基内可出现倒伞形生长。

根据本菌菌体及鞭毛抗原的不同分为 4 个血清型。1 型主要感染啮齿类动物,4 型主要感染反刍类动物。各型对人类均可致病,但以 1a 和 1b 最为多见。本菌与葡萄球菌、链球菌及大肠埃希菌等有共同抗原。

本菌在土壤、粪便、青贮饲料和干草中能长期存活。耐盐(200g/L NaCl 溶液中长期存活)、耐碱(25g/L NaOH 溶液中 20 分钟才能杀灭)、不耐酸,对热较敏感,$60\sim70$℃加热 $5\sim20$ 分钟可死亡。对一般消毒剂敏感,25g/L 苯酚 5 分钟、70%乙醇 5 分钟即可杀灭本菌。

三、微生物学检验

(一)检验程序

产单核细胞李斯菌检验程序见图 14-9。

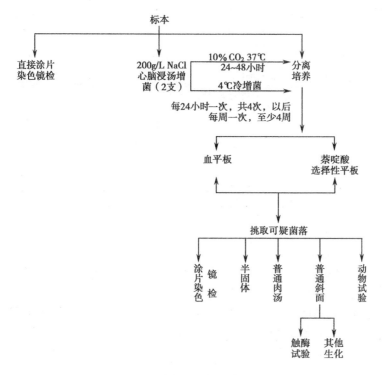

图 14-9 产单核细胞李斯菌检验程序

(二)标本采集

根据感染部位不同可取血液、脑脊液、分泌物、脓液,咽喉拭子、喉头和外耳道分泌物、粪、尿、新生儿脐带残端及羊水等标本。

(三)分离培养与鉴定

1.分离培养

血液或脑脊液离心沉淀物接种两支心脑浸液,一支置 10% CO_2 环境 35℃ 培养,24、48 小时各转种一次血琼脂平板或萘啶酸选择性琼脂平板;另一支置 4℃ 培养,每 24 小时做一次平板分离,连续 4 次,以后每周分离一次,至少 4 周,用冷增菌法可提高 20%～90% 的阳性率。分泌物、组织悬液、粪便等直接画线分离,也可用 4℃ 增菌后再分离。培养后观察菌落特征。

2.生化试验

触酶阳性,可发酵葡萄糖、麦芽糖、鼠李糖和水杨苷,产酸不产气,甲基红和 V-P 反应阳性,能水解七叶苷及精氨酸,有时可产生硫化氢,不分解甘露醇、木糖、蔗糖,不形成吲哚,不液化明胶,不分解尿素。

3.本菌特征

革兰氏阳性短杆菌,菌落较小,有狭窄的 β 溶血环;25℃ 有动力,37℃ 无动力或动力缓慢。触酶阳性,分解葡萄糖、鼠李糖及水杨苷,甲基红、V-P 及 CAMP 试验阳性。

4.与棒状杆菌、红斑丹毒丝菌鉴定

见表 14-4。

表 14-4　产单核细胞李斯特菌与其他常见革兰氏阳性需氧无芽胞杆菌的鉴别

菌名	触酶	动力	胆汁七叶苷	葡萄糖产酸	TSI琼脂产 H_2S	溶血	硝酸盐	脲酶
产单核细胞李斯特菌	+	+	+	+	-	β	-	-
棒状杆菌属	+	-	d	d	-	d	d	d
红斑丹毒丝菌	-	-	-	+	-	无/α	-	-

注：＋,90％以上菌株阳性；,90％以上菌株阴性；d,11％～89％菌株阳性

本属内菌种之间的鉴定：见表 14-5。

表 14-5　李斯特菌属各菌种的生物学特性

生化反应	CAMP 试验		甘露醇	木糖	鼠李糖	ONPG	硝酸盐
	金葡菌	马红球菌					
产单核细胞李斯特菌	+	-	-	-	+	+	-
伊氏李斯特菌	-	+	-	+	-	-	-
威氏李斯特菌	-	-	-	+	-	-	-
斯氏李斯特菌	+	-	-	+	-	+	-
格氏李斯特菌	-	-	+	-	d	NA	NA
无害李斯特菌	-	-	-	-	+	+	-

注：＋,90％以上菌株阳性；-,90％以上菌株阴性；d,11％～89％菌株阳性；NA,无资料

5.与其他细菌的鉴定

幼龄培养物呈革兰氏阳性,48 小时后多转为革兰氏阴性,因此当遇到 25℃培养有动力的杆菌,而不符合革兰氏阴性杆菌时,应考虑李斯特菌的可能;本菌可因培养条件不同而呈链状,37℃培养时动力阴性,CAMP 试验阳性,常被误判为 B 群链球菌,可用触酶试验鉴定,链球菌触酶试验阴性,本菌为阳性;本菌具有耐碱耐盐的特点,易被误判为粪肠球菌,亦可用触酶试验加以鉴定。

四、药敏试验的药物选择

产单核细胞李斯特菌对多种抗生素敏感,以青霉素类为首选,常用药物有氨苄西林、青霉素、链霉素、环丙沙星、氯霉素和红霉素等。对四环素、杆菌肽和磺胺类等抗生素耐药。

第五节　红斑丹毒丝菌

丹毒丝菌属(Erysipetothrix)包括红斑丹毒丝菌(E.thusiopathiae)、E.inopinata、扁桃体丹毒丝菌(E.tonsillarum)三个种,红斑丹毒丝菌是丹毒丝菌属中的代表菌种,DNA G＋C 含量为38～40mol％。

一、临床意义

红斑丹毒丝菌引起红斑丹毒丝菌病，为一种急性传染病，主要发生在鱼类、家畜、家禽和兔类，人类也可感染发病，主要因接触动物或其产品经皮肤损伤感染而引起类丹毒。本病以局部感染为主，全身感染者少见。潜伏期1～2天，体温升高可达39℃以上，感染局部皮肤发红、肿胀、疼痛或有痒感，继而可发展成淋巴管炎，1～2周后逐渐消退。若2周内未痊愈，则可转成局部关节炎，也可引起急性败血症或心内膜炎。动物感染后可表现为急性、亚急性和慢性三种类型。近年在发达国家常因污染奶制品而引起食物中毒。

二、生物学特性

红斑丹毒丝菌为革兰氏阳性杆菌，大小为$(1～2)\mu m \times (0.2～0.4)\mu m$，单个存在或形成短链，粗糙型菌落涂片可呈长丝状，且有分支及断裂，与放线菌的形态相近。无芽孢、鞭毛及荚膜。

本菌为厌氧或微需氧菌，初次分离要求厌氧环境，传代后在有氧环境中也能生长。适宜温度为30～35℃。在含有葡萄糖或血清的培养基内生长旺盛。在血琼脂平板上35℃培养24小时可形成两种菌落：光滑型菌落，细小、圆形、凸起有光泽，质软易混悬于液体中，毒力较强；粗糙型菌落，较大，呈颗粒状，边缘不整齐，毒力较弱。血琼脂平板倾注培养可见深层菌落周围有绿色溶血环。在含碲盐的培养基上出现黑色菌落。在半固体琼脂表面下数毫米处发育最好，常呈带状。在葡萄糖肉汤中呈微混浊生长，不形成菌膜，室温静置2～3天后，管底有少量灰色沉淀。

本菌对湿热及化学消毒剂敏感，但对苯酚的抵抗力较强，在5g/L的苯酚中可以存活99天，故可利用此法从污染的组织标本中分离本菌。

三、微生物学检验

(一)检验程序

红斑丹毒丝菌检验程序见图14-10。

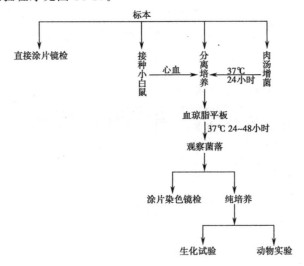

图14-10　红斑丹毒丝菌检验程序

(二)标本采集

败血症或心内膜炎病人取血液;皮肤疹块取病灶处的脓液或渗出液;死亡动物取心内血和内脏。

(三)标本直接检查

涂片革兰氏染色见革兰氏阳性杆菌,菌体细长,长短不一,单个存在或形成短链。粗糙型菌落涂片镜检可呈长丝状,且有分支及断裂,与放线菌形态相似。该菌易被脱色而呈革兰氏阴性杆菌,其间夹杂革兰氏阳性颗粒。

(四)分离培养与鉴定

1.分离培养

局部感染标本可直接接种血琼脂平板或将标本接种于含1%葡萄糖的营养肉汤,置厌氧或5%～10% CO_2 环境35℃增菌培养,再转种于含5%兔血的心浸液琼脂平板或血琼脂平板进行分离培养。血液标本先增菌,再以血琼脂平板进行分离培养。

2.生化试验

发酵葡萄糖、乳糖及阿拉伯糖,产酸不产气,不分解木糖、甘露醇及蔗糖。精氨酸双水解酶试验阳性,大部分菌株产生硫化氢。胆汁七叶苷、脲酶、触酶、氧化酶、动力及硝酸盐还原试验均阴性。

3.本菌特征

革兰氏阳性细长杆菌,在血琼脂平板上呈细小、光滑型菌落或较大粗颗粒型菌落;在TSI中产生 H_2S;分解葡萄糖、乳糖及阿拉伯糖,精氨酸双水解试验阳性。

4.与产单核细胞李斯特菌鉴定

红斑丹毒丝菌在TSI上产生 H_2S,分解阿拉伯糖;而产单核细胞李斯特菌则均为阴性。

四、药敏试验的药物选择

本菌对青霉素类、头孢菌素类、糖肽类等抗生素较敏感,药敏试验首选万古霉素、替考拉宁、氨苄西林、头孢赛吩及利福平等药物。对红霉素、克林霉素、四环素、复方磺胺甲噁唑、环丙沙星和苯唑西林等耐药。

第六节　阴道加特纳菌

阴道加特纳菌(Gardnerella vaginalis,GV)是加特纳菌属(Gardnerella)中仅有的一个菌种,其DNA G+C含量为42～44mol%。

一、临床意义

GV和厌氧菌在阴道内过度生长,造成阴道内微生态平衡失调,可引起细菌性阴道病(bacterial Vaginosis,BV)。BV是阴道内乳酸杆菌被另一组厌氧菌和GV为主的细菌所取代,同时伴有阴道分泌物性质改变的一组综合征。阴道内乳酸杆菌明显减少,同时伴有阴道加特纳菌、类杆菌、消化球菌及支原体等大量增殖,其病理表现以无炎症病变和白细胞浸润为特点。BV 一般为混合感染,并非 GV 阳性者均发生 BV,20%～40%的正常妇女阴道内也可检出本菌,因此 BV 诊断一般不需做 GV 的分离培养。另外,BV 可导致多种妇科炎症,如子宫全切术后感染、绒毛膜炎、羊水感染、早产及产后子宫内膜炎等,还能引起新生儿败血症和软组织感染。

二、生物学特性

GV 的菌体大小为 $0.5\mu m \times (1.5～2.5)\mu m$,两端钝圆,易呈多形性,无芽孢、无荚膜及鞭毛。革兰氏染色性视菌株和菌龄不同而异,实验室保存菌株趋向革兰氏阴性,而从新鲜临床标本中分离的菌株趋向革兰氏阳性,在高浓度血清中生长的菌株呈革兰氏阳性。

本菌营养要求较高,在一般营养琼脂平板上不生长,最适 pH 6.0～6.5,大多数菌株为兼性厌氧,可在 25～42℃中生长,最适生长温度为 35～37℃。在 5%人血琼脂平板上,置 3%～5% CO_2 环境中,35℃培养 48 小时可形成 0.3～0.5mm 针尖大小的菌落,呈圆形、光滑、不透明。在含人血和兔血琼脂平板上可出现 β 溶血环,在羊血琼脂平板上不溶血。

三、微生物学检验

(一)检验程序

阴道加特纳菌检验程序见图 14-11。

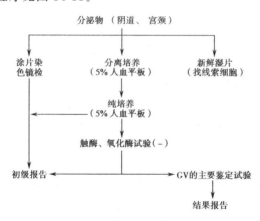

图 14-11 阴道加特纳菌检验程序

(二)标本采集

根据临床病程和感染部位不同采取不同标本。疑为 BV 患者可借助窥阴器收集阴道分泌物;疑为宫内膜感染者,行无菌术刮取内膜细胞;羊水感染者用无菌术采取羊水等。

(三)标本直接检查

1.直接湿片镜检

取阴道分泌物加一滴或数滴生理盐水混合涂片,在显微镜高倍镜下观察,BV 患者可见大量阴道上皮细胞,少量脓细胞及无数成簇的小杆菌群集或吸附于上皮细胞表面,致使细胞边缘晦暗,呈锯齿形,即为线索细胞。

2.涂片染色镜检

用棉拭子取阴道分泌物涂片,干燥固定后做革兰氏染色镜检,观察细菌形态。若只有革兰氏阳性大肠杆菌(乳酸杆菌形态)或仅含少量短杆菌则为非 BV 患者;若有革兰氏染色阴阳不定的小杆菌(GV 形态),也有其他革兰氏阴性杆菌(类杆菌形态)、弧菌或革兰氏阳性细菌的混合细菌群,但缺乏或每个视野仅 1～5 个乳酸杆菌形态,则提示为 BV 患者。

3.pH 值测定

用精密 pH 值试纸(pH 3.8～5.4)直接浸在窥阴器下叶分泌物中数秒,测 pH 值,若 pH 值 > 4.5 为可疑。

4.胺试验

将 100g/L KOH 1～2 滴滴在阴道分泌物载玻片上,若发出腐败鱼腥样胺臭味,即胺试验阳性。

(四)分离培养和鉴定

1.分离培养

将已沾有阴道分泌物的棉拭子在 5％的人血琼脂平板上 Z 形涂抹接种,再用接种环广泛涂布,置烛缸内 35℃培养 48 小时后观察。如菌落生长典型,革兰氏染色阴阳不定、单个或呈双排列的小杆状,则按表 14-6 做系统的生化试验。若不能及时鉴定,可将分离菌株混悬于纯兔血清或 10％脱脂牛乳中,置低温冰箱冻存或每隔 3 天用血琼脂平板传代培养。同时做药物敏感试验。

表 14-6　阴道加特纳菌主要生化试验

氧化酶	触酶	马尿酸	淀粉	葡萄糖	麦芽糖	甘露醇	棉子糖	肌醇	脱羧酶	V-P	靛基质	明胶液化	H_2S硝酸盐	甲硝唑(50μg/片)
-	-	+	+	+	+	-	-	-	-	-	-	-	-	敏感

2.生化试验

阴道加特纳菌的主要生化试验见表 14-6。

3.鉴定

根据形态学检查、pH 测定及胺试验一般即可做出鉴定,必要时做分离培养和生化试验。

四、药敏试验的药物选择

本菌对头孢菌素类、糖肽类、林可霉素类、内酰胺酶抑制剂的复合制剂等抗生素敏感,药敏试验首选药物主要有头孢唑啉、头孢呋辛、头孢曲松、万古霉素、克林霉素及氨苄西林.舒巴坦等。对青霉素类和磺胺类抗生素耐药。